Protection of Fertility in Breast Cancer Patients

乳腺癌患者生育力保护

主　编　李南林　张聚良　张明坤
副主编　黄艳红　唐雪原　杨玉庆
　　　　吕勇刚　季福庆
编　者　丁　旭　王　倩　朱　骞
　　　　张　黛　豆新宇　周冬梅
　　　　赵雄涛　秦　元　程　伟

中国出版集团有限公司

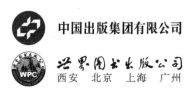

世界图书出版公司
西安　北京　上海　广州

图书在版编目（CIP）数据

乳腺癌患者生育力保护 / 李南林，张聚良，张明坤主编 . —西安：世界图书出版西安有限公司，2023.9
ISBN 978-7-5192-4700-3

Ⅰ . ①乳… Ⅱ . ①李… ②张… ③张… Ⅲ . ①乳腺癌 – 病人 – 生育力 – 保护 – 研究 Ⅳ . ① R339.2

中国国家版本馆 CIP 数据核字（2023）第 129769 号

书　　名	乳腺癌患者生育力保护 RUXIANAI HUANZHE SHENGYULI BAOHU
主　　编	李南林　张聚良　张明坤
责任编辑	杨　莉
装帧设计	西安非凡至臻广告文化传播有限公司
出版发行	世界图书出版西安有限公司
地　　址	西安市雁塔区曲江新区汇新路 355 号
邮　　编	710065
电　　话	029-87214941　029-87233647（市场营销部） 029-87234767（总编室）
网　　址	http://www.wpcxa.com
邮　　箱	xast@wpcxa.com
经　　销	新华书店
印　　刷	西安雁展印务有限公司
开　　本	787mm×1092mm　1/16
印　　张	16
字　　数	310 千字
版次印次	2023 年 9 月第 1 版　2023 年 9 月第 1 次印刷
国际书号	ISBN 978-7-5192-4700-3
定　　价	118.00 元

医学投稿　xastyx@163.com ‖ 029-87279745　029-87285296
… 如有印装错误，请寄回本公司更换 …

编委名单

Contributors

主 编

李南林　空军军医大学西京医院
张聚良　空军军医大学西京医院
张明坤　空军军医大学西京医院

副主编

黄艳红　西安国际医学中心医院
唐雪原　西安国际医学中心医院
杨玉庆　空军军医大学西京医院
吕勇刚　西北大学附属医院·西安市第三医院
季福庆　西北大学附属医院·西安市第三医院

编 者

（按姓氏笔画排序）

丁　旭　西安国际医学中心医院
王　倩　西安国际医学中心医院
朱　骞　西安国际医学中心医院
张　黛　空军军医大学西京医院
豆新宇　西安医学院
周冬梅　西安国际医学中心医院
赵雄涛　西安国际医学中心医院
秦　元　空军军医大学西京医院
程　伟　西安高新医院

郑重声明

　　医学是不断更新和拓展的学科，因此，相关实践操作、治疗方法及药物应用都有可能改变，希望读者仔细审查书中提供的信息资料及相关手术的适应证和禁忌证。作者、编辑、出版者或经销商不对书中的错误或疏漏以及应用其中信息产生的任何后果负责，关于出版物的内容不作任何明确或暗示性保证。作者、编辑、出版者和经销商不就由本出版物所造成的人身或财产损害承担任何责任。

序 言

2020 年世界卫生组织国际癌症研究机构（International Agency for Research on Cancer, IARC）发布的全球最新癌症负担数据报告显示，全球乳腺癌新发病例高达 226 万例，已取代肺癌成为发病率最高的恶性肿瘤。2020 年全球范围内约有 68.5 万女性死于乳腺癌，约占全球癌症死亡人数的 15.5%，给社会造成了巨大的经济负担。

乳腺癌的发病年龄分布在不同的国家表现出不同的模式。亚洲人群的乳腺癌发病率显著低于欧美等西方国家，但年轻乳腺癌患者的比例则明显高于西方，约占亚洲所有乳腺癌患者的 9.5%~12%。中国乳腺癌发病高峰年龄比欧美国家提前十年，平均发病年龄 48.7 岁。在中国发病年龄 <40 岁的乳腺癌占比较高，甚至部分患者的发病年龄低于 25 岁。年轻乳腺癌患者（年龄 <40 岁）的生物学行为及复发风险均与年长患者不同，导致了这两个群体治疗策略的差异。与年长患者相比，预期寿命、生育力保护、性行为和化疗导致的卵巢早衰风险等是年轻乳腺癌患者应关注的独特问题。

随着年轻乳腺癌患者的增多，该群体的生育需求也获得了更多的关注和重视。乳腺癌系统治疗中的化疗、内分泌治疗、靶向治疗及局部放疗等均会造成生育力不同程度的损伤，甚至出现不可逆转的衰竭，育龄期女性的生育力保护与保存日显重要。虽然适用于乳腺癌患者的生育力保存（fertility preservation，FP）技术不断发展，但其实际应用涉及多学科和多领域，而且目前在我国的开展还存在诸多问题。本书重点讨论了乳腺癌治疗对患者生育力的影响，目前人群的生育力保护现状，女性乳腺癌患者生育力保护方法和策略，以及男性乳腺癌生育力保护等内容，全面系统地整理了乳腺癌患者生育力保护相关信息，有助于切实推动乳腺癌患者的生育力保护工作。

近年来，随着恶性肿瘤诊治技术的进步，我国乳腺癌患者的 5 年生存率已超过 80%，患者生存率大幅提升的同时，肿瘤幸存者的生育问题及未来的生活质量越来越受到关注。保护乳腺癌患者的生育力，不仅是对提高其生存质量的回应，也体现了医疗中的人文关怀。

生育力保护技术的不断发展为年轻乳腺癌患者保留生育机会、孕育生命提供了更多可能，但科学生育和成功妊娠有赖于多科室的协同管理，更需要乳腺外科医生提高对患者生育力保护的意识，尽早了解患者的生育需求，为患者提供生育力保护和避孕等相关问题的解决方法，及时转诊至生殖科确定后续个体化生育力保护方案，并合理调整肿瘤综合治疗策略。

本书内容对乳腺癌患者生育力保护的系统梳理填补了相关领域的空白，对育龄期乳腺癌患者生育力保护工作具有指导作用。未来，生育力保护技术的安全性和有效性仍需进一步完善，乳腺癌多学科诊疗团队也需要进行更多的尝试，从而为年轻乳腺癌患者提供更好的肿瘤治疗方案和更多的生育机会。

李南林　张聚良　张明坤

目 录
Contents

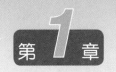

乳腺癌概述

一、乳腺癌的流行病学特征

世界卫生组织国际癌症研究中心（International Agency for Research on Cancer，IARC）统计的 2020 年全球女性乳腺癌新发病例达 230 万，占女性全部恶性肿瘤病例的 24.5%，68.5 万女性因乳腺癌死亡，占女性恶性肿瘤死亡人数的 15.5%。乳腺癌的发病率已经超过肺癌，成为世界上最常见的癌症和第五大癌症死亡原因。

二、全球女性乳腺癌发病及死亡概况

全球乳腺癌的粗发病率为 58.5/10 万人，不同国家和地区的乳腺癌发病情况有所差异。

不同国家的环境因素、饮食习惯、人口基数、医疗水平、临床诊断、治疗方案和康复水平等都造成了乳腺癌的发病率和死亡率差异过大。经济越发达国家的乳腺癌发病率越高，据统计，高度发达国家（如比利时、德国、澳大利亚、美国、英国和意大利）的乳腺癌发病率远高于世界年龄标准化乳腺癌发病率。然而，在转型国家中，乳腺癌的发病率相对较低，如伊朗、中国和墨西哥，其发病率低于世界年龄标准化乳腺癌发病率。但是部分发达及转型国家因生育率持续下降，比如韩国和中国，人们高比例使用激素疗法或口服避孕药，母乳喂养时间较短及体重增加等，导致乳腺癌的发病率呈显著上升趋势。另外，乳腺 X 线筛查是早期发现乳腺癌的最有效方法，但也可能导致过度诊断使乳腺癌发病率增加，过度诊断率为 5%~50%。而在低收入国家和地区，乳腺癌呈现相对较低的发病率，这与低成本的初步诊断方式有关。

乳腺癌发病年龄分布在不同的国家表现出不同的模式。联合国公布的数据显示乳腺癌发病率略有增加，但 50~59 岁年龄组仍呈显著下降趋势。一些亚洲和非洲国家的乳腺癌高峰年龄比欧美国家早 10 年以上。韩国、中国、日本、斐济和伊朗的乳腺癌发病高峰年龄都小于欧洲和北美。2000—2012 年，美国的乳腺癌发病率呈下降趋势，而与美国相比，中国和韩国几乎所有年龄组的发病率都在迅速上升。

2020 年大约有 68.5 万女性死于乳腺癌，约占全球癌症死亡人数的 15.5%。全球乳腺癌粗死亡率为 17.7/10 万人。2000—2015 年，大多数国家中年龄 ≥ 70 岁的乳腺癌患者死亡率最高。高收入国家（如韩国、日本和美国）的死亡率较低。欧洲和美洲等发达国家于 1988—1996 年乳腺癌死亡率已经呈下降趋势，1989—2015 年的下降幅度最大，为 39%；美国、澳大利亚和英国的 50 岁以下女性的乳腺癌死亡率比其他年龄组下降得更多，相应的平均年度变化百分比分别为 −2.4%、−4.1% 和 −4.0%，与发病率相反，这些国家的乳腺癌死亡率下降归功于过去 30 年来乳腺X 线检查的早期发现和治疗技术的改进。多数不发达国家或发展中国家（如斐济、牙买加、萨摩亚、尼日利亚、喀麦隆）的乳腺癌死亡率较高，其中中国和韩国的年龄标准化死亡率略有上升，中国和韩国死亡率增长最快的年龄组分别是 ≥ 80 岁和60~69 岁，与人口老龄化与雌激素暴露的生殖模式具有很大关联。低收入国家给予的财政支持有限，例如，2009—2010 年，伊朗的乳腺癌患者中有 45.8% 为 Ⅲ 期或Ⅳ 期，其中 34% 的患者没有得到合适的治疗，导致大多数乳腺癌患者晚期才得到诊断，从而错过了早期医疗干预的时机。

三、中国女性乳腺癌发病及死亡概况

我国是世界人口大国，每年癌症新发病例数众多，其中乳腺癌是常见的恶性肿瘤之一。根据中国国家癌症登记中心的数据显示，2004—2008 年我国的女性癌症发病率以每年 3% 的速度增长。

2013 年全球疾病负担研究（Global Burden of Disease，GBD）对我国各个省份的乳腺癌流行情况进行了统计，以 1/10 万为单位。当年全国乳腺癌发病率为 32.77/10万，从不同省份的发病情况来看，吉林省、河南省和辽宁省均超过 39/10 万，高于全国平均水平且排在前列；发病率较低的省份有西藏和浙江，发病率约为 20 /10 万。2013 年全国乳腺癌死亡率为 3.44/10 万。许林平等对河南省女性居民乳腺癌死亡率变化情况进行了分析和进一步预测，结果显示，1988—2012 年河南女性居民乳腺癌死亡率变化情况在城市和农村之间表现不同，农村地区死亡率在观察期间持续上升，城市地区在 2000 年前后分别呈现上升和稳定的趋势。刘玉琴等利用在甘肃省内开展的两次死因抽样调查获得了癌症死亡趋势的数据分析，结果显示该省份居民的癌症死亡率在 15 年中呈现明显上升趋势，其中肺癌、乳腺癌和肝癌这三类癌症的上升情况最明显。胡文斌等进行的相关研究对象是江苏省昆山市女性，时间跨度为 1981—2014 年，期间该市女性乳腺癌患者的死亡率呈现明显上升趋势，同时估计了人口老龄化对该市女性乳腺癌患者死亡趋势变化的影响。

1990—2016 年，中国女性乳腺癌的发病率随着年龄的升高呈现先大幅度增加后略微平缓下降的趋势。45~49 岁，每个观察时点上中国女性乳腺癌发病率随着年龄的增加所增加的幅度十分明显；49~64 岁，不同观察时点女性乳腺癌发病率随着年龄增加所增加的幅度变小；约在 65 岁后，多个观察时点的女性乳腺癌发病率随着年龄的增加呈现略微下降的趋势。以 2016 年为例，中国女性在 64 岁之前，乳腺癌发病率随着年龄的升高迅速上升，60~64 岁的发病风险接近 100/10 万，65 岁及以上，发病率有下降的趋势。

1990—2016 年，中国女性乳腺癌的死亡率总体呈现上升趋势，其中 2002 年以前的上升趋势较为明显，主要集中在 1998—2002 年。到 2003 年中国女性乳腺癌死亡率上升幅度减小，直到 2015 年上升趋势出现明显变化，2016 年的死亡率（10.23/10 万）低于 2015 年（10.27/10 万）。根据不同的年百分比变化率可以判断，1990—2016 年，中国女性乳腺癌标准化死亡率呈现出先上升后下降的趋势：1990—1998 年，以年百分比变化率 0.24% 的速度逐渐上升；1998—2002 年，以年百分比变化率 1.20% 的速度呈现逐年上升趋势；2002 年以后，年百分比变化率 <0，提示死亡率呈现下降趋势，其中 2002—2005 年、2005—2014 年和 2014—2016 年，中国女性人群乳腺癌标准化死亡率分别以年百分比变化率 1.81%、1.03% 和 1.86% 的速度逐渐下降。

我国自 20 世纪 70 年代一胎生育政策实施以来，总和生育率从 1970 年的每位女性 5.9% 下降到 2010 年的每位女性 1.7%。尽管政府在 2015 年发起了二孩政策以抑制生育率的下降，但效果并不如预期。2021 年国家开始实行三胎政策，这可能会改变未来的低生育率，尤其是城市地区。与中国经济快速发展相关的其他风险因素，如饮食"西方化"（高脂肪、高能量）、肥胖率高、缺乏身体活动、母乳喂养时间缩短、初次生育年龄推迟等，也进一步增加了中国乳腺癌的发病率，缩小了中国与世界乳腺癌发病率的差距。

参考文献

[1] Sung H, Ferlay J, Siegel RL, et al. Global cancer statistics 2020: GLOBOCAN estimates of incidence and mortality worldwide for 36 cancers in185 countries. CA Cancer J Clin, 2021.

[2] Lei S, Zheng R, Zhang S, et al. Breast cancer incidence and mortality in women in China: temporal trends and projections to 2030. Cancer Biol Med, 2021.

[3] Moller B, Fekjaer H, Hakulinen T, et al. Population growth increase the absolute num ber of breast

cancer cases. Eur J Cancer Prev, 2002, 11:S1–96.

[4] Economic UNDo, Division SAP. World Population Ageing World population ageing, 2019.

[5] Pfeiffer RM, Webb-Vargas Y, Wheeler W, et al. Proportionof U.S.Trends in Breast Cancer Incidence Attributable to Long term Changes in Risk Factor Distributions. Cancer Epidemiol Biomarkers Prev, 2018, 27(10):1214–1222.

[6] Nguyen TL, Li S, Dite GS, et al. Interval breast cancer risk associations with breast density, family history and breast tissue aging. Int J Cancer, 2020, 147(2):375–382.

[7] Kim YY, Kang HJ, Ha S, et al. Effects of living in the sameregion as one's workplace on the total fertility rate of working women in Korea.Epidemiol Health, 2019, 41:e2019043.

[8] Zhang Q, Liu LY, Wang F, et al. The changes in femalephysical and childbearing characteristics in China and poten tial association with risk of breast cancer BMC Public Health, 2012, 12:368.

[9] Hu XF, Jiang Y, Qu Cx, et al. Population-attributable risk estimates for breast cancer in Chi nese females. Zhonghua Zhong Liu Za Zhi, 2013, 35(10):796–800.

[10] Srivastava S, Koay EJ, Borowsky AD, et al. Cancer overdiagnosis: a biological challenge and clinical dilemma.Nat RevCancer, 2019, 19(6):349–358.

[11] Smith RA, Andrews KS, Brooks D, et al. Cancer screening in the United States, 2019:A review ofcurrent American Cancer Society guide lines and current issues in cancer screening. CA Cancer J Clin, 2019, 69(3):184–210.

[12] Rosso T, Malvezzi M, Bosetti C, et al.Cancer mortality in Europe, 1970—2009: an age, period, and cohort analysis.Eur J Cancer Prev, 2018, 27(1):88–102.

[13] Tarone RE, Chu KC, Gaudette LA.Birth cohort and calendar period trendsin breast cancer mortalityin the United States and Canada.J Natl Cancer Inst, 1997, 89(3):251–256.

[14] Kobayashis, SugiuraH, Ando Y, et al. Reproductive history and breast cancer risk.Breast Cancer, 2012, 19(4):302–308.

[15] Agarwal G, Pradeep PV, Aggarwal V, et al. Spectrum of Breast Cancer in Asian Women. World Journal of Surgery, 2007, 31(5):1031–1040.

[16] Foroozani E, Ghiasvand R, Mohammadianpanah M, et al. Determinants of delay in diagnosis and end stage at presentation among breast cancer patients in Iran:a multi-center study. Sci Rep, 2020, 10(1):21477.

[17] 曾倩，崔芳芳，宇传华，等 . 中国癌症发病、死亡现状与趋势分析 . 中国卫生统计，2016，2（2）:321–323.

[18] 许林平，刘阳，张萌，等 . 河南省居民 1988—2012 年女性乳腺癌死亡率趋势分析及预测 . 肿瘤防治研究，2015，7（1）:65–68.

[19] 刘玉琴，张小栋，严俊，等 . 甘肃恶性肿瘤死亡率 15 年变化趋势及近期预测分析 . 中华肿瘤防治杂志，2009，9（14）:1045–1050.

[20] 胡文斌，张婷，秦威，等 .1981—2014 年江苏省昆山市女性乳腺癌死亡趋势及差别分解分析 . 现代预防医学，2016，12（7）:1222–1226.

[21] Zhang Q, Liu LY, Wang F, et al. The changes in female physical and childbearing characteristics in China and poten tial association with risk of breast cancer. BMC Public Health, 2012, 12:368.

[22] Yanhua C, Geater A, You J, et al. Reproductive variables and risk of breast malig nant and benign tumours in Yunnan province, China.Asian Pac J Cancer Prev, 2012, 13(5):2179–2184.

[23] Porter P. "Westernizing" women's risks? Breast cancer in lower-income countries.N Engl J Med, 2008, 358(3):213–216.

[24] Zhang J, Wang H, Wang Z, et al. Prevalence and stabilizing trends in overweight and obesity among chil dren and adolescents in China, 2011-2015.BMC Public Health, 2018, 18(1):571.

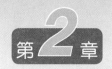

第2章

乳腺癌的分期与分型

一、乳腺癌的 TNM 分期

（一）临床分期原则

临床分期是在通过体格检查，即对皮肤、乳房腺体和淋巴结（腋窝、锁骨上和颈部）的视诊和触诊、影像学检查（钼靶、彩超和 MRI）以及乳房和其他组织的病理学检查确诊为乳腺癌的基础上对病变进行的分期。临床分期所需的组织病理学检查并不像病理分期要求那样严格，在确诊后未出现疾病进展的 4 个月内或者直到手术完成期间（以时间长者为准）进行的影像学检查结果都可以作为分期的要素。这些影像学检查结果应包括原发肿瘤的大小、是否存在胸壁浸润和区域或远处转移等。在患者接受新辅助化疗、内分泌治疗、免疫治疗或放疗后得到的影像学表现和手术资料并不能作为原始的分期要素，如果在病历中记录，这些资料应使用前缀"yc"标注。

（二）病理分期原则

病理分期包括用于临床分期的所有指标，还包括来自手术探查和切除组织所获得的信息，以及对原发肿瘤的病理检查（宏观和微观），以及区域淋巴结转移数量和远处转移情况（如果可行），其中原发灶的切除至少应达到宏观病理检查切缘阴性。如果肿瘤的宏观病理检查未发现切缘阳性，仅高倍镜下发现切缘阳性，则可以进行病理分期。如果宏观病理通过低倍镜检查发现切缘的横断面中存在肿瘤细胞，说明扩大切除后原癌肿块已被分散于多个组织块中，此时应根据可利用的信息估计病理大小。由于组织切片难以保证来自同一个平面，单纯相加误差较大，因此应避免盲目相加。如果原发肿瘤为浸润性，至少应切除腋窝低位淋巴结用于病理分期（pN）。这种切除通常至少包含 6 个淋巴结。另外，也可以切除 1 或多个前哨淋巴结送病理检查用于病理分期［pN（sn）］。有些特殊的组织学类型（如 <1cm 的单纯导管癌、<1cm 的单纯黏液癌和微小浸润癌）腋窝淋巴结转移率很低，通常无须切除腋窝淋巴结，可行前哨淋巴结活检术（SLNB）。乳腺旁腋窝脂肪内的癌性结节没有组织学证实为残留淋巴结组织者也算作区域淋巴结转移（>N1 期）。病理分期分组包括两种病理和临床分期组合：pTpNpM 或 pTpNcM。

1. 原发肿瘤（T；大小）

测量肿瘤大小要精确到毫米。如果肿瘤大小略小于或大于某一 T 分期的临界值，建议读取到最接近的毫米大小来确定最接近的临界值。例如，报告 1.1mm 大小，应记为 1mm；2.01cm 大小应报告为 2.0cm。以下标 "c" 或 "p" 来标明 T 分期的类别，明确是由临床体格检查、影像学检查还是病理测量得出。一般来说，病理测量优于临床测量的尺寸。

（1）T 分期

Tx：原发肿瘤无法评估。

T：无原发肿瘤证据。

Tis：原位癌。

Tis（DCIS）：导管原位癌。

Tis（LCIS）：小叶原位癌。

Tis（Paget）：乳头佩吉特病与浸润性癌或乳腺实质的原位癌（DCIS 或 LCIS）不同。与佩吉特病有关的乳腺实质肿瘤应根据实质病变的大小和特征进行分类，此时应加注佩吉特病。

T1：最大径 20mm。

T1mi：最大径 ≤ 1mm。

T1a：最大径 >1mm，且 ≤ 5mm。

T1b：最大径 >5mm，且 ≤ 10mm。

T1c：最大径 >10mm，且 ≤ 20mm。

T2：最大径 >20mm，且 <50mm。

T3：最大径 >50mm。

T4：不论大小，侵及胸壁（a）和（或）皮肤（b）（溃疡或皮肤结节）。

T4a：侵及胸壁，单纯胸肌受浸润不在此列。

T4b：未达到炎性乳腺癌诊断标准的皮肤溃疡和（或）卫星结节和（或）水肿（包括橘皮样变）。

T4c：同时有 T4a 和 T4b。

T4d：炎性乳腺癌。

（2）新辅助治疗后的 T 分期（ypT）

临床（预先）T 分期是根据临床和影像学诊断定义，病理（治疗后）T 分期是根据病理学大小和范围进行定义。ypT 分期根据最大的单一浸润性癌灶进行测量，用修饰符"m"表示多发肿瘤。测量最大的肿瘤区域范围不应包括瘤床边缘增生的结缔组织部分。病理报告应包含更多的信息，如肿瘤病灶的延伸距离，目前癌灶的数目，某些肿瘤可能出现的片（块）数，临床医生评估疾病的程度。用初期判断性质的细胞活检病理结果与治疗后结果进行比较也有助于评估新辅助治疗的反应，如在新辅助治疗前为 T4d，在新辅助治疗后炎症得到完全缓解，仍被诊断为 T4d。

2. 局部淋巴结转移（N）

（1）临床分期

Nx：区域淋巴结无法评估。

N0：无区域淋巴结阳性发现。

N1：可活动的同侧Ⅰ～Ⅱ水平腋窝淋巴结转移。

N2：融合或固定的同侧Ⅰ～Ⅱ水平腋窝淋巴结转移；或临床发现的内乳淋巴结转移而无腋窝淋巴结转移的证据。

N2a：融合或固定的同侧腋窝淋巴结转移。

N2b：临床发现的同侧内乳淋巴结转移而无腋窝淋巴结转移的证据。

N3：同侧锁骨下淋巴结（Ⅲ水平）转移，伴或不伴Ⅰ～Ⅱ水平淋巴结转移；或临床发现的内乳淋巴结转移，伴临床发现的Ⅰ～Ⅱ水平腋窝淋巴结转移；或同侧锁骨上淋巴结转移，伴或不伴腋窝淋巴结或内乳淋巴结转移。

N3a：转移至同侧锁骨下淋巴结。

N3b：转移至同侧内乳淋巴结和腋窝淋巴结。

N3c：转移至同侧锁骨上淋巴结。

（2）淋巴结的病理分期（pN）

pNx：区域淋巴结无法评估（先前已切除或未切除）。

pN0：无组织学证实的区域淋巴结转移。

注：孤立肿瘤细胞群（ITC）被定义为小细胞群不超过 0.2mm，或单一的肿瘤细胞，或一群少于 200 个癌细胞在一个单一的组织横截面。ITC 可以采用常规组织学和免疫组织化学染色（IHC）检测出。只包含 ITC 的淋巴结应从阳性淋巴结 N 分期中排除，但应包括在淋巴结总数的评估中。

pN0（i–）：组织学无区域淋巴结转移，免疫组化阴性；

pN0（i+）：组织学无区域淋巴结转移，HE 染色或 IHC 阳性，肿瘤 <0.2mm。

pN0（mol–）：组织学无区域淋巴结转移，RT-PCR 阴性。

pN0（mol+）：组织学无区域淋巴结转移，IHC 阴性，RT-PCR 阳性。

pN1：微转移；或转移至 1~3 个腋窝淋巴结；或临床未发现、SLNB 发现的内乳淋巴结转移。

pN1mi：微转移，肿瘤 >0.2mm 和（或）多于 200 个细胞，但 ≤ 2.0mm。

pN1a：1~3 个腋窝淋巴结，至少有 1 个 >2.0mm。

pN1b：临床未发现、SLNB 发现的内乳淋巴结微转移或转移。

pN1c：1~3 个腋窝淋巴结，同时有临床未发现、SLNB 发现的内乳淋巴结微转移或转移。

pN2：4~9 个腋窝淋巴结；或临床发现的内乳淋巴结转移而无腋窝淋巴结转移。

pN2a：4~9 个腋窝淋巴结（至少有 1 个肿瘤 >2.0mm）。

pN2b：临床发现内乳淋巴结转移，而无腋窝淋巴结转移的证据。

pN3：≥ 10 个腋窝淋巴结转移；或锁骨下淋巴结转移；或临床发现的内乳淋巴结转移伴 ≥ 1 个腋窝淋巴结转移；或 >3 个腋窝淋巴结转移，伴临床未发现但前哨淋巴结活检证实的内乳淋巴结转移；或同侧锁骨上淋巴结转移。

pN3a：>10 个腋窝淋巴结转移（至少有 1 个肿瘤 >2.0mm），或转移至锁骨下淋巴结。

pN3b：转移至内乳淋巴结，伴 ≥ 1 个腋窝淋巴结转移；>3 个腋窝淋巴结转移，伴临床未发现但 SLNB 证实的内乳淋巴结微转移或转移。

pN3c：转移至同侧锁骨上淋巴结。

（3）新辅助治疗后的病理 N 分期（ypN）

评估同上述临床 N 分期。"sn" 只被用来说明治疗后对前哨淋巴结的评估。如果没有提到 "sn"，那么对腋窝淋巴结的评估写作 "腋窝淋巴结清扫术"（axillary node dissection，ALND）。如果没有 sn 或者 ALND，就称为 ypNx。N 的划分同病理分期。

（4）远处转移（M）

M0：影像学检查未见转移。

cM0（i+）：无转移的症状和体征，也无转移的临床或影像学证据，但通过分子检测或镜检，在循环血液、骨髓或非淋巴结区域发现直径 ≤ 0.2mm 的病灶。

M1：经典的临床或影像学方法能发现的远处转移灶或组织学证实的 >0.2mm 的病灶

新辅助治疗后的病理 M 分期（ypM）是指接受过新辅助治疗的患者在临床阶段的分期，而不是新辅助治疗开始时的分期。如果患者在新辅助治疗前没有转移，而在治疗开始后出现远处转移，就被归为疾病进展。如果患者在新辅助治疗前有远处转移（M1），就被归为远处转移（M1）。

二、乳腺癌的分子分型

（一）乳腺癌分子分型的历史

1999 年美国国立癌症研究所提出了肿瘤分子分型的概念，即通过综合的分子分析技术，使肿瘤的分类基础由形态学转向以分子特征为基础的新的肿瘤分类系统。2000 年，美国斯坦福大学的 Perou 等对 8 102 个基因表达谱差异提出乳腺癌分子分型的概念，他们运用包含 8 102 个基因的 cDNA 芯片对 43 例乳腺癌患者的 65 份标本进行了基因表达谱分析。根据基因表达谱的异同，标本被分为两个大分子聚类：雌激素受体（estrogen receptor，ER）阳性和 ER 阴性两组。ER 阴性组乳腺癌不表达或过表达 ER 相关的共表达基因，可进一步分为人表皮生长因子受体 -2（human epidermal growth factor receptor-2，HER-2）过表达型、基底样型和正常乳腺样型。2001 年 Sorlie 等根据 85 种基因表达差异将 Luminal-like 型乳腺癌进一步分为 Luminal A 型和 Luminal B 型，并指出不同亚型的乳腺癌与预后显著相关：Luminal A 型预后最好，Luminal B 型预后次之，HER-2 阳性型和 Basal-like 型预后最差。2011 年在 St. Gallen 会议上专家组达成了共识：可根据免疫组织化学（immunohistochemistry，IHC）对 ER、孕激素受体（progesterone receptor，PR）、HER-2 和低表达增殖细胞核抗原 -67（Ki-67）指标的检测结果，将乳腺癌分为 Luminal A 型、Luminal B 型、HER-2 阳性和三阴性乳腺癌（triple-negative breast cancer，TNBC）4 种类型，作为一种简单的近似替代方法，特称其为"临床病理分型"。2013 年 St. Gallen 会议提出了临床病理替代分子分型分为 Luminal A 型、Luminal B 型、HER-2 过表达型、基底细胞型（三阴性乳腺癌属于此型）4 种类型，各分子亚型间在基因特征、发病年龄、临床特征、恶性程度、治疗敏感性及预后等方面均存在差异。该共识采用了 2009 年 Cheang 等的研究结果，以"14%"作为 Ki-67 增殖指数的临界值：≤ 14% 为管腔 A 型，>14% 为管腔 B 型。随后有研究根据 ER、PR 表达水平和 Ki-67 增殖指数，将管腔 A 型中 PR 蛋白表达 <20% 或 Ki-67 表达 >20% 的病例归入管腔 B 型中。2013 年"St. Gallen 国际乳腺癌治疗专家共识"与 2015 年"中国抗癌协会乳腺癌诊治指南与规范"对管腔型乳腺癌的分类采用上述概念，管腔 A 型特指 ER/PR 阳性且 PR 高表达者。

2021 年乳腺癌诊疗指南中把 IHC1 阳性或 IHC2 阳性且 ISH 阴性的患者定为 HER-2 低表达，并认为 HER-2 低表达的患者可能从新型抗体偶联药物治疗中获益，而 IHC 结果为 0 定义为 HER-2 阴性。此外，*PAM*50、21 基因复发分数及 70 基因预后分型等关于乳腺癌分子分型相关分析层出不穷，均为乳腺癌异质性及患者的精准治疗提供了重要依据。

（二）三阴性乳腺癌的分型

我国复旦大学附属肿瘤医院乳腺外科邵志敏研究组建立了目前世界上最大的三阴性乳腺癌多组学队列和三阴性乳腺癌的"复旦分型"，在此基础上挖掘每个亚型内部的治疗靶点并制订治疗方案（Cancer Cell 复旦大学绘制三阴性乳腺癌多组学精细图谱）。2019 年，曾艺和邵志敏合作团队在 *Cell Research* 杂志上发表了题为 "Protein C receptor is a therapeutic stem cell target in a distinct group of breast cancers" 的文章，将三阴性乳腺癌分成 4 种分子亚型：大量免疫细胞浸润、预后较好的免疫调节型（immunomodulatory，IM），雄激素受体通路活化的腔面雄激素受体型（luminal androgen receptor，LAR），干细胞通路激活、预后较差的间质样型（mesenchymal-like，MES），以及高度基因组不稳定的基底样免疫抑制型（basal-like immune-suppressed，BLIS）。以干细胞特性为标志的 MES 亚型缺乏分子靶标，是临床治疗最为棘手的三阴性乳腺癌，也提示了肿瘤干细胞在三阴性乳腺癌恶性生物学行为和精准治疗中具有重要的作用。在这项研究中，研究人员首先观察了蛋白 C 受体（PROCR）在正常癌旁组织中的表达，发现在正常的基底细胞中，仅 3% 的细胞表达 PROCR。接着，通过对约 570 例各亚型乳腺癌样本进行免疫组化染色，发现 PROCR 在三阴性乳腺癌样本中特异性地高表达，约占三阴性乳腺癌患者的一半，相比于 PROCR 低表达的病例表现出更差的预后。这些证据提示 PROCR 高表达的 TNBC（PROCR-hi TNBC）是一类新的亚群。该研究鉴定了新的三阴性乳腺癌分型标记和治疗靶点 PROCR，为乳腺癌诊断和治疗提供了新的理论依据和实践方案。

参考文献

[1] Sørlie T, Perou CM, Tibshirani R, et al. Gene expression patterns of breast carcinomas distinguish tumor subclasses with clinical implications. Proc Natl Acad Sci USA, 2001, 98(19):10869–10874.

[2] Perou CM, Sørlie T, Eisen MB, et al. Molecular portraits of human breast tumours. Nature, 2000, 406(6797):747–752.

[3] Goldhirsch A, Wood WC, Coates AS, et al. Strategies for subtypes–dealing with the diversity of breast cancer: highlights of the St. Gallen International Expert Consensus on the Primary Therapy of Early Breast Cancer 2011. Ann Oncol, 2011, 22(8):1736–1747.

[4] 曹华，闫茂生，郑涛，等 . 乳腺癌分子分型的临床意义 . 中华乳腺病杂志 (电子版)，2011，5(6): 670–680.

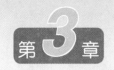
乳腺癌治疗的历史和现状

一、乳腺癌的手术治疗

乳腺癌的手术治疗从公元 1 世纪追溯至今已有 2000 多年的历史。手术方式经历了从原始的局部切除、乳腺癌根治术、扩大根治术、改良根治术到保乳手术 5 个阶段。

（一）乳腺癌局部切除术

公元前 604 年至公元前 377 年，希腊外科医生 Leonides 首先发现乳头凹陷是乳腺癌的一个重要体征，主张采用外科手术治疗乳腺癌，并首先实施了乳腺肿瘤切除术。自 2 世纪持续到 19 世纪，多数学者认为乳腺癌为局部疾病，应以局部切除手术为主。彼时麻醉条件差，局部切除方法并未达到预期治疗效果，手术死亡率极高，而且术后短期复发率达 90% 以上，由此人们认识到乳腺癌不是一种局部疾病，但尚无法证明其病变发展、扩散的规律。直至文艺复兴时期，以 Andreas Vesalius 为代表的学者引领了解剖学的创立，使乳腺癌切除术走向以血管结扎为基础的解剖外科时代。

（二）乳腺癌根治术

1749—1806 年英格兰外科医生 Benjiman Beel 认为，即使肿块体积较小也应行乳房全切术，并提出了切除少许皮肤及腋窝淋巴结的乳房全切术，腋窝淋巴结切除须另做切口。美国的 Joseph Pancocast（1852 年）也认为对乳腺癌应行乳房全切术，当腋窝淋巴结受累时应采取腋窝淋巴结清除术。他首次提出了用乳房和腋窝的联合切口行全乳房和腋窝组织的联合切除，是第一个提出全乳房和腋窝淋巴结整块切除术的外科医生。1882 年，被称为"现代美国外科学"之父的 William Stewart Halsted 创立了乳腺癌根治术，对乳腺癌的扩散途径提出了新的理论，开创了乳腺癌外科手术史上的新纪元。

19世纪，随着解剖学和显微镜在病理学中的应用，专家们开始研究乳腺癌的淋巴转移规律，提出在切除肿瘤的同时切除区域转移的淋巴结。德国病理学家Virchow对乳腺癌患者的尸体进行了病理解剖学研究，提出了乳腺癌起源于导管上皮并沿着筋膜和淋巴管播散的理论。Halsted等对乳腺癌的扩散途径提出了新的见解，认为乳腺原发癌在局部浸润生长后，癌细胞可经淋巴引流扩散到具有屏障作用的区域淋巴结，晚期则经此向全身转移。他根据此种外科解剖学途径扩展的概念，设计了将原发癌连同乳房包括相关软组织以及区域淋巴结链整块切除的所谓乳腺癌根治切除术的术式，认为只有这样才能阻止乳腺癌向全身扩散。这种切除范围包括乳房、胸大肌、胸小肌及腋窝淋巴脂肪组织的术式，被称为乳腺根治术。Halsted乳腺癌根治术的诞生，标志着乳腺癌手术治疗进入了一个新的阶段，它不仅使乳腺癌的5年生存率由过去的10%~20%提高到40%~50%，更重要的是根治术概念的诞生，为其他部位肿瘤的手术治疗提供了一个可借鉴的模式。为了充分发挥乳癌根治术的治疗效果，1943年Haa-Gensen与Stout等为乳腺癌根治术制订了严格的适应证和禁忌证，使该术式的病例选择进一步规范化。

（三）乳腺癌扩大根治术

乳腺癌根治术统领乳腺外科治疗40年。然而，早在1918年，Edward Philip Stibbe就发现，在尸体解剖中，紧贴着胸膜外脂肪层的胸骨旁肋间隙还分布着以往常被人忽视的内乳淋巴结，即解释了相当一部分根治术后患者发生的胸骨旁复发，乳腺癌根治术患者术后内乳淋巴结侵犯引起的胸骨旁复发并没有得到根治。直到20世纪40年代末，人们认识到乳腺癌的淋巴转移除腋窝淋巴结途径外，内乳淋巴结同样也是乳腺癌转移的第一站，锁骨上和纵隔淋巴结则为第二站。

20世纪50年代，随着麻醉技术和胸腔外科的迅速发展，Margotini正式提出乳腺癌根治术应扩大到包括内乳淋巴结的清除，并在1949年开展了胸膜外内乳淋巴结切除术。1954年，Andreassen和Dahllverson又在扩大根治术的基础上行锁骨上淋巴结清扫。1956年，Arhelger等还加行纵隔淋巴结清扫。1951年，Halsted在乳腺癌根治术的基础上切断第2、3、4肋软骨后，将该区域的全层胸壁连同胸膜包括内乳血管和周围的脂肪淋巴细胞一并切除，留下的胸膜缺损用股部的阔筋膜或其他人造织物加以修补，然后再缝合皮肤切口，从而将乳腺癌的外科治疗推向超根治切除时代。

乳腺癌扩大根治术在20世纪的50至60年代达到鼎盛时期。人们企图通过切除尽可能多的组织及区域淋巴结，以达到治愈肿瘤的目的（包括锁骨上及纵隔淋巴结清除的超根治术）。然而，大量经长期随访观察的报道表明，扩大根治术较根治术或改良根治术的疗效并无显著提高，甚至与预期结果背道而驰。由于手术范围的扩大，术后并发症相应增多，患者的死亡率高，生存率并未提高，因此该术式并未被广泛接受。

（四）乳腺癌改良根治术

20 世纪 60 年代以前，人们普遍认为乳腺癌先是在乳腺内形成一个局限性病灶，随后进行区域淋巴结转移，然后冲破淋巴结防御屏障进入血液循环发生远处转移，所以根治术和扩大根治术才会得以迅速推广。随着放射生物学与放射物理学研究的深入，放射治疗设备的改进，化疗、内分泌治疗药物的研究与发展，联合化疗的研究与探索等，人们发现以手术为主的综合治疗可明显提高乳腺癌患者的生存率。随着患者对生活质量要求的不断提高及术后长期疗效的观察，扩大根治术和根治术的应用相对减少，以提高生活质量为目的的改良根治术和更小范围的保留乳房手术，辅以适当的放疗、化疗等治疗已经成为乳腺癌的常规治疗方法。

Patey（1948 年）认为手术时可以保留胸大肌，仅切除胸小肌，以便清除腋窝及胸大、小肌间的淋巴结（即 Patey 手术），Auchincloss（1951 年）进一步提出保留胸大、小肌的手术方式（即 Auchincloss 手术），两者被称为改良根治术（功能根治术或简化根治术）。改良根治术的兴起使 Halsted 手术的使用率不断下降。大量临床研究表明，Ⅰ、Ⅱ期乳腺癌患者行根治术与改良根治术的术后生存率与局部复发率并无显著差异。改良根治术几乎成为所有可切除乳腺癌的标准治疗方式。

20 世纪 60 年代，Fisher 等通过一系列临床观察和动物试验证明，乳腺癌即使在早期甚至是亚临床阶段，癌细胞也可以经血液循环转移，从而发生全身扩散，根治术及扩大根治术已无实际意义。而手术切除肿瘤和转移的淋巴结仅可以减轻机体的肿瘤负荷，改善宿主对肿瘤的反应，有利于改善机体的防御功能，而无限扩大手术范围，除并发症增多外，还会影响机体的免疫功能。大量的临床研究表明，N0 期乳腺癌患者行根治术与改良根治术的术后生存率和局部复发率并无显著差异。

（五）前哨淋巴结活检术

前哨淋巴结活检（sentinel lymph node biopsy，SLNB）的概念起源于阴茎癌的临床研究，1977 年 Cabanas 在进行阴茎侧淋巴管造影时发现了一种"特殊"的淋巴结，即最先接受肿瘤淋巴引流，是最早发生肿瘤转移的淋巴结，故命名为前哨淋巴结。

20 世纪 90 年代初，Krag 等应用放射性核素示踪法，Giuliano 等应用异硫蓝染料示踪法进行乳腺癌 SLNB 获得成功。1996 年 Albertini 等联合应用生物染料法与放射性核素示踪法行乳腺癌 SLNB，检出率为 92%，准确率达 100%，无假阴性。Milan 185 研究、ALMANAC 研究、NSABP B32 研究奠定了 SLNB 在乳腺癌腋窝淋巴结分期手术中的地位,使70%左右的乳腺癌患者免于腋窝淋巴结清扫术(ALND),从而引发了以SLNB技术取代ALND的乳腺癌治疗技术的又一次革命。

SLNB与ALND相比具有并发症少和创伤小的优势,已经成为乳腺癌腋窝淋巴结状态首选的评价方式,同时,SLNB也成为前哨淋巴结(SLB)阴性乳腺癌的根治性手术方式。

(六)保乳手术

1939年,George Gask对乳腺癌患者进行乳腺局部切除加镭针放疗,取得了与根治术相似的效果。1941年,Mc Whiner首先提出乳腺肿瘤切除加放疗,但未引起足够的重视。20世纪中期Fisher提出乳腺癌是一种全身性疾病,原发灶和区域淋巴结的处理方式都不影响患者的生存率,为保乳手术提供了理论依据。

20世纪80年代以后,随着生物学技术的不断进步及大量临床经验的积累,人们对肿瘤生物学的特性有了更深入的了解,对乳腺癌的认识有了新观点,对肿瘤转移从局部到区域淋巴结,然后进入血液的纯解剖模式开始产生怀疑。大量临床资料证明,即使早期乳腺癌亦可发生血行转移,仅切除淋巴结不能阻止血行转移。肿瘤患者的生存率不取决于局部浸润和淋巴转移,而是取决于血行转移,大范围地清除淋巴结对提高生存率的作用有限。这些都一改原有的传统观点,由昔日的单纯手术治疗转变为"求治愈、保功能、要美观"的乳腺癌治疗新观点,这使医生在治疗乳腺癌时既要考虑治疗肿瘤又要考虑保留乳房的外形不变。

1983年Fisher等提出对肿瘤及周围1cm正常组织行局部切除加腋窝淋巴结清扫,术后常规对残余乳腺进行放射治疗,1990年该术式被美国国立卫生研究院(NIH)承认。之后国内相关研究对乳腺癌保乳治疗与根治性手术进行了比较,结果显示,两种治疗方法的患者生存率相似,说明局部治疗方法的差异并不影响大多数乳腺癌患者的生存期。欧美等国家也进行了有关保乳治疗的回顾性研究,不仅验证了保乳治疗可以取得较高的局部控制率及令人鼓舞的美容效果,而且长期随访有助于了解保乳治疗后局部复发的方式和病程、局部复发相关的因素以及影响乳房外形的因素。这些前瞻性临床试验及随后的meta分析均提示,保乳手术联合全乳放疗的疗效等同于乳房全切术,对合适的患者给予保乳治疗是安全有效的。

二、乳腺癌的化学药物治疗

乳腺癌易发生血行转移,单纯局部根治性治疗包括手术和放疗失败的原因主要是肿瘤细胞的血行转移。早在1869年Ashworth就在血液中观察到肿瘤细胞,认为在手术中引起的肿瘤细胞播散是影响疾病治疗成败的主要因素,只有杀死血液循环中的肿瘤细胞才能改善患者的预后。1957年的美国国家乳腺和肠道外科辅助治疗项目（National Surgical Adjuvant Breast and Bowel Project，NSABP）于 1958—1961 年开始了第一项由 23 个学术机构参加的乳腺癌辅助化疗的临床试验——NSABPB-01。结果显示，围手术期采用噻替哌 (thiotepa) 单药治疗能显著提高绝经前女性的 5 年总生存（overall survival，OS）率，10 年随访后发现腋窝淋巴结阳性数为 24 个，患者的生存率仍然存在差异。这是第一项证明全身辅助化学药物治疗（简称化疗）有效的临床试验，它能够改变部分乳腺癌患者的自然病程。

1975 年 Fisher 在《新英格兰医学杂志》（*The New England Journal of Medicine*）上发表了 NSABPB-05 试验的结果，用苯丙氨酸氮芥（美法仑）口服 2 年作为辅助化疗方法治疗淋巴结阳性乳腺癌降低了治疗失败率，结果证明绝经前患者获益更显著。该试验是第一项大规模、随机化并设立对照组的乳腺癌术后辅助化疗临床试验，是辅助化疗发展史上的一个里程碑。随后，意大利的 Bonadonna 等领衔的 CMF 辅助治疗试验和美国 Fisher 等领衔的后续 NSABP 试验进一步确立了乳腺癌术后辅助化疗的作用和地位，明确乳腺癌术后辅助治疗可以推迟或预防疾病的复发。随后他们分别花了约 30 年和约 8 年的时间确立了蒽环类和紫杉类药物在早期乳腺癌治疗中的地位。在紫杉类药物之后又出现了多种对复发或转移性乳腺癌有效的化疗药物，如长春瑞滨、卡培他滨和吉西他滨等。

早期乳腺癌试验协作组（Early Breast Cancer Trialists Collaborative Group，EBCTCG）对前瞻性随机对照临床试验进行了 meta 分析。EBCTCG 的 2005 年 meta 分析显示多药化疗可降低 23% 的年复发率和 17% 的年死亡率。2012 年该协作组在 *Lancet* 杂志上发表了一篇题为《比较不同多药化疗方案治疗早期乳腺癌》的文章。这项 meta 分析收集了 123 项随机临床试验约 100 000 例乳腺癌患者的数据，该 meta 分析显示如果在蒽环类方案化疗结束后加用紫杉类药物治疗能够降低乳腺癌死亡率 14%：4 个疗程 AC 方案（表柔比星 + 环磷酰胺）和 6 个疗程 CMF 方案（环磷酰胺 + 氨甲蝶呤 + 氟尿嘧啶）是等效的，蒽环类药物累积剂量超过标准 4 个疗程 AC 方案［如 CAF（环磷酰胺 + 多柔比星 + 氟尿嘧啶）和 CEF 方案（环磷酰胺 + 表柔比星 + 氟尿嘧啶）］的疗效要优于 CMF 方案，死亡率降低约 22%。

三、乳腺癌的放射治疗

放射治疗（简称放疗）是利用放射线治疗肿瘤的一门学科。这些射线可以是放射性核素产生的 α、β、γ 射线，X 射线治疗机和各类加速器产生的不同能量的 X 线，也可以是各类加速器产生的电子束、质子束、负 π 介子束以及其他重粒子束杀灭术后残存于胸壁和淋巴引流区的亚临床灶。

1895 年德国物理学家 Röntgen 在实验中偶然发现了具有特殊穿透力的 X 射线。

1898 年 Curie 夫妇从含有镭的沥清矿中首次提炼出天然放射性元素镭。1945—1955 年则从低能射线治疗转向高能射线治疗，超高能工具［60Co（钴 −60）治疗机、直线加速器研制］使肿瘤放疗的疗效逐步变好，放疗的发展使外科扩大根治术的势头衰落下来，取而代之的是放疗和手术联合的综合治疗方案。而且，放射生物学和热疗学均进入研究的热潮。

在 WHO 2002 年的报告中显示，45% 的恶性肿瘤可治愈，其中手术治愈 22%，放疗治愈 18%，化疗治愈 5%，可见放疗在肿瘤治疗中举足轻重的地位。国际早期乳腺癌试验协作组（EBCTCG）2005 年术后放疗 meta 分析对单纯手术及手术联合放疗患者的 5 年复发率、15 年乳腺癌死亡率进行统计分析，结果显示手术患者的 5 年局部复发率可达 23%，而手术联合放疗患者的 5 年局部复发率为 6%，手术患者的 15 年乳腺癌死亡率达 60.1%，手术联合放疗患者的 15 年乳腺癌死亡率达 54.7%，统计学分析显示 P 均 < 0.05。

随着放射治疗学的发展，针对不同术式乳腺癌患者的放疗更加标准化，从而奠定了其在乳腺癌治疗中的地位。

四、乳腺癌的内分泌治疗

乳腺癌的内分泌治疗距今已有 100 多年的历史，现已成为针对乳腺癌激素受体独立的治疗手段。1896 年 Beatson 首次报道了对绝经前晚期乳腺癌患者采用卵巢去势术取得了非常满意的肿瘤控制效果，从此乳腺癌的内分泌治疗开始得到应用，但限于当时的科技水平，多用于晚期乳腺癌患者的姑息治疗。

1966 年英国学者首先人工合成他莫昔芬（tamoxifen，TAM）。1967 年，Jensen 等发现人类乳腺癌中含有雌激素受体（ER）。1971 年，他莫昔芬（三苯氧胺）开始用于乳腺癌的辅助内分泌治疗，使乳腺癌的治疗及预防均有了显著效果。1974 年，美国 Bethesda 国际会议综合了世界各国 400 多份各种方式的激素治疗报道，显示未经激素受体（hormone receptor，HR）测定的乳腺癌病例应用激素治疗的有效率只有 30%，其中 ER 阳性患者激素治疗的有效率为 50%~60%，ER 阴性患者只有 5%~8%。之后，内分泌治疗选择性地用于 ER 阳性患者的疗效显著提高。

体内雌激素水平病理性上升是刺激乳腺癌细胞增生的主要因素。雌激素在绝经前主要由卵巢分泌，绝经后由肾上腺和部分脂肪组织分泌。乳腺细胞中存在 ER 和孕激素受体（PR）使得乳腺组织随着激素水平而增生。约 2/3 的乳腺癌细胞含有一定量的 ER，这类乳腺癌被称为 ER 阳性乳腺癌；40%~50% 的乳腺癌含有 PR，这类乳腺癌被称为 PR 阳性乳腺癌。ER 阳性 /PR 阳性乳腺癌对激素治疗敏感，是内分泌治疗的适合人群。

到 20 世纪 60 年代后期，研究者成功地分离出 ER 并应用于临床后，乳腺癌的内分泌治疗进入了一个新的时代。依据 ER 检测的结果，将其选择性地用于阳性病例，使内分泌治疗的有效率从既往的 30% 提高到了 60%~70%。随着内分泌治疗新药的不断研发和更新，其治疗效果也在不断提高，药物的不良反应也在逐渐减少，例如，在卵巢去势治疗中，用可逆性的药物行去势治疗，可以避免手术或放射所造成的永久性去势。第二代高选择性芳香化酶抑制剂（aromatase inhibitor，AI）已经成为乳腺癌内分泌治疗的主要药物。

五、乳腺癌的靶向治疗

（一）曲妥珠单抗

目前，在乳腺癌靶向治疗中应用最广泛的是针对 HER 家族的靶向药物。HER-2 是与乳腺癌预后有密切关系的癌基因，在 20%~30% 的乳腺癌患者中可以检测到该基因的扩增和过表达。近年来乳腺癌治疗发生了许多里程碑式的进展，尤其是 HER-2 靶向药物的使用显著改善了 HER-2 阳性乳腺癌患者的预后。

曲妥珠单抗的问世极大地改善了 HER-2 阳性乳腺癌患者的预后，同时也使乳腺癌治疗模式发生改变。近年来，靶向 HER-2 领域仍然是研究的热点。一方面是对原有药物进行深入研究，形成了诸多临床实践共识；另一方面是有更多新作用机制的药物上市，为乳腺癌的靶向治疗提供了更多的选择。据统计，20%~25% 的乳腺癌患者存在 HER-2 基因扩增和蛋白质过度表达，并且其与患者的预后密切相关。在多个国家开展的有关曲妥珠单抗临床作用的 5 项大型多中心临床研究（NSABP B-31、NCCTG N9831、HERA、BCIRG 006 和 FinHer 试验）中，共纳入近 14 000 例 HER-2 阳性乳腺癌患者，结果表明，应用曲妥珠单抗显著提高了 HER-2 阳性乳腺癌患者的无进展生存（progression-free survival，PFS）率和总生存（OS）率，并且在降低 HER-2 阳性乳腺癌患者复发及死亡相对风险方面也有显著效果。这 5 项实验奠定了曲妥珠单抗在 HER-2 阳性乳腺癌药物治疗中的基石地位，因此成为 HER-2 阳性乳腺癌患者的首选用药。

然而，诸多研究表明，曲妥珠单抗的应用有增加心血管毒性的风险，虽然其机制尚不明确，但目前已有研究表明心肌细胞的死亡是通过包括 HER-2 阻断和活性氧产物增加等多种途径发生的，这也强调了早期心功能监测的重要性，尤其是曲妥珠单抗与蒽环类联合应用时，心血管毒性一直都是临床医生特别关注的问题。

（二）帕妥珠单抗

帕妥珠单抗是第 2 种临床用于治疗 HER-2 阳性乳腺癌的单克隆抗体，可阻滞

HER-2 和 HER-3 的异源二聚体化，同时与曲妥珠单抗有着独特的互补作用，二者联用可产生双重抑制。基于 NEOSPHERE 试验和 TRYPHAENA 试验的结果，2013年美国食品药品监督管理局（FDA）批准帕妥珠单抗可作为 HER-2 阳性早期乳腺癌的新辅助治疗药物。

目前，美国及欧盟多个国家已批准帕妥珠单抗联合赫赛汀及化疗用于局部晚期、炎症性或伴有复发高风险的 HER-2 阳性早期乳腺癌的新辅助治疗。帕妥珠单抗联合曲妥珠单抗用于治疗晚期乳腺癌主要是基于 II 期临床试验 BO17929、TOC3487 和 III 期临床试验 CLEOPATRA 的结果。CLEOPATRA 试验结果显示，帕妥株单抗能显著延长 HER-2 阳性转移性乳腺癌患者的 PFS（18.7 个月和 12.4 个月）和 OS（56.5 个月和 40.8 个月），安全性在可接受范围内；对曲妥株单抗治疗首次进展的患者，帕妥珠单抗治疗仍有 50% 的有效率。这一结果奠定了帕妥株单抗联合曲妥株单抗的"双靶方案"作为 HER-2 阳性晚期乳腺癌一线治疗的基础。2019 年在美国临床肿瘤学会（American Society of Clinical Oncology，ASCO）会议上进一步公布了该研究长达 99 个月的随访结果。帕妥株单抗获益仍持续存在，双靶组患者的 8 年 OS 可以达到 37%，对照组仅为 23%，再次证实了双靶方案治疗 HER-2 阳性晚期乳腺癌的一线地位。该研究还显示，帕妥株单抗显著推迟了乳腺癌向中枢神经系统转移的发生时间，在发生中枢神经系统转移后，帕妥株单抗治疗组患者表现出 OS 改善的良好趋势，为 HER-2 阳性中枢神经系统转移患者带来了希望。

六、乳腺癌的免疫治疗

（一）乳腺癌的免疫病理分型

根据免疫病理分型将乳腺癌分为以下 4 种亚型：

（1）管腔 A 型：ER、PR 阳性，HER-2 阴性，Ki-67 低表达 <14%。

（2）管腔 B 型：ER 阳性，PR 阳性，HER-2 阴性或阳性，Ki-67 高表达（>14%）。

（3）HER-2 过表达型：ER 阴性，PR 阴性，HER-2 阳性。

（4）基底细胞样型：ER 阴性，PR 阴性，HER-2 阴性，细胞角蛋白 5/6 或表皮生长因子受体阳性，其中管腔上皮型乳腺癌占 50%~70%，预后较好（管腔上皮 A 型较 B 型预后好），内分泌治疗有效，但化疗反应较差；HER-2 过表达型乳腺癌占 15%~20%，预后较差，对新辅助化疗反应较好；基底细胞型乳腺癌占 10%~15%，约 35% 的绝经前美国黑色人种女性乳腺癌为此型，预后差，无药物靶点，新辅助化疗反应较好。

（二）乳腺癌的被动免疫治疗

被动免疫治疗是指通过给机体输注药物或免疫细胞以恢复患者的免疫功能。免疫细胞均分布于黏膜层，研究证实，免疫细胞的动态平衡有助于维持机体内环境稳态，预防肿瘤发生，并在肿瘤预后中发挥作用，针对乳腺重塑以及乳腺癌的免疫监视发挥重要作用。免疫细胞主要包括 T 细胞（通常表达标记 CD3、CD4、CD8），B 细胞（CD19、CD20），巨噬细胞（CD68），以及树突状细胞（dendritic cell，DC），这些免疫细胞均存在于小叶间质中，具有一定的范围局限性，其中 T 淋巴细胞存在于小叶上皮层，在肿瘤免疫治疗中起重要作用，是乳腺癌免疫治疗的基础。

（三）乳腺癌的主动免疫治疗

目前，乳腺癌疫苗是乳腺癌主动免疫治疗的主要方法。通过注射具有免疫原性的乳腺癌疫苗使乳腺癌患者体内产生具有肿瘤抗原特异性的免疫应答。乳腺癌疫苗的种类主要有 DC 疫苗和特异性抗原疫苗（如 HER-2 疫苗、多肽疫苗、病毒载体疫苗等）。疫苗在体内通过复制和转录激活相关免疫细胞，清除残存的少量癌细胞，并在体内形成相关记忆细胞，从而起到长效抑制肿瘤生长的作用。

参考文献

[1] Harris JR, Hellman S, Hendersonl C, et al. Breast diseases. New York: Lippincott Co, 1987: 259.

[2] 陈明斋 . 肿瘤手术学简史 . 上海：上海科学技术出版社，2001:69.

[3] 陈明斋 . 乳腺疾病 . 手术学简史 . 上海：上海科学技术出版社，2001:236.

[41] 廖世栋 . 癌症研究的世纪回顾与展望 . 医学与哲学，2000，21(12):21.

[5] 周东浩，周明爱 . 论疾病的本质 . 医学与哲学，2001，22(4):43.

[6] 张天泽，徐光伟 . 肿瘤学（上册）. 天津：天津科技出版社，1996:561

[7] 黄志强 . 现代基础手术学 . 北京：人民军医出版社，1992:463.

[8] 曹月敏，王国佩 . 乳腺手术学 . 石家庄：河北科技出版社，1991:165.

[9] Cabanas RM. An approach for the treatment of penile carcinoma. Cancer, 1977, 39(3):456–466.

[10] Giuliano AE, Kirgan DM, Guenther JM, et al. Lymphatic mappinga nd sentinel lymph adenectomy for breast cancer. Ann Surg, 1994, 220 (3):391–401.

[11] Albertini JJ, Lyman GH, Cox C, et al. Lymphatic mapping and sentnel node biopsy in the patient with breast cancer. JAMA, 1996, 276 (22):1818–1822.

[12] Rastogi P, Wickerham DL, Geyer CE Jr, et al. Milestone clinical trials of the National Surgical Adjuvant Breast and Bowel Project (NSABP). Chin Clin Oncol, 2017,6(1):7.

[13] Paduszynska MA, Maciejewska M, Neubauer D, et al. Influence of Short Cationic Lipopeptides with Fatty Acids of Different Chain Lengths on Bacterial Biofilms Formed on Polystyrene and Hydrogel Surfaces. Pharmaceutics, 2019, 11(10):506.

[14] Montero AJ, Rouzier R, Lluch A, et al. The natural history of breast carcinoma in patients with > or = 10 metastatic axillary lymph nodes before and after the advent of adjuvant therapy: a multiinstitutional retrospective study. Cancer, 2005,104(2):229–235.

[15] Bonadonna G, Valagussa P. Adjuvant systemic therapy for resectable breast cancer. J Clin Oncol,1985,3(2):259–275.

[16] Bonadonna G, Moliterni A, Zambetti M, et al. 30 years' follow up of randomised studies of adjuvant CMF in operable breast cancer: cohort study. BMJ, 2005,330(7485):217.

[17] Bonadonna G, Brusamolino E, Valagussa P, et al. Combination chemotherapy as an adjuvant treatment in operable breast cancer. N Engl J Med, 1976,294(8):405–410.

[18] Bonadonna G, Moliterni A, Zambetti M, et al. 30 years' follow up of randomised studies of adjuvant CMF in operable breast cancer: cohort study. BMJ, 2005,330(7485):217.

[19] Polychemotherapy for early breast cancer: an overview of the randomised trials. Early Breast Cancer Trialists' Collaborative Group. Lancet,1998,352(9132):930–942.

[20] Early Breast Cancer Trialists' Collaborative Group (EBCTCG). Effects of chemotherapy and hormonal therapy for early breast cancer on recurrence and 15-year survival: an overview of the randomised trials. Lancet, 2005,365(9472):1687–1717.

[21] Buzdar AU, Kau SW, Smith TL, et al. Ten-year results of FAC adjuvant chemotherapy trial in breast cancer. Am J Clin Oncol, 1989,12(2):123–128.

[22] Selli C, Dixon JM, Sims AH. Accurate prediction of response to endocrine therapy in breast cancer patients: current and future biomarkers. Breast Cancer Res, 2016,18(1):118.

[23] 王涛，宋三泰.乳腺癌的内分泌治疗.肿瘤研究与临床,2006,18(5): 358–360.

[24] 江泽飞，宋三泰，孙燕.乳腺癌内分泌治疗的基本原则和新动向.临床药物治疗杂志，2006，4(2):21–23.

[25] Slamon DJ, Clark GM, Wong SG, et al. Human breast cancer: correlation of relapse and survival with amplification of the HER-2/neu oncogene. Science, 1987,235(4785):177–182.

[26] Cameron D, Casey M, Oliva C, et al. Lapatinib plus capecitabine in women with HER-2-positive advanced breast cancer: final survival analysis of a phase III randomized trial. Oncologist, 2010,15(9):924–934.

[27] Perez EA, Romond EH, Suman VJ, et al. Trastuzumab plus adjuvant chemotherapy for human epidermal growth factor receptor 2-positive breast cancer: planned joint analysis of overall survival from NSABP B-31 and NCCTG N9831. J Clin Oncol, 2014,32(33):3744–3752.

[28] Romond EH, Perez EA, Bryant J, et al. Trastuzumab plus adjuvant chemotherapy for operable HER2-positive breast cancer. N Engl J Med, 2005,353(16):1673–1684.

[29] Au HJ, Eiermann W, Robert NJ, et al. Health-related quality of life with adjuvant docetaxel- and trastuzumab-based regimens in patients with node-positive and high-risk node-negative, HER2-positive early breast cancer: results from the BCIRG 006 Study. Oncologist, 2013,18(7):812–818.

[30] Perez EA, Press MF, Dueck AC, et al. Immunohistochemistry and fluorescence in situ hybridization assessment of HER2 in clinical trials of adjuvant therapy for breast cancer (NCCTG N9831, BCIRG 006, and BCIRG 005). Breast Cancer Res Treat, 2013,138(1):99–108.

[31] Perez EA, Romond EH, Suman VJ, et al. Four-year follow-up of trastuzumab plus adjuvant chemotherapy for operable human epidermal growth factor receptor 2-positive breast cancer: joint analysis of data from NCCTG N9831 and NSABP B-31. J Clin Oncol, 2011,29(25):3366–3373.

[32] Untch M, Gelber RD, Jackisch C, et al. Estimating the magnitude of trastuzumab effects within patient subgroups in the HERA trial. Ann Oncol, 2008,19(6):1090–1096.

[33] Dawood S, Broglio K, Buzdar AU, et al. Prognosis of women with metastatic breast cancer by HER2 status and trastuzumab treatment: an institutional-based review. J Clin Oncol, 2010,28(1):92–98.

[34] Piccart-Gebhart MJ, Procter M, Leyland-Jones B, et al. Trastuzumab after adjuvant chemotherapy in HER2-positive breast cancer. N Engl J Med, 2005,353(16):1659–1672.

[35] 孟文静，张继博，李淑芬，等 . 曲妥珠单抗治疗 185 例 HER2 阳性乳腺癌患者的心脏安全性评价 . 肿瘤防治研究，2018，45(2):86–90.

[36] Pivot X, Romieu G, Debled M, et al. 6 months versus 12 months of adjuvant trastuzumab for patients with HER2-positive early breast cancer (PHARE): a randomised phase 3 trial. Lancet Oncol, 2013,14(8):741–748.

[37] Seidman A, Hudis C, Pierri MK, et al. Cardiac dysfunction in the trastuzumab clinical trials experience. J Clin Oncol, 2002,20(5):1215–1221.

[38] Schnitt SJ. Will molecular classification replace traditional breast pathology. Int J Surg Pathol,2010,18(3 Suppl):162S–166S.

[39] Li X, Oprea-Ilies GM, Krishnamurti U. New Developments in Breast Cancer and Their Impact on Daily Practice in Pathology. Arch Pathol Lab Med,2017,141(4):490–498.

[40] Goldhirsch A, Wood WC, Coates AS, et al. Strategies for subtypes-dealing with the diversity of breast cancer: highlights of the St. Gallen International Expert Consensus on the Primary Therapy of Early Breast Cancer 2011. Ann Oncol, 2011,22(8):1736–1747.

[41] Schnitt SJ. Will molecular classification replace traditional breast pathology? Int J Surg Pathol, 2010,18(3 Suppl):162S–166S.

[42] Atabai K, Sheppard D, Werb Z. Roles of the innate immune system in mammary gland remodeling during involution. J Mammary Gland Biol Neoplasia,2007,12(1):37–45.

[43] Degnim AC, Brahmbhatt RD, Radisky DC, et al. Immune cell quantitation in normal breast tissue lobules with and without lobulitis. Breast Cancer Res Treat, 2014,144(3):539–549.

[44] Hussein MR, Hassan HI. Analysis of the mononuclear inflammatory cell infiltrate in the normal breast, benign proliferative breast disease, in situ and infiltrating ductal breast carcinomas: preliminary observations. J Clin Pathol, 2006,59(9):972–977.

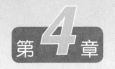

乳腺癌的高危因素

一、饮食因素

（一）红肉和加工红肉

世界卫生组织（World Health Organization，WHO）将红肉定义为在烹饪之前呈现红色的肉（瘦肉），包括牛肉、羊肉、猪肉等哺乳动物的肉，特点是肌肉纤维粗硬，脂肪尤其是饱和脂肪酸含量较高。加工红肉制品指经过盐腌、风干、发酵、烟熏或其他方式处理过的红肉，目的是延长储存时间及提升口感。有研究表明，大量食用红肉，尤其是经过加工的红肉制品，可能会增加许多慢性疾病的风险。德国的一项关于饮食模式和绝经后乳腺癌患者关系的队列研究结果表明，不健康的生活方式（包含大量摄入红肉及加工红肉制品）与乳腺癌患者的死亡率升高具有相关性。红肉中富含血红素铁，来源于动物体内的雌激素及加工过程中产生的一些诱变物质等。高温加工能够促进一些潜在的致癌化合物的形成，包括杂环胺、N-硝基化合物、多环芳烃等。但是，并不建议完全不吃红肉，因为它是蛋白质、铁、锌和维生素 B_{12} 的重要来源，可以将红肉的摄入量控制为每周 300~500g 熟肉，并且尽量不要食用加工的红肉制品。

（二）饮　酒

随着人们生活水平的不断提高，生活因素对人们健康的影响越来越受到重视。临床统计学结果显示，80% 的肿瘤发生与人们的生活习惯及环境因素有关，而饮酒是除吸烟外，最主要的导致人类肿瘤发生的危险因素之一，相关流行病学资料显示，饮用酒精性饮料增加肿瘤发生主要表现在消化道肿瘤和乳腺肿瘤，如肝癌和乳腺癌等。酒精对机体的影响主要是影响机体的免疫功能和导致某些激素分泌异常，如胰岛素、雌激素等。另有研究发现饮酒可以促进已发生肿瘤的生长及侵袭转移。

而且，酒精可以影响血管内皮细胞，进而影响肿瘤血管的生成，这同样会促进肿瘤的发展。

（三）大豆异黄酮

大豆异黄酮是大豆生长过程中形成的次生代谢产物。有研究提示食用大豆可降低乳腺癌的发生风险。1991 年新加坡进行的病例对照研究证实富含大豆异黄酮的豆类制品可以预防绝经前女性乳腺癌的发生，但是对于绝经后女性的作用并不显著。Trock 等用 meta 分析方法分析了 18 篇有关大豆异黄酮与乳腺癌关系的文献，发现大豆异黄酮暴露与乳腺癌发病风险只呈现较弱的负相关关系，但是按照绝经前后进行分层分析时提示，大豆异黄酮对绝经前女性具有更强的保护作用，而对绝经后女性的保护作用则相对较弱或没有保护作用。大豆异黄酮与雌激素的分子结构相似，在体内不同的激素条件下既可表现为弱雌激素活性（约相当于雌二醇效果的 1/105~1/102），又可表现为抗雌激素活性，因此又被称为女性雌激素水平调节器，被广泛用于预防和治疗女性更年期综合征。大豆类食物摄入较多是中国女性的饮食特点，在国内的一项单因素分析中发现大豆摄入量最高组的女性乳腺癌风险降低 30%。豆制品和奶制品可降低乳腺癌的患病风险。

（四）类胡萝卜素

类胡萝卜素在自然界广泛存在于各种植物中，在动物和微生物中也有大量发现。类胡萝卜素（carotenoids）是一种重要的植物色素，其种类较多，包括人们所熟悉的 β - 胡萝卜素（β-carotene）、玉米黄素（zeaxanthin）、番茄红素（lycopene）、虾青素（astaxanthin）等。目前已经鉴定的类胡萝卜素分子共有 600 多种，其中具有重要生物学功能的有 50 多种。自牛津大学 R Peto 等（1981 年）首次提出膳食中类胡萝卜素可能降低人类癌症发生率以后，类胡萝卜素与乳腺癌引起了流行病学研究者极大的关注，并促使他们进行了大量的研究和调查工作，流行病学研究证明膳食中类胡萝卜素的摄入量与癌症的发生具有相关性。1999 年 Zhong 等首次采用前瞻性队列分析研究了膳食特定的类胡萝卜素及维生素 A 对绝经前和绝经后女性乳腺癌发生率的影响，发现口服或摄取食物中的叶黄素、β - 胡萝卜素以及果蔬均可降低绝经前乳腺癌的发生率，这种负相关在有乳腺癌家族史或每日饮酒习惯的女性中更显著。摄入这些营养素对绝经后仍服用激素的女性乳腺癌的发生也有抑制作用。后来美国开展了一项病例对照研究，3 543 例女性乳腺癌患者与 9 406 名对照填写了食物和补充剂调查表。调查表中特别提及的食物包括生胡萝卜和熟胡萝卜，生菠菜和熟菠菜（类胡萝卜素的重要来源），以及动物肝脏和谷类食物（维生素 A 的主要来源），结果表明，食用胡萝卜和菠菜与乳腺癌风险降低有关。

（五）水果和蔬菜

水果和蔬菜的摄入可能与乳腺癌危险度降低有关，虽然有着地域及其他因素的干扰，但国内外的多篇文献与 meta 分析都阐述了水果和蔬菜类食物可能降低乳腺癌的发病率。有研究表明，膳食纤维可能通过减少胆汁系统分泌的雌激素在肠道中的再吸收而降低乳腺癌的风险。另外，番茄等特定种类的蔬菜被证实与降低乳腺癌风险有关，而关于蔬菜水果摄入情况对已确诊的乳腺癌患者的影响研究较少。番茄红素对人乳腺癌细胞的增殖有抑制作用，可抑制胰岛素样生长因子（linsulin-like growth factor，IGF）。多种蘑菇被发现有多糖等活性物质，具有抗肿瘤和免疫调节作用。一些研究已经分析了特定水果摄入与乳腺癌患病风险之间的关系，葡萄含有丰富的黄酮类化合物，如儿茶素和花青素，可能通过抗氧化、抗雌激素、调节线粒体毒性来抑制乳腺癌的发生。西瓜和番木瓜含有番茄红素、胡萝卜素和 β-隐黄毒等抗氧化剂，可通过清除自由基发挥抗氧化作用。此外，高纤维摄入量与降低血液中雌激素水平有关，较高的术前雌激素水平对绝经后乳腺癌患者的预后有负面影响，尤其是 ER 阴性乳腺癌。

（六）维生素

维生素 A（视黄醇）是细胞分化的重要调节因子，可防止恶性表型细胞的出现。1991 年 Steinmetz 和 Potter 的研究发现类胡萝卜素的抗癌作用可能与抗氧化能力有关。他们发现在自然界中超过 500 种类胡萝卜素中，β-胡萝卜素是最著名的。至少有 10 项病例对照研究和 5 项队列研究提供了关于乳腺癌风险和维生素 A 的证据。并且，Steinmetz 和 Potter 发现维生素 C 可以通过清除和减少亚硝酸盐预防癌症，而且，抗坏血酸是一种抗氧化剂，可能在免疫系统中发挥作用。在对 12 项饮食与乳腺癌病例对照研究的原始数据进行综合分析后，证明了水果和蔬菜摄入量的一些标志物具有一致的保护作用。维生素 C 摄入量有最一致的和统计学上显著的反向关联。在前面提到的病例对照研究中，没有发现随着维生素 C 摄入量的增加，乳腺癌风险降低的显著趋势。尽管高维生素 C 摄入量的女性风险略低，与 β-胡萝卜素和维生素 E 摄入量相比，优势比（odds radio，OR）接近 1。维生素 E 的主要功能是作为细胞内的抗氧化剂，除了绿色蔬菜外，植物油和人造黄油也是维生素 E 的重要来源，但是队列研究不支持维生素 E 对乳腺的保护作用。

（七）膳食纤维和碳水化合物

大量研究表明，饮食中的膳食纤维和碳水化合物摄入量与乳腺癌的发生密切相关。膳食纤维具有吸附离子和有机化合物的重要功能，通过吸附人体肠道内被微生物酶催化形成的游离型雌激素，降低重新吸入血液中雌激素的量，进而降低激素扩散入组织中而作用于靶器官的概率，降低乳腺癌的发生风险。过多地摄入碳水化合物会使乳腺癌发生风险增加。碳水化合物通过增加血液中葡萄糖和胰岛素的浓度，促使乳腺癌的发生。近年来，越来越多的研究证实了膳食纤维和碳水化合物摄入量与乳腺癌发生风险的相关性，但各项研究结果仍存在争议。国内外开展了大量流行病学和病因学调查，对乳腺癌的保护和危险因素的认识不断深入。

（八）咖　啡

咖啡是用经过烘焙的咖啡豆制作出来的饮品，有研究显示，饮用咖啡可降低乳腺癌的发生率，咖啡可能与绝经前女性乳腺癌发病风险降低有关。来自体外和体内研究的数据显示咖啡可以干扰癌症过程的不同阶段，包括诱导 DNA 损伤、原癌基因的激活和抑癌基因的失活，凋亡和异常增殖，诱导血管生成及其后续转移过程。

（九）纤维素

关于纤维素摄入量，在澳大利亚进行的一项病例对照研究中观察到多种纤维素的保护作用。然而，在纽约进行的包含 359 例乳腺癌患者的队列研究中，未发现纤维摄入与乳腺癌风险之间的关系。在特定类型的纤维中，只有纤维素摄入量表现出显著的负相关。

二、生活因素

（一）主动和被动吸烟

主动和被动吸烟均会增加乳腺癌的患病风险，乳腺癌患者戒烟可降低其死亡风险。有研究表明，吸烟与乳腺癌之间的关联性比预期的要弱，因为它既是抗雌激素的保护因素，也是乳腺癌的风险因素。有学者认为，二手烟对绝经前乳腺癌患者有更加显著的影响。日本的一项队列研究结果支持这一假设，该研究发现，接触二手烟的绝经前女性，乳腺癌发病风险增加了 3 倍，而绝经后女性则不然。在美国进行的一项病例对照研究中，发现目前吸烟与吸烟持续时间超过 20 年与 Luminal 型乳腺癌风险增加有关。目前对于吸烟、二手烟与乳腺癌之间关系的认识尚未得到广泛的认可。因此，还需要进行更加深入的研究，以提高社会对于吸烟和二手烟危害的了解，为国家采取相关措施以减少人们在工作和生活中暴露于二手烟提供理论依据，从而降低乳腺癌疾病的负担。

（二）肥胖与乳腺癌

国际上用体重指数（body mass index，BMI）来衡量肥胖程度，中国成人超重和肥胖症预防与控制指南中将 $BMI=28kg/m^2$ 作为中国成人肥胖的界限；男性腰围

≥ 85cm、女性腰围 ≥ 80cm 为腹部脂肪蓄积的界限。研究证明女性绝经前肥胖与乳腺癌呈负相关，而绝经后肥胖与乳腺癌呈明显正相关。肥胖不仅仅是影响绝经后乳腺癌患者预后的一个不良因素，在乳腺癌的发生发展中也起到重要作用。多项流行病学研究已证实肥胖与乳腺癌风险有关。发胖年龄越早，患乳腺癌的风险越高，肥胖者的乳腺癌发生率是非肥胖者的 3.5 倍。2002 年中国居民营养与健康状况调查指出，我国女性肥胖者占 7.6%。2010 年中国慢性病及其危险因素监测数据显示，成年女性肥胖率约为 12.1%，8 年期间肥胖女性比例增长了 59.2%，其中乳腺癌高发年龄段所占比例最高（45~59 岁）。因此，乳腺癌患者要长期控制体重。同时研究者应关注女性生命中的关键时期（青春期和更年期）并避免长期过度肥胖，才能够更好地识别乳腺癌患者中复发和第二原发肿瘤出现及死亡风险高的患者。

（三）运动与体形

流行病学研究中有大量证据表明，高水平的体育活动可降低女性患乳腺癌的风险。可能的生物学机制包括活动对身体的影响，胰岛素抵抗和类固醇激素的循环水平。在一项队列研究中，由美国临床中心招募的 40 位 50~79 岁的女性在 35 岁时定期进行高强度的体力活动，与不活动的女性相比，患乳腺癌的风险降低了 14%。研究发现，童年和青春期的身体活动也可能与乳腺癌的患病风险呈负相关。

（四）生活满意度

精神与心理状态对乳腺癌发生的影响也是不容忽视的因素，生活负性事件引起的精神创伤会改变机体的免疫功能，通过引起内分泌紊乱导致免疫力下降。大量研究表明，负性生活事件、抑郁、焦虑、易激怒、不良心理与精神因素均与乳腺癌发病相关。这提示我们在乳腺癌综合预防中应该把心理干预考虑在内。

（五）睡眠满意度

近年来睡眠质量降低导致的疲劳、注意力不集中得到国内外学者的广泛关注。在对睡眠质量的研究报道中，主观睡眠质量差的人群中乳腺癌发生率从 5% 到 40% 不等。多项研究表明，睡眠不足会影响人们的身体健康，并增加患癌风险。睡眠质量差可能影响免疫功能，引起代谢紊乱，致使肥胖，或者影响褪黑激素的释放，但是睡眠影响癌症的机制并不明确。

（六）精神刺激

21 世纪随着医学科技的进步，医学模式从生物模式转变为生物—心理—社会模式。精神心理因素与乳腺癌的关系引起了医学界的广泛重视，很多研究显示精神因素与肿瘤发生之间有很大的相关性。陈建萍的研究发现，乳腺癌患者常见于情绪不良的人群。Sano 等的研究发现，有超过 95% 的乳腺癌患者术后产生心理压力，从而导致出现内分泌紊乱，免疫力降低，阻碍伤口愈合。

中医情志与现代医学所认为的精神、心理、社会因素密切相关。中医的内因致病说已引起人们的重视，但针对乳腺癌的研究很少，未能形成系统客观的证据。有学者通过动物实验发现电击、拥挤等诱发的心理应激会降低 NK 细胞的活性及有丝分裂原反应，导致癌症的发病率增加。Mckenna 的研究认为，失去亲人、分离等负性生活事件的多少、发生时间及患者采用的应对方式都可能影响乳腺癌的发生发展。Geyer 对 97 例乳腺癌患者进行回顾性调查，发现确诊的癌症患者较乳腺良性疾病者经历的负性生活事件多。吕桂泉的研究发现，经历较大不幸事件会降低淋巴细胞的功能，使免疫力下降。任宏轩等的研究认为，社会心理应激主要是通过免疫抑制诱发癌症，而引起免疫抑制的途径主要有三条：①影响下丘脑对免疫的直接调节；②影响自主神经对淋巴组织的调节；③肾上腺皮质激素等内分泌激素的抑制作用。由此可见，负性刺激源会导致机体神经功能紊乱，免疫功能下降，抑制人体的防御能力，增加疾病的发生概率，加速疾病的发展进程。

（七）染　发

芬兰赫尔辛基大学的研究指出，对更年期女性而言，染发剂是诱发乳腺癌的风险因素。研究人员分析了 28 000 个乳腺癌病例，发现相较于染发频率低的女性，经常染发的更年期女性患乳腺癌的风险增加 23%。研究人员表示，染发剂的主要成分是对苯二胺，易对造血干细胞产生影响，是公认的致癌物质。染发剂中还含有重金属盐，蓄积在体内，会引起中毒，使人出现头昏、头痛、倦怠乏力、四肢麻木等中毒症状，并可能进入肝、肾和大脑，损坏这些器官的功能。

三、激素因素

（一）雌激素与乳腺癌

雌激素属于甾体化合物，主要由女性的卵巢和胎盘合成。人体存在的三种主要内源性雌激素分别是雌二醇、雌酮和雌三醇，其中雌二醇是卵巢分泌的主要天然雌激素，其效应最强。目前的研究表明，雌激素与乳腺癌的发生是由于雌激素通过核受体参与乳腺细胞癌变，在癌变发生发展过程中，雌激素分别与不同的核受体结合，激活或抑制下游靶基因转录和表达，导致正常细胞及其生物学特性发生改变。有证据表明，在乳腺癌发生过程中，雌激素受体（ER）介导的分子机制可能与上调孕激素受体（PR）表达有关。乳腺癌发生的危险因素与过多暴露于雌激素密切相关，女性内源性雌激素水平与乳腺癌发生率呈正相关。

（二）孕激素与乳腺癌

孕激素是女性体内分泌的一个正常激素，一般是在月经的后半周期排卵以后才会分泌，是由卵巢的黄体细胞分泌，以孕酮（黄体酮）为主。孕激素是维持妊娠所必需的，在月经周期后期使子宫黏膜内腺体生长，子宫充血，内膜增厚，为受精卵植入做好准备。孕激素参与乳腺肿瘤细胞增殖，可能主要通过参与细胞凋亡途径调控乳腺肿瘤细胞的生长与分化。在不同年龄女性体内孕激素也发挥着不同的作用：对于绝经前女性，体内血清孕激素水平是乳腺癌的保护因素；对于绝经后女性，体内血清孕激素水平是乳腺癌的危险因素。

（三）雌激素与孕激素的联合应用与乳腺癌

20世纪40年代至今，激素替代治疗在国外已经应用了70多年。虽然激素替代治疗对缓解围绝经期症状，治疗泌尿生殖系统症状，防治骨质疏松有确切的疗效，并能提高和改善绝经后女性的身体素质，从而提高其生活质量，但由于激素替代治疗的安全性问题，尤其是激素替代治疗与乳腺癌的关系，导致其应用一直存在争议。目前欧美地区普通人群的激素替代疗法使用率仅为32%。乳腺为激素应答性器官，体内激素及相应代谢产物与乳腺生理结构和生物学特性密切相关，目前公认的是，体内激素是刺激正常及恶性乳腺上皮细胞增生的主要因素。美国女性健康协会的研究显示，单纯雌激素治疗7年不增加乳腺癌患病风险，单纯雌激素治疗10年或更长时间可增加乳腺癌患病风险。虽然目前相关研究对雌激素与乳腺癌发生的关系仍存在争议，但以上研究显示单用小剂量的天然雌激素小于10年可能并不增加乳腺癌的发生风险，但雌孕激素联合应用会导致此风险大大增加。雌孕激素联合应用替代治疗本可以起到保护子宫内膜的作用，但是2002年国外有报道指出，长期应用雌孕激素联合治疗后乳腺癌发生率增加，2003年欧美地区相关文献指出雌孕激素联合治疗增加的乳腺癌风险超过了单独使用雌激素所造成的风险。

（四）催乳素与乳腺癌

相关研究表明，女性体内多种激素可能在引发和促进乳腺癌中发挥重要作用，催乳素（prolactin，PRL）就是其中之一。催乳素是一种神经内分泌多肽激素，主要由脊椎动物的垂体前叶产生，正常乳房的间质和上皮均可以产生PRL。PRL在乳腺中的生理作用是相对确定的，它可以促进乳腺上皮细胞的增殖和分化，但是其在乳腺癌中的作用已成为20多年来争论的话题。一些流行病学研究已经阐明了PRL在乳腺癌中的作用。例如,有报道称乳腺癌女性的血清PRL水平高于平均水平；Tworoger等通过大量研究证明高水平的血清PRL使绝经前和绝经后女性患乳腺癌的风险明显增加；Tikk 等的一项病例对照研究也显示血清 PRL 升高的女性比正常女性更容易患乳腺癌。PRL 除了能够促进乳腺癌的发生，同时在乳腺癌细胞的浸润以及转移过程中也发挥着重要作用。PRL 可以诱导乳腺癌细胞的增殖，减少乳腺癌细胞的凋亡，并且能使乳腺癌细胞的运动能力增强，从而导致乳腺癌更容易发生转移，促进乳腺癌向晚期发展。Chen 等的研究表明在转移性乳腺癌女性患者中，有 75%~85% 的女性会发生骨转移，而 PRL 则加快了乳腺癌发生骨转移的速度。

（五）其他激素与乳腺癌

糖尿病是由于胰岛素作用障碍或分泌不足所导致的一类内分泌代谢性疾病。成人糖尿病中以 2 型糖尿病最常见。2 型糖尿病常表现为高血糖、高胰岛素血症和胰岛素抵抗。胰岛素抵抗导致高胰岛素血症，使外周血中血清胰岛素样生长因子 -1（insulin-like growth factor 1，IGF-1）水平升高，而 IGF-1 通过胰岛素受体底物 -1 激活 PI3K 信号通路。高胰岛素血症、IGF-1 和糖尿病促进乳腺癌发生发展，也是乳腺癌预后差的重要因素。2 型糖尿病可使性激素合成增加，高胰岛素和 IGF-1 能抑制肝脏合成性激素结合球蛋白，同时可活化 IGF-1，使雄激素合成增多。

女性体内的雄激素主要对雌激素的合成起到促进作用，雄激素是雌激素的前体，脂肪内的芳香化酶可以将雄激素转化为雌激素。以上共同作用造成游离雌激素水平增加，从而作用于雌激素受体，促进乳腺细胞生长、增殖和癌变。Ogawa 等应用免疫组化染色法对 227 例乳腺癌术后肿瘤组织中的雄激素表达进行检测后发现，在原发性乳腺癌组织中，雄激素与 ER 的表达均呈正相关。

高胰岛素血症是乳腺癌发生的独立危险因素，乳腺癌患者的血清胰岛素水平与远期转移复发率和生存率有一定相关性。王瑞珏等的研究发现，合并糖尿病的乳腺癌患者有一半以上发生了腋窝淋巴结转移，而不合并糖尿病的乳腺癌患者的腋窝淋巴结转移率仅为 38.1%。

甲状腺激素由甲状腺合成和分泌，最早在 19 世纪末给予两例晚期乳腺癌患者甲状腺激素提取物治疗后临床症状缓解，从而引起了医学领域对甲状腺激素与乳腺癌相关性的探究。Dinda 等的研究发现 T_3 能够影响肿瘤生长及增殖周期，提升 $P53$ 基因的水平，该过程与雌激素受体有着交叉的作用通路。细胞黏合素 C 有促进肿瘤细胞生长和增殖、血管生成及转移的作用，而在乳腺癌细胞中上调 T_3 表达能够缩减细胞黏合素 C 的表达，说明 T_3 在乳腺癌发生过程中起着一定的作用。而 Tang 等对 MCF-7 细胞素的研究表明 T_4 能够作用于核雌激素受体，通过丝氨酸的磷酸化来促使细胞增殖，这与雌二醇的作用机制极为相似。关于甲状腺激素受体在乳腺癌中的表达还没有较为明确的报道，Silvas 等在 7 例偶发乳腺癌病例中进行了甲状腺激素受体亚型表达及功能状态的研究，并认为这种甲状腺激素靶受体的变化可能参与了肿瘤的发生和发展。Kuijpens 等的研究认为甲状腺激素受体与雌激素受体在核酸的排列上存在部分相似，二者在调节靶细胞的生长过程中可能存在相似的通路，因此二者作用对比的强弱可能决定着其对乳腺疾病影响的发展方向。

（六）避孕药与乳腺癌

2017 年 12 月 7 日在《新英格兰医学杂志》上发表了题为 "Contemporary hormonal contraception and the risk of breast cancer" 的文章，报道了丹麦前瞻性队列研究结果，发现最近使用过或目前正在使用新型激素避孕药的女性罹患乳腺癌的风险显著增高。Iatrakis 等研究了 405 例既往口服避孕药的乳腺癌患者，认为长期口服避孕药将会促进乳腺癌的发生。但是，Marchbanks 等对 2 282 例乳腺癌和 2 424 例非乳腺癌患者进行多中心研究后认为，没有证据证明口服避孕药会增加 35~64 岁女性乳腺癌的发生率。

四、生殖因素

（一）月经初潮年龄

子宫内膜周期性出血即形成月经，是女性性成熟的重要标志之一，月经首次来潮称为初潮。女性初潮后，卵巢开始产生类固醇激素，促进女性乳房的发育；女性绝经后随着类固醇激素水平的下降，乳房开始逐渐退化。既往的研究表明，乳腺癌的发病风险与雌孕激素暴露时长呈正相关，因此，初潮年龄提前或者绝经年龄延后都可能使乳腺癌的患病风险增加，这一观点在一项 meta 分析中也得到了证实。女性绝经和初潮之间的一段时期被称为育龄期，而育龄期的长短在一定程度上代表了雌孕激素的暴露时长。Daehee K 等的一项研究显示，对于激素受体和 HER-2 阳性乳腺癌患者，初潮年龄过晚者往往预后较差。Ritte R 等的研究结果也证明，与初潮年龄 13 岁以后的女性相比，初潮年龄在 13 岁以前的女性罹患激素受体阳性乳腺癌的概率更高，约为前者的两倍。无论是初潮、绝经还是育龄期，其本质都是提示女性接受雌孕激素暴露的早晚和时长。

（二）流　产

我国通常将 3 次或 3 次以上在妊娠 28 周之前的胎儿丢失称为复发性流产。人工流产指妊娠 3 个月内采用人工或药物方法终止妊娠，又称为早期妊娠终止，用来作为避孕失败意外妊娠的补救措施。有文献报道，流产史对中国女性乳腺癌不同亚型的影响不同，特别是自然流产与 Luminal 型肿瘤的风险呈负相关。而且，月经初潮年龄、胎次、母乳喂养、绝经状态等生殖因素对中国女性乳腺癌不同亚型的影响也不同。目前并无充分的证据可以证明流产史与乳腺癌有直接相关性。

（三）首次分娩年龄

综合来说，首次分娩年龄对于乳腺癌来说是一种保护因素。目前认为未产妇或首次生育年龄大于 30 岁者的乳腺癌患病风险增加，而且首次分娩年龄大于 30 岁与乳腺癌患病风险相关性最大，是分娩年龄小于 30 岁者的 6 倍以上。而首次分娩年龄大于 20 岁的女性是首次分娩年龄小于 20 岁女性患癌风险的 3.53 倍。首次分娩年龄越大，乳腺癌患病风险越高，虽然分娩会降低乳腺癌的患病风险，但是与未产妇相比，经产妇在生产后 5 年乳腺癌的患病风险会增加 80%，生产 24 年后发生风险交叉，生产 34 年后乳腺癌患病风险降低约 25%。

（四）母乳喂养

传统上认为母乳喂养与乳腺癌风险的整体降低有关，因为母乳喂养会使雌激素水平降低，较长时间的母乳喂养可以更大限度地降低乳腺癌患病风险。有研究提示，美国黑人女性与白人女性相比，ER 阴性乳腺癌发生率较高，可能是因为她们的母乳喂养率较低。国内相关研究表明，母乳喂养可以降低乳腺癌的发病风险，并且母乳喂养的时间越长乳腺癌的发病风险越低。2002 年的一项研究显示，每增加 12 个月的母乳喂养，乳腺癌的患病风险降低 4%。

（五）人工绝经

在美国，人们的更年期平均年龄为 45~51 岁，更年期早的女性患乳腺癌的风险相对较低。一项对来自 35 个国家的 117 个流行病学研究的数据分析中共包括 118 964 例乳腺癌患者，其中没有人使用过绝经后激素替代疗法，将其与同龄绝经前女性进行比较，得出结论：绝经后女性患乳腺癌的风险更高。在同样的综合分析中，对绝经后女性的分析显示，每延迟 1 年的绝经期，患乳腺癌的风险增加 1.029 倍。

五、环境因素

（一）电离辐射暴露

现有流行病学研究表明电离辐射可以增加乳腺癌的患病风险。2000 年国际癌症研究中心将 X 和 Y 辐射归类为致癌剂，并有充分的证据表明大量电离辐射与乳腺癌的发病有关。SLACK 等的研究结果显示，女性飞行人员患乳腺癌的风险高。电离辐射通过直接产生 DNA 损伤和改变细胞功能增加患乳腺癌的风险，同时也会间接影响激素和其他化学物质的能力，从而促进乳腺癌的发展。

（二）电磁场暴露

国际癌症中心将接触低频电磁场归为"可能对人类致癌"，近几年不断有研究显示绝经前女性接触电磁场可以增加乳腺癌的患病风险。2016 年，陈青松等对国外 10 项对极低频电磁场的暴露与乳腺癌关系的病例对照研究资料进行 meta 分析，显示极低频电磁场与乳腺癌发生无关。而通过对文献分层分析，显示未绝经组乳腺癌与极低频电磁场暴露相关，而绝经组则无关。最近的 2 项 meta 分析分别纳入 16 篇和 23 篇研究，结果也表明电磁场增加了绝经前女性的乳腺癌患病风险，而绝经组则不会增加乳腺癌患病风险。目前电磁场暴露导致乳腺癌的发病机制尚不完全明确，但有研究表明，暴露于电磁场可能会抑制松果体合成褪黑素或降低雌激素水平。

（三）农药暴露

农药具有不同程度的致癌性。何亭亭通过病例对照研究显示，有机氯农药（organo chlorine pesticide，OCP）在体内蓄积会增加乳腺癌的患病风险。随着社会的进步，目前大多数工业化国家都禁止使用 OCP，并且逐渐被毒性较小的有机磷酸酯（OP）所代替。作为一种内分泌干扰物，农药可以模拟不同激素（雌激素或睾酮）的作用，因此可以产生雌激素相关的生理反应。通过与雌激素受体结合，农药也可以表现出拮抗剂的行为。此外，农药可能会干扰雌激素的合成、运输、代谢或消除，导致雌激素作用的增加或减少，从而破坏系统的正常动态平衡。

（四）金属暴露

现有流行病学资料显示金属暴露为乳腺癌的风险因素。许多重金属自然存在于环境中，浓度很小，但是由于它们在职业环境中的使用量增加，可被视为环境污染物。重金属在较高浓度或其他形态下是有毒的，如镉、汞和铅，被认为是强制性有毒物质。他们通过模拟雌激素的作用，发挥内分泌干扰物的作用。接触镉会增加乳腺癌的患病风险。CANTOR 等的一项病例对照研究认为重金属暴露是乳腺癌的危险因素。对瑞典职业女性的回顾性队列研究也表明，职业接触镉与乳腺癌风险增加之间存在相关性。然而，一项包含 13 项研究的 meta 分析结果提示，镉暴露不能显著诱发乳腺癌。

（五）夜间轮班作业与乳腺癌

相关研究显示，夜间轮班作业可以增加女性乳腺癌的发病风险。据估计，我国约有 1.5 亿人从事轮班作业。护士和飞行人员是在夜间轮班工作流行病学调查研究中的两个主要职业人群。Schernhamme 等进行了 2 项大型前瞻性队列研究，以评估护士轮班工作后乳腺癌的发病风险。研究表明，夜班工作 ≥ 20 年可增加乳腺癌的发病风险，在绝经后女性中，与从未夜间轮班工作过的女性相比，在轮班 ≥ 30 年的女性中，乳腺癌的发病风险显著增加。在绝经前女性中，经过 1~14 年的轮班工作，乳腺癌风险增加了 23%。夜间轮班作业会引起昼夜节律改变，抑制褪黑素的分泌，褪黑素分泌减少能够诱导雌激素的分泌并抑制启动"抗肿瘤增生机制"，导致女性患乳腺癌的风险增加。然而，LI 等报告了不同的结果，认为轮班作业与乳腺癌发病之间呈负相关或者无关联，但是由于该研究的研究设计、回忆偏倚和混杂因素的原因，还需进一步的流行病学及机制研究来探讨二者之间的关联。

六、其他因素

（一）乳腺密度

乳房的组成成分以乳腺腺体、乳腺导管、脂肪组织及纤维组织为主。女性不同生理阶段的乳腺密度也呈不同的变化。不同人群的乳房腺体密度分布各有差异，但是大多数女性的乳房密度为少量腺体型。研究显示，不同的乳腺密度类型与乳腺癌发病关系密切。来自国外的一项研究显示，乳腺密度越高，乳腺癌的发病风险越高，致密腺体型乳腺类型女性罹患乳腺癌的概率是非致密腺体型乳腺类型女性的 4~6 倍。乳腺极度致密女性患乳腺癌的风险最高，患癌风险约为少量腺体型的 2 倍，是乳房基本为脂肪者的 3 倍。多项研究表明，乳腺密度类型构成、年龄及生育因素是乳腺癌的独立危险因素。

（二）乳腺良性病史

乳腺良性疾病是女性常见疾病，以乳腺增生、乳腺纤维腺瘤、良性分叶状肿瘤、非哺乳期乳腺炎及导管内乳头状瘤最为常见。多项研究表明，乳腺良性病变的发生可能与机体内分泌失调和精神因素有关，乳腺的良性病变可能增加致癌、促癌物的易感性，良性乳腺疾病史被认为是乳腺癌的危险因素之一。与无良性乳腺疾病史的女性相比，有良性乳腺疾病史的女性发生乳腺癌的风险提高 1.6 倍。在上海进行的一项对乳腺良性疾病与乳腺癌关系的大样本病例对照研究发现，乳腺良性病史会增加乳腺癌的发生风险，如乳腺小叶增生、乳腺纤维腺瘤和其他良性疾病，但乳腺纤维腺瘤如采取手术治疗则可降低乳腺癌的发生风险，而其他乳腺良性疾病正好相反。乳腺良性病史作为乳腺癌的一个危险因素已相对较明确，这将有助于对高危女性进行筛查或提前干预以减少乳腺癌的发生，以及改善乳腺癌患者的预后。

参考文献

[1] World Health Organization. Q&A on the carcinogenicity of the consumption of red meat and processedmeat. Available at: https：//www.iarc.who.int/wp-content/uploads/2018/07/ Monographs-QA_Vol114.pdf.

[2] Wolk A. Potential health hazards of eating red meat. J Intern Med, 2017, 281(2): 106–122.

[3] Vrieling A, Buck K, Seibold P, et al. Dietary patterns and survival in German postmenopausal breast cancer survivors. Br J Cancer, 2013, 108(1): 188–192.

[4] Lauber SN, Ali S, Gooderham NJ. The cooked food derived carcinogen 2-amino-1-methyl-6-phenylimidazo[4, 5-b] pyridine is a potent oestrogen： amechanistic basis for its tissue-specific carcinogenicity. Carcinogenesis, 2004, 25(12): 2509–2517.

[5] Binnie MA, Barlow K, Johnson V, et al. Red meats： time for a paradigm shift in dietary advice. Meat Sci, 2014, 98(3): 445-451.

[6] Boffetta P, Hashibe M, Vecchia CL, et al. The burden of cancer attributable to alcohol drinking. International Journal of Cancer, 2010, 119(4): 884–887.

[7] Yi SW, Sull JW, Linton JA, et al. Alcohol consumption and digestive cancer mortality in Koreans： the Kangwha Cohort Study. Journal of Epidemiology, 2010, 20(3): 204–211.

[8] Seitz H K, Becker P. Alcohol metabolism and cancer risk. Alcohol Res Health, 2007, 30(1): 38–47.

[9] Seitz HK, Maurer B. The relationship between alcohol metabolism, estrogen levels, and breast cancer risk Alcohol Res. Health, 2007, 30：42–43.

[10] Key J, Hodgson S, Omar RZ, et al. Meta-analysis of Studies of Alcohol and Breast Cancer with Consideration of the Methodological Issues. Cancer Causes & Control, 2006, 17(6): 759–770.

[11] Tjonneland A, Christensen J, Olsen A, et al .Alcohol intake and breastcancer risk： the European Prospective Investigation into Cancer and Nutrition (EPIC). Cancer Causes Control, 2007, 18(4): 36l–373.

[12] Vsvanathan K, Crun RM, Strickland PT, et al. Alcohol dehydrogenase genetic polymorphisms, low-to-moderate alcohol consumption, and risk of breastcancer Alcohol Clin Exp. Res, 2007, 31: 467–476.

[13] HA. Weiss, L A Brinton, D.Brogan, et al. Swanson, Epidemiology of in situ and invasive breast cancer in women aged under 45. Br. J. Cancer, l996, 73: 1298–1305.

[14] PA Vaeth, WA Satariano.Alcohol consumption and breast cancer stage atdiagnosis. Alcohol Clin Exp. Res, 1998, 22, 928–934.

[15] BA Stoll.Alcohol intake and late-stage promotion of breast cancer Eur. J. Cancer, 1999, 35: 1653–1658.

[16] Matthew Hennig, Michele T Yip-Schneider, Patrick Klein, et al. Ethanol-TGFa-MEK Signaling Promotes Growth of Human Hepatocellular Carcinoma Journal of Surgical Research, 2009, 154: 187–195.

[17] Klaunig JE, Kamendulis LM. The role of oxidative stress in carcinogenesis. Annu Rev Pharmacol Toxicol, 2004, 44: 239–267.

[18] Osborne C K, Zhao H, Fuqua SA.Selective estrogen receptor modulators： structure, function , and clinical use. J Clin Oncol, 2000, 18: 3172–3186.

[19] Lee HP, Gourley L, Dully SW, et al.Dietary effects on breast cancer risk in Singapore.Lancet, 1991, 337: 1197–1200.

[20] Trock Bruce J, Hilakivi Clarke, Leena, et al.Meta analysis of soy intake and breast cancer risk. J Natl Cancer Inst, 2006: 7459–7471.

[21] Wu AH, Yu MC, Tseng CC, et al. Epidemiology of soy exposures and breastcancer risk. Br J Cancer, 2008, 98(1): 9–14.

[22] Peto R, Dool R.Buckley Can dietary beta-carotene materially reduce human cancer rates? Nature, 1981, 290: 20.

[23] Alam J, Verhoeven DJ, Assen N, et al. Vitamins C and E retinol betacarotene and dietary fbre in relation tobreast cancer risk: a prospective cohort study. Br J . Cancer, 1997, 75: 149–155.

[24] Ciovamucci E. Redlich CA, Blaner WS, et al. Tomatoes, tomato products lycopene and cancer: review of the epidemiologic literature J. Natl cancer Inst, 1999, 93: 317.

[25] Comerci JT JR, Runowicz CD, Fields AL, et al. lnduction of transforming growth factor beta-l in cervical intraepithelial neoplasia in vivo after treatment with beta-carotene. Clin cancer Res, 1997, 3(2): 157–160.

[26] Rock CI, Flatt SW, Wiright FA, et al. Responsiveness of carotenoids to a high vegetable diet intervention designed to prevent breast cancer recurrence. Cancer Epidemiol Biomarkers Prev, 1997, 6(8): 617–623.

[27] Zhong XY, Paganini-Hili A.Vitamin p-carotene and the risk of cancer: prospective study. JNCI, I995, 79: 445

[28] Kathleen K Harnden, Kimberly L Blackwell.Increased Fiber Intake Decreases Premenopausal Breast Cancer Risk, 2016, 137(3): 2015–4376.

[29] J de Batlle, P Ferrari, V Chajes, et al. Dietary Folate Intake and Breast Cancer Risk: European Prospective Investigation Into Cancer and Nutrition. J Natl Cancer Inst, 2016, 107(1): 367.

[30] Latetia V Moore, Frances E Thompson. Adults Meeting Fruit and Vegetable Intake Recommendations - United States, 2013. MMWR Morb Mortal Wkly Rep, 2015, 64(26): 709–713.

[31] Wen W, Shu XO, Li H, et al. Dietary carbohydrates, fiber, and breastcancer risk in Chinese women. Am J Clin Nutr, 2009, 89(1): 283–289.

[32] Oh JK, Sandin S, Ström P, et al. Prospective study of breast cancer in relation to coffee, tea and caffeine in Sweden. Int J Cancer, 2015, 137(8): 1979–1989.

[33] Lafranconi A, Micek A, De Paoli P, et al. Coffee intake decreases risk of postmenopausal breast cancer：a dose-response meta-analysis on prospective cohort studies. Nutrients, 2018, 10(2): 112.

[34] Bohn SK, Blomhoff R, Paur I. Coffee and cancer risk, epidemiological evidence, and molecular mechanisms. Mol Nutr Food Res, 2014, 58(5): 915–930.

[35] Carreras G, Lachi A, Boffi R, et al. Burden of disease from breast cancer attributable to smoking and second-hand smoke exposure in Europe. Int J Cancer, 2020, 147(9): 2387–2393.

[36] Bhatta DN, Hiatt RA, Van Loon K, et al. Exposure to householdtobacco smoke and risk of cancer morbidity and mortality: analysis of data from the Afghanistan Demographic and Health Survey 2015. Prev Med, 2019, 123: 217–224.

[37] Hanaoka T, Yamamoto S, Sobue T, et al. Active and passive smoking and breast cancer risk in middle-aged Japanese women. Int J Cancer, 2005, 114(2): 317–322.

[38] Lin Y, Kikuchi S, Tamakoshi K, et al. Active smoking, passivesmoking, and breast cancer risk：findings from the Japan Collaborative Cohort Study for evaluation of cancer risk. J Epidemiol, 2008, 18(2): 77–83.

[39] 中国肥胖问题工作组 . 中国成人超重与肥胖症预防与控制指南（节录）. 营养学报，2004，26（1）：1–4.

[40] Picon-Ruiz M, Morata-Tarifa C, Valle-Goffin JJ, et al. Obesity andadverse breast cancer risk and outcome: Mechanistic insights and strategies for intervention. CA Cancer J Clin, 2017, 67(5): 378–397.

[41] Amadou A, Ferrari P, Muwonge R, et al. Overweight, obesity and risk ofpremenopausal breast

cancer according to ethnicity: a systematic review anddose-response meta-analysis. Obes Rev, 2013, 14(8): 665–678.

[42] Zhang Q, Qian Y, Jin ZY, et al. A meta-analysis on overweight, obesity and the risk of breast cancer in Chinese female population. Zhonghua Yu Fang Yi Xue Za Zhi, 2013, 47(4): 358–362.

[43] La Guardia M, Giammanco M. Breast cancer and obesity. Panminerva Med, 2001, 43(2): 123–133.

[44] Amina Amadou , Pierre Hainaut, Isabelle Romieu. Role of obesity in the risk of breast cancer：lessons from anthropometry. J Oncol, 2013, 2013: 906495.

[45] Wiseman M. The second World Cancer Research Fund/American Institute forCancer Research expert report. Food, nutrition, physical activity, and theprevention of cancer：a global perspective. Proc Nutr Soc, 2008, 67(3): 253–256.

[46] 陈春明 . 中国居民营养与健康状况调查 . 中华流行病学杂志，2005，7：469–470.

[47] 中国疾病预防控制中心 .2010 年中国慢性病及其危险因素监测报告 . 北京：人民卫生出版社，2010：53–56.

[48] Girschik J, Heyworth J, Fritschi L. Self-reported sleep duration, sleep quality, and breast cancer risk in a population-based case-control study. Am J Epidemiol, 2013, 177(4): 316–327.

[49] Marshall NS, Glozier N, Grunstein RR. Is sleep duration related to obesity? Acritical review of the epidemiological evidence. Sleep Med Rev, 2008, 12(4): 289–298.

[50] Kakizaki M, Inoue K, Kuriyama S, et al. Sleep duration and the risk of prostate cancer: the Ohsaki Cohort Study. Br J Cancer, 2008, 99(1): 176–178.

[51] Knutson KL, Spiegel K, Penev P, et al. The metabolic consequences of sleep deprivation. Sleep Med Rev, 2007, 11(3): 163–178.

[52] Hublin C, Partinen M, Koskenvuo M, et al. Sleep and mortality: a population-based 22-year follow-up study. Sleep, 2007, 30(10): 1245–1253.

[53] Qin Y, Zhou Y, Zhang X, et al. Sleep duration and breast cancer risk：a meta-analysis of observational studies. Int J Cancer, 2014, 134(5): 1166–1173.

[54] Astin JA, Shapiro J, Shapiro D. Psychological control and morbidity/mortality in breast cancer patients：a 20-year follow-up study. Behav Med, 2013, 39: 7–10.

[55] Iwatani T, Matsuda A, Kawabata H, et al. Predictive factors for psychologicaldistress related to diagnosis of breast cancer. Psychooncology, 2013, 22(3): 523–529.

[56] Oerlemans ME, van den Akker M, Schuurman AG, et al. A meta-analysis ondepression and subsequent cancer risk. Clin Pract Epidemiol Ment Health, 2007, 3: 29.

[57] Wakai K, Koiima M, Nishio K, et al. Psychological attitudes and risk of breastcancer in Japan: a prospective study. Cancer Causes Control, 2007, 18(3): 259–267.

[58] Possel P, Adams E, Valentine JC. Depression as a risk factor for breast cancer: investigating methodological limitations in the literature. Cancer Causes Control, 2012, 23(8): 1223–1229.

[59] Girschik J, Heyworth J, Fritschi L. Self-reported sleep duration, sleep quality, and breast cancer risk in a population-based case-control study. Am J Epidemiol, 2013, 177(4): 316–327.

[60] Marshall NS, Glozier N, Grunstein RR. Is sleep duration related to obesity? Acritical review of the epidemiological evidence. Sleep Med Rev, 2008, 12(4): 289–298.

[61] Kakizaki M, Inoue K, Kuriyama S, et al. Sleep duration and the risk of prostate cancer: the Ohsaki Cohort Study. Br J Cancer, 2008, 99(1): 176–178.

[62] Knutson KL, Spiegel K, Penev P, et al. The metabolic consequences of sleep deprivation. Sleep Med Rev, 2007, 11(3): 163–178.

[63] Hublin C, Partinen M, Koskenvuo M, et al. Sleep and mortality: a population-based 22-year follow-up study. Sleep, 2007, 30(10): 1245–1253.

[64] 陈建萍，赵淑华，卓灏栢，等 . 中医防治乳腺癌复发与转移的策略与方法 . 环球中医药，

2011，4（2）：125–128.

[65] Sano H, Takatsu T, CiucchiB, et al. Nanoleakage：leakage within the hybrid layer. Oper Dent, 1995, 20(1): 18–25.

[66] Eliyahu S, Yimiya R, LiebeskindJC, et al. Stress increase metastatic Spread of amammarytumorinrats Evidence for mediationby the immunesystem .Brain, Behavior and Immunity, 1991, 5(2): 193–205.

[67] Sklar LS, Animan H. Social stress influence stumor growth.Psychosomatic Medicine, 1980, 42(3): 347–365.

[68] McKenna MC, Zevon MA, Coin B, et al. Psychosocial factors and the development of breast cancerametaanalysis.Health Psychol, 1999, 18(5): 520–531.

[69] Geyer S. Life events prior to manife station of breast cancer alimited prospective study covering eight years before diagnosis.PsychosomRes, 1991, 35(2-3): 355–363.

[70] 吕桂泉. 社会心理因素对乳腺癌预后影响进展. 中国心理卫生杂志，2005，4（1）：60–63.

[71] 任宏轩，沈丽达. 社会心理因素对癌症的影响. 中国肿瘤，2005，14（10）：639–641.

[72] Petz LN, Ziegler YS, Schultz JR, et al. Differential regulation of the human progesterone receptor gene through an estrogen re- sponse element half site and Sp 1 sites. J Steroid Biochem Mol Biol, 2004, 88(2): 113–122.

[73] 李丹丹，张喜平，刘坚. 内源性雌激素水平和女性绝经后发生乳腺癌的关系. 医学前沿，2012，4（3）：14–17.

[74] 郁琦，陈蓉，孙正怡. 生殖内分泌学科技发展. 协和医学杂志，2013，4（4）：354–361.

[75] Santen RJ, Allred DC, Ardoin SP, et al. Postmenopausal hor-monetherapy: an Endocrine Society scientific statement. J Clin Endocrinol Metab, 2010, 95(7 Suppl 1): s1–s66.

[76] 林守清. 怎样做到正确应用绝经后激素治疗. 中国实用妇科与产科杂志，2011，27（5）：321–324.

[77] StahlbergC, Pedersen AT, Lynge E, et al. Hormone re-placement therapy and risk of breast Cancer：the role of progestins.Acta ObstetGynecolScand, 2003, 82(7): 335 –344.

[78] Haddad SA, Lunetta KL, Ruiz-Narváez EA, et al. Hormone-related patlhways and risk of breast cancer subtypes in African American women. Breast Cancer Research & Treatrnent, 2015, 154(1): 145–154.

[79] Zinger M, Mcfarland M, Ben-Jonathan N. Prolactin Expression and Secretion by Huan Breast Glandular and Adipose Tissue Explants. J Clin Endocrinol Metab, 2003, 88(2): 689–696.

[80] Macias H, Hinck L. Mammary gland development. Wiley Interdisciplmary Reviews Developmental Biology, 2012, 1(4): 533–557.

[81] Chen WY.The Many Faces of Prolactin in Breast Cance. Advances in Experimental Medicine &Bilogy, 2015, 846: 61–81.

[82] Eliassen AH, Tworoger SS, Hankmson SE.Reproductive factors and family history of breast cancer in relation to plasma prolactin levels in premenopausal and postmenopausal women. IntenationalJoumal of Cancer, 2007, 120(7): 1536–1541.

[83] Gupta N, Menditratta G, Singal R, et al. Plasma Prolactin and Total Lipid Levels and Subsequent Risk of Breast Cancer in Pre- and Postnenopausal Women: Experience from an Indian Rural Centre. Maedica, 2017, 12(4): 258–266.

[84] Tworoger, SS. Plasma Prolactin Concentrations and Risk of Postmenopausal Breast Cancer. Cancer Research, 2004, 64(18): 6814–6819.

[85] Tworoger SS.Association between Plasma Prolactin Concentrations and Risk of Breast Cancer among Predominately Premenopausal Women.Cancer Research, 2006, 66(4): 2476–2482.

[86] Tworoger SS, Eliassen AH, Zhang X, et al. A 20-Year Prospective Study of Plasma Prolactin as a

Risk Marker of Breast Cancer Development.Cancer Research, 2013, 73(15): 4810–4819.

[87] Tik K, Sookthai D, Johnson T, et al. Circulating prolactin and breast cancer risk among pre-and postmenopausal women in the EPIC cohort.Amals of Oncology, 2014, 25(7): 1422–1428.

[88] Damiano JS , Wasserman E. Molecular Pathways： Blockade of the PRLR Signaling Pathway as a Novel Antihormonal Approach for the Treatment of Breast and Prostate Cancer. Clinical Cancer Research, 2013, 19(7): 1644–1650.

[89] Femandez I, Touraine P, Goffin V.Prolactin and Hunan Tumourogenesis. Journal of Neuroendocrinology, 2010, 22: 771–777.

[90] Clevenger CV, Furth PA, Hankinson SE, et al. The role of prolactin in mamnary carcinoma. Endocr Rev, 2003, 24(1): 1–27.

[91] Miller SL, Antico G, Raghunath PN, et al. Nek3 kinase regulates prolactin-mediated cytoskeletal reorganization and motility of breast cancer cells. oncogene, 2007, 26(32): 4668–4678.

[92] Bemichtei S, Touraine P, Goffin V. New concepts in prolactin biology. Joumal of Endocrinology, 2010, 206: 1–11.

[93] Tworoger S S, Hankinson SE . Prolactin and breast cancer risk. Cancer Letters, 2006, 243(2): 160–169.

[94] Jacobson EM, Hugo ER, Borcherding DC, et al. Prolactin in Breast and Prostate Cancer Molecular and Genetic Perspectives. DiscoveryMedicme, 2011, 11(59): 315–324.

[95] lChen YC, Sosnoski DM, Mastro AM. Breast cancer metastasis to the bone: mechanisms of bone loss. Breast Cancer Research, 2010, 2(6): 215.

[96] Johannes LP Kuijpens, Ivan Nyklíctek, Marieke WJ Louwman, et al. Hypo thyridisnmight be related to breast cancer in postmenopausalwamen .Thyroid, 2005, 15(11): 1253 –1259.

[97] Wysocki PJ, Wierusz-Wysocka B. Obesity, hyperinsulinemia and breast cancer： novel targets and a novel role for metformin. Expert Rev Mol Diagn, 2010, 10(4): 509–519.

[98] Lann D, LeRoith D. The role of endocrine insulin-like growth factor-I and insulin in breast cancer. J Mammary Gland Biol Neoplasia, 2008, 13(4): 371–379.

[99] Ramirez JM, et al. Prognostic relevance of viable circulating tumor cells detected EPISPOT in metastatc breast cancer patients, 2014, 60(1): 214–221.

[100] Lipscombe LL, Goodwin PJ, Zinman B, et al. The impact of diabetes on survival following breast cancer. Breast Cancer Res Treat, 2008, 109(2): 389–395.

[101] Novosyadlyy R, Lam DE, Vijayakumar A, et al. Insulin-mediated acceleration of breast cancer development and progression in a nonobese model of type 2 diabetes. Cancer Res, 2010, 70(2): 741–751.

[102] Wang RJ, Lu LJ, Jin LB, et al. Clinicopathologic features of breast cancer patients with type 2 diabetes mellitus in southwest of China. Med Oncol, 2014, 31(1): 788.

[103] Dinda S, Sanchez A, Moudgil V. Estrogen-like effects of thyroid hormone on the regulation of tumor suppressor proteins, p53 and retinoblastoma, in breast cancer cells,2002, 21(5): 761–768.

[104] Gonzalez Sancho JM, A lvarezDolado M, Caelles C, et al. Inhibition of tenascin C expression inmamary epithelial cells by thyroid homone. Mol Carcinog, 1999, 24(2): 99–107.

[105] Tang HY, L i HY, Zhang S, et al.Thyrid homone causes mitogen activated prote in kinase dependent phosphorylation of the nuclear estogen receptor. Endocrioogy, 2004, 145(7): 3265–3272.

[106] Silva JM, Dan inguez G, Gonzalez Sancho JM, et al. Expression of thyroid homone receptor/emb A genes is altered in human breast cancer . Oncogene, 2002, 21(27): 4307–4316.

[107] Johannes LP Kuijpens, Ivan Nyklíctek, Marieke WJ Louwman, et al. Hypothyroidism Might Be Related to Breast Cancer in Post Menopausal Women.Thyroid, 2005, 15(11): 1253–1259.

[108] IatrakisG, lavazzoC, Zervoudis S, et al. The role of oral contraception use in the occurrence of breast cancer. A retrospective study of 405 patients.Clin Exp Obstet Gynecol, 2011, 38: 225–227.

[109] Marchbanks PA, Curtis KM, Mandel MG, et al. Oral contraceptive for mulation and risk of breast cancer. Contraception, 2011.

[110] Dall Genevieve Victoria, Britt Kara Louise. Estrogen Effects on the Mammary Gland in Early and Late Life and Breast Cancer Risk. Front Oncol, 2017, 7: 110.

[111] Menarche, menopause, and breast cancer risk： individual participant meta-analysis, including 118 964 women with breast cancer from 117 epidemiological studies Lancet Onc–l, 2012, 13(11): 1141–1151.

[112] Lane J. A Further Report on Cancer of the Breast with Special R eference to its Associated Antecedent Conditions. Reports on Public Health and Medical Subiects No. 32. London：HMSO, 1926.

[113] JM Wainwright. A comparison of conditions associated with breast cancer in Great Britain and America. Am J Cancer, 1931, 15: 2610–2645.

[114] Y Feng, X Hong, E Wilker, et al. Effects of age at menarche, reproductive years, and menopause on metabolic risk factors for cardiovascular diseases.Atherosclerosis, 2008, 196(2): 590–597.

[115] X Wu, C Hui, K Asha, et al. Age at menarche and natural menopause and number of reproductive years in association with mortality： results from a median follow-up of 11.2 years among 31 955 naturally menopausal Chinese women. PLoS One, 2014, 9(8)：e103673

[116] N Song, JY Choi, H Sung, et al. Tumor subtype-specific associations of hormone-related reproductive factors on breast cancer survival. PLoS One, 2015, 10(4): e0123994.

[117] Ritte R, Lukanova A, Tjonneland A, et al. Height, age at menarche and nisk of hormone receptor-positive and -negative breast cancer a cohort study Int J Cancer, 2013, 132(11): 2619–2629.

[118] Wysocki PJ, Wierusz-Wysocka B. Obesity, hyperinsulinemia and breast cancer: novel targets and a novel role for metformin. Expert Rev Mol Diagn, 2010, 10(4): 509–519.

[119] 郑莹，施亮. 中国乳腺癌发病及危险因素流行病学研究进展. 第四届上海浦东乳腺癌高峰论坛论文集. 上海，2016：216.

[120] NTP. lonizing radiation, part l: X-and gamma -radiation , and neutrons. Overall introduction. IARC Monogr Eval Carcinog Risks Hum, 2000, 75: 35–115.

[121] Slack R, Young C, Rushton L. British Occupational Cancer Burden Study Group： Occupational cancer in Britain. Female cancers： Breast, cervix and ovary. Br J Cancer, 2012, 107(Suppl 1): S27–S32.

[122] David O.Carpenter. Extremely low frequency electromagnetic fields and cancer：How source of funding affects results. Environ Res, 2019, 178: 108688.

[123] 陈青松，吴文哲，徐泽勇，等. 极低频电磁场与人类乳腺癌危险关系研究的 meta 分析 .2011 年全国职业病学术交流会论文集. 广州，2011：519–526.

[124] Zhao L, Liu X, Wang C, et al. Magnetic field sex posure and childhood leukemia risk：a meta-analysis based on 11 699 cases and 13 194 controls. Leuk Res, 2014, 38(3): 269–274.

[125] Grundy A, Harris SA, Demers PA, et al. Occupational exposure to magnetic fields and breast cancer among Canadian men. Cancer Med, 2016, 5(3): 586–596.

[126] Stevens RG. Electric power use and breast cancer: A hypothesis.Am J Epidemiol, 1987, 125(4): 556–561.

[127] Kato M, Honma K, Shigemitsu T, et al. Effects of exposure to a circularly polarized 50Hz magnetic field on plasma and pineal melatonin levels in rats. Bioelectromagnetics, 1993, 14(2): 97–106.

[128] 何亭亭 . 青岛地区有机氯农药蓄积与女性乳腺癌发病关系的研究 . 青岛：青岛大学，

2017：1–57.

[129] Celia Byrne, Shailaja D. Divekar, Geoffrey B. Storchan, et al. Metals and breast cancer. J Mammary Gland Biol Neoplasia, 2013, 18(1): 63–73.

[130] Cantor KP, Stewart PA, Brinton LA, et al. Occupational exposures and female breast cancer mortality in the United States. J Occup Environ Med, 1995, 37(3): 336–348.

[131] F Rahim, A Jalali, R Tangestani. Breast cancer frequency and exposure to cadmium： A meta-analysis and systematic review. Asian Pac J Cancer Prev, 2013, 14(7): 4283–4287.

[132] Wang P, Ren FM, Lin Y, et al.Night-shift work, sleep durationdaytime napping, and breast cancer risk.Sleep Med, 2015, 16(4): 462–468.

[133] ES Schernhammer, L Francine, FE Speizer, et al. Rotatingnight shifts and risk of breast cancer in women participating in the nurses´ health study. J Natl Cancer 1nst, 2001, 93(20): 1563–1568.

[134] 谭小庆，王晓红，刘颖，等 . 乳腺癌影响因素的研究进展 . 中外女性健康研究，2019，2：3.

[135] 谢立亚 . 轮班工作、昼夜节律改变与健康效应 . 中华预防医学杂志，2014，48（9）：756–757.

[136] Li W, Ray RM, Thomas DB, et al. Shift work and breast canceramong women textile workers in Shanghai , China.Cance Causes Control, 2015, 26：143–150.

[137] 陈白莹 . 乳腺密度、性激素补充治疗与乳腺癌的关系探讨 . 黑龙江医药，2017，30（1）：36–39.

[138] 季宇，郝玉娟，刘佩芳，等 .乳腺 X 线摄影和超声检查诊断疾病准确性及与女性体质量指数、乳房体积及乳腺密度的相关性研究 . 中华放射学杂志，2017，51（2）：123–126.

[139] Rusiecki JA, Denic-Roberts H, Byme C, et al. Serum concentra-tions of DDE, PCBs, and other persistent organic pollutants and mammographic breast density in Triana, Alabama, a highly exposed population.Environ Res, 2019, 31(24): 31–45.

[140] Brandt Kathleen R, Scott Christopher G, Miglioretti Diana L, et al. Automated volumetric breast density measures: differential change between breasts in women with and without breast cancer. Breast Cancer Res, 2019, 21(1): 103–124.

[141] 冯娜娜，王庆海，陈雯，等 . 年龄、体重指数与女性生育因素对乳腺密度的影响研究 . 中国现代医学杂志，2017，27（28）：51–55.

[142] 杨璟，马利军，王伏生 . 乳腺筛查评级 BI-RADS 4 类女性乳腺癌影响因素分析 . 中华临床医师杂志：电子版，2017（3）：520–525.

[143] 郑新宇 . 乳腺良性病变与疾病 . 沈阳：辽宁科学技术出版社，2003.

[144] Hartmann LC, Sellers TA, Frost MH, et al. Benign breast disease and the risk of breast cancer. N Engl J Med, 2005：353(3): 229–237.

[145] Kabat GC, Jones JG, Olson N, et al. Risk factors for breast cancer in women biopsied for benign breast disease： a nested case-control study.Cancer Epidemiol, 2010, 34(1): 34–39.

[146] Dyrstad SW, Yan Y, Fowler AM, et al.Breast cancer risk associated with benign breast disease：systematic review and meta-analysis.Breast Cancer Res Treat, 2015, 149(3): 569–575.

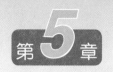

乳腺癌治疗对女性患者生育力的影响

一、保乳手术对女性乳腺癌患者生育力的影响

（一）保乳手术的概念

保乳手术是乳腺癌多学科综合治疗模式的体现和结晶，包含了肿瘤外科的手术治疗、放疗科的放疗、肿瘤内科的全身治疗，以及病理科和放射诊断科的病灶评估等。因此，我们平常所谈到的保乳手术的实施需要完整的多学科团队协作完成，而该治疗模式已经成为当前早期乳腺癌的一种标准治疗模式。

保乳手术自问世至今已经 40 余年了，其目标是通过保乳手术及放疗使乳腺癌患者达到与根治性手术相同的生存率，同时要求患侧乳房复发率低，有良好的美容效果。几项大样本临床随机试验如 NSABP B-06、NCI、EORTC 等均把乳腺癌保乳治疗与根治性手术进行比较，观察两个治疗组在生存率上是否存在差异。这些试验结果显示，两种治疗方法生存率相似，说明局部治疗方法的差异并不影响大多数乳腺癌患者的生存率。欧美许多医疗中心还进行了有关保乳治疗的回顾性研究，不仅验证了保乳治疗可以取得很高的局部控制率及令人鼓舞的美容效果，而且长期随访有助于了解保乳治疗后局部复发的方式和病程，局部复发相关的因素，以及影响乳房外形的因素。这些结果为确定保乳手术及放疗的适应证提供了有效的依据。这些前瞻性临床试验及随后的 meta 分析均提示，保乳手术联合全乳放疗的疗效等同于乳房全切术，对合适的患者给予保乳治疗是安全有效的。

（二）保乳手术的效果和安全性

随着人群癌症防范意识的不断增强、钼靶 X 线筛查的普及及影像技术的进步，越来越多的乳腺癌得以被早期诊断，因此保乳手术的实施率越来越高，在欧美发达国家 60%~70% 的早期乳腺癌患者接受了保乳手术，不仅获得了相似的生存预后，还进一步改善了生存质量。同样地，辅助治疗策略的进展，包括放疗技术的革新，以及基于分子分型的个体化精准治疗模式的开展，也进一步提高了保乳治疗的安全性。

近期公布的多项研究就保乳手术的远期疗效、安全性及可操作性等问题提出了新的见解，为保乳手术的可实施性提供了进一步支持。2012 年 *Lancet Oncology* 杂志上发表了 EORTC 10801 研究的结果，对 968 例患者经过长达 22.1 年的随访，发现保乳手术和乳房全切术在总生存（OS）和无远处转移生存（distant disease free survival，DDFS）上无统计学差异。荷兰的一项研究对 37 207 例 2000—2004 年手术的 T1-2N0-1M0 原发性乳腺癌患者进行了回顾性分析，其中 58.4%（21 734 例）接受保乳手术，其余 41.6% 接受乳房全切术。经过 11.3 年的随访，发现保乳治疗患者的 10 年总生存率为 76.8%，全乳切除患者为 59.7%，两者有统计学差异。对 2003 年的 7 552 例患者的详细预后信息进行进一步的分析后发现，保乳治疗患者的 10 年无病生存率为 83.6%，全乳切除患者为 81.5%，调整的风险比（hazard ratio，HR）为 0.91。保乳治疗患者的远处转移率为 11%，区域复发率为 2.1%，全乳切除患者为 14.7%（RR=4%，P 均 < 0.001），两者的局部复发率没有显著差异。作者认为，保乳治疗患者的 OS 更好，有更低的远处转移率和区域复发率，或许源于保乳后的局部放疗可能消除残留的肿瘤，有助于改善预后。该研究虽然存在一定的选择性偏倚，以及患者的 HER-2 状态不明等不足，但该研究基于人口资料的大数据，在平衡了不可避免的混杂因素后进一步证实保乳手术的安全性，甚至是相对于全乳切除的优越性，提示保乳术是早期乳腺癌可安全选择的一种术式。因此，在精准医学时代，我们提出"选择合适的早期乳腺癌患者给予保乳治疗是安全可行并推荐的治疗策略"的口号。

（三）保乳手术的适应证和禁忌证

目前，全球范围内适用最广泛的乳腺癌保乳手术适应证或禁忌证来源于美国国立综合癌症网络（National Comprehensive Cancer Network，NCCN）指南。NCCN 指南（2021 版）中明确列出了保乳手术的绝对禁忌证，包括：妊娠期间放疗、弥漫性恶性微钙化表现、病变范围广泛、局部切除切缘阴性外形受损、多次切缘阳性等，符合以上任意一项则临床不予保乳治疗。对应的相对禁忌证包括：曾经胸壁或乳腺放疗（需获知放疗野和剂量）、皮肤结缔组织病、肿瘤直径 > 5cm、病理切缘阳性、患者有乳腺癌遗传倾向（保乳手术后同侧或对侧乳腺癌风险增加，可行预防性双乳切除术）。对于符合以上任意一个条件的患者，只有通过完善的医患沟通，以及非常谨慎的多学科讨论后方可实施保乳治疗，原则上并不推荐。

在我国开展保乳手术通常可以参考由中国抗癌协会乳腺癌专业委员会（Chinese Anti-Cancer Association，Committee of Breast Cancer Society，CACA-CBCS）编写的《中国抗癌协会乳腺癌诊治指南与规范》。2021 版的指南与规范对"浸润性乳腺癌保乳治疗临床指南"进行了详细的叙述，既保留了谨慎的态度，提供了详细的保乳手术的适应证和禁忌证，也鼓励所有符合保乳手术适应证的患者更多地接受该治疗模式。

（1）保乳手术主要针对具有保留乳房意愿且无保乳手术禁忌证的患者，其适应证包括：①肿瘤大小属于 T1 和 T2 分期；②乳房有适当体积，肿瘤与乳房体积比例适当，术后能够保持良好的乳房外形的早期乳腺癌患者；③对于多灶性乳腺癌（同一个象限的多个病灶，假定是来源于同一个肿瘤），也可以进行保乳手术；④Ⅲ期患者（炎性乳腺癌除外）经术前化疗或术前内分泌治疗降期后达到保乳手术标准时也可以慎重考虑。

（2）保乳手术的绝对禁忌证包括：①妊娠期间放疗者。对于妊娠妇女，保乳手术可以在妊娠期完成，放疗可以在分娩后进行。②病变广泛或确认为多中心病灶，广泛或弥漫性分布的恶性特征钙化灶，且难以达到切缘阴性或理想外形者。③肿瘤经局部广泛切除后切缘阳性，再次切除后仍不能保证病理切缘阴性者。④患者拒绝行保乳手术。⑤炎性乳腺癌患者。

（3）保乳手术的相对禁忌证包括：①活动性结缔组织病，尤其是硬皮病和系统性红斑狼疮或胶原血管病者，对放疗耐受差者。②同侧乳房既往接受过乳腺或胸壁放疗者，需获知放疗剂量及放疗野范围。③肿瘤直径 > 5cm 者。④侵犯乳头（如乳头 Paget 病）者。⑤影像学检查提示多中心病灶（多中心病灶是指 ≥ 2 个象限存在 1 个或以上病灶或病理类型和分子分型完全不一样的 2 个乳腺癌病灶）者。⑥已知乳腺癌遗传易感性强（如 BRCA1/2 基因突变），保乳后同侧乳房复发风险增加的患者。

（四）保乳手术后哺乳

在过去的几十年中，保乳治疗方法已经成为早期乳腺癌的一种既定治疗方案。此外，由于乳房 X 线摄影和早期筛查，绝经前女性被诊断为乳腺癌的比例逐渐升高。随着育龄期妇女保乳率的增加，治疗后对怀孕和哺乳的担忧将变得更加普遍。妇女对诸如哺乳等生活质量问题的治疗效果越来越感兴趣。患者也意识到母乳喂养对心理和生理的益处。

保乳手术的目的，一是通过完整切除肿瘤减少肿瘤局部复发的机会，二是使患侧乳房保持良好的外形。保乳手术原发灶常用的切除方式为肿瘤广泛切除

（lumpectomy），该术式在美国被广泛采用；另一种术式为象限切除（quadrantectomy），需要切除肿瘤所在部位的区段乳腺组织，表面覆盖的皮肤和下方的胸肌筋膜。目前临床上外科医生会在术前对患者进行细致的体格检查，认真参阅影像学检查结果，进行术前评估，然后设计手术路径和方案，并和病理科医生进行密切的合作以判断是否完整切除了病灶。术中对切除标本上、下、内、外与基底各切缘进行定向标记，在保证切缘阴性的情况下，尽可能减少切除正常乳腺组织，而且在某一侧切缘阳性时，可以避免再次切除原手术残腔周围大量的正常组织。

乳腺癌保乳手术之后能否哺乳的问题至今仍没有明确的答案。如果肿瘤位置靠近乳头乳晕，行保乳手术后将乳头乳晕附近一些大的乳腺导管都切除的情况下，患者术后顺利哺乳的机会可能降低。如果肿瘤位于距离乳头较远的边缘位置，保乳手术后主要的乳腺导管并未严重受累，此类患者在保乳手术后可以维持哺乳功能。当然手术过程中不排除一部分导管被切断，存在乳腺导管已经不通畅的情况下，在哺乳过程中发生乳腺炎、乳腺脓肿的概率会增加。总的来说，能否哺乳应根据患者的手术方式、手术切除范围及对侧乳房条件等综合因素进行评估。若患侧乳房丧失哺乳功能，则哺乳主要依赖健侧乳房。

此外，对于无法行保乳治疗的患者，临床医生会选择单纯乳腺切除术或腔镜辅助下保留或不保留乳头和乳晕的患侧乳房全切术。此类患者只能依赖健侧乳房进行哺乳，若对侧乳房也受累，患者则彻底失去了哺乳的机会，生育后只能选择配方奶粉喂养婴儿。

二、乳腺癌放疗对女性生育力的影响

（一）乳腺癌术后放疗的重要性和适用人群

1. 乳腺癌术后放疗的重要性

卵巢是维持女性内分泌活动的重要器官，与女性生理功能密切相关。Mendelsohn 的研究表明，绝经后妇女的血清总胆固醇（total cholesterol，TC）、低密度脂蛋白（low density lipoprotein，LDL）升高、高密度脂蛋白（high density lipoprotein，HDL）下降，均与雌激素［如雌二醇（E2）］降低有显著关系。此外，卵巢功能对于妇女维持良好的性功能状态至关重要。若卵巢缺失，会造成 E2 水平下降，并产生由此带来的一系列症状和并发症，如更年期综合征、性器官萎缩、性功能衰退、骨质疏松、脂质代谢紊乱、心血管疾病发病率增高等，将会对其身心康复、夫妻关系、工作和学习带来严重的影响，特别是对年轻患者的影响更大。因此，保留卵巢功能对于提高患者的生活质量影响深远。对于女性肿瘤患者来说，治疗所带来的医源性损害不容忽视，化疗及放疗常见的一个远期并发症是卵巢毒性。

放疗是乳腺癌治疗的重要辅助方法，在乳腺癌患者中广泛应用。乳腺导管原位癌（ductal carcinoma in situ，DCIS）被定义为局限于乳腺导管上皮的乳腺恶性肿瘤。DCIS 被普遍认为是浸润性导管癌的前驱病变，属于非浸润性癌，是局限于乳腺导管内的原位癌。同其他肿瘤细胞一样，DCIS 是一系列病理学形态、生物学行为存在异质性的肿瘤，因此不同风险级别的 DCIS 在治疗上也存在差异。在病理形态学方面，多数采用以核分级为基础，兼顾坏死、核分裂象以及组织构型等方法将 DCIS 分为 3 级，即低级别、中级别和高级别。3 种不同级别 DCIS 的病理学特征是 DCIS 疾病进展和复发的一个重要影响因素。DCIS 不经过治疗的自然病程转归最终可能发展为浸润性导管癌。由于 DCIS 患者的死亡风险非常低，因此治疗原则既要考虑尽量降低其复发进展为浸润性癌的风险，又要考虑治疗对患者长期生活质量的影响；同时，绝大多数复发发生在局部乳腺，区域淋巴结和远处转移发生较少，因此对不同患者谨慎选择局部治疗方案至关重要。基于以上研究和证据，对于初发 DCIS 的治疗，目前推荐切除肿块的保乳手术联合全乳放疗，推荐放疗剂量50Gy/25 次。乳房全切术可作为保乳手术联合放疗的替代治疗，但需要提供患者切除术后乳房重建的条件和可能。DCIS 保乳术后经多学科治疗团队谨慎评估，认为在局部复发风险极低危的情况下，或可免除术后全乳放疗。

在乳腺癌保乳手术尝试的早期，研究显示对根治术后患者进行放疗能提高肿瘤局部控制率。但由于随访时间不足，到 20 世纪 80 年代中期尚未显示放疗后的总生存获益。随着内分泌治疗和全身化疗药物的研发和进展，自 20 世纪 80 年代起，很多研究者如 Clark RM、Ford HT、Liljegren G、Veronesi U、Holli K 等探讨了放疗在早期乳腺癌保乳手术后的地位和意义，此类研究的设计基本一致，将保乳术后患者随机分为全乳放疗组和术后观察组。这些研究入组的患者除了在 Ford 研究中纳入 15%~20% 腋窝淋巴结（axillary lymph node，ALN）≥ 4 个转移的复发转移高危患者，其余患者的临床及病理特点基本相似，要求肿瘤直径 ≤ 4cm，腋窝淋巴结清扫（ALND）阴性为主。在 Clark 的研究中特别提到除了肿瘤直径 ≤ 4cm 以外，患者的 ER 阳性，肿瘤细胞分级 G1/G2，Ki-67<10%，以上病理学指标预测患者为复发风险相对低的亚组。不管入组患者的 ALN 是否阳性，有 8 项临床研究的结果是一致的，全乳放疗组对比术后观察组降低了 50%~75% 的局部复发率。因此，对于绝大多数早期乳腺癌患者来说，放疗是局部手术后必要的后续局部治疗方法，能提高保乳手术的成功率。

2. 乳腺癌术后放疗的适用人群

对于局部晚期乳腺癌，原发肿瘤最大直径 ≥ 5cm，肿瘤侵及乳腺皮肤、胸壁，或者腋淋巴结转移 ≥ 4 个的患者，乳房全切术后放疗（post-mastectomy radiation therapy，PMRT）不仅能降低局部 - 区域复发（loco-regional recurrence，LRR）风险，还能降低乳腺癌的死亡风险。因此，通常认为该亚群患者行乳房全切术后有明确的放疗指征。

PMRT 的争议人群主要包括：T1~2，腋窝淋巴结 1~3 个阳性者，改良根治术后；临床Ⅰ~Ⅱ期患者接受了新辅助全身治疗后行改良根治；接受了单纯乳腺切除术及前哨淋巴结活检（SLNB），并且病理检查提示前哨淋巴结（SLN）1 个阳性者。

当前对于 T1~2、腋窝淋巴结 1~3 个阳性患者行 PMRT 的基本共识是：应针对所有患者讨论 PMRT 的指征。当患者同时包含至少下列一项因素时可能复发风险更高，行 PMRT 更有意义：年龄≤ 40 岁，组织学Ⅲ级，脉管阳性，腋窝淋巴结清扫数目 <10 个时转移比例 >20%，激素受体阴性，HER-2/neu 过表达等。

对于术前评估临床分期为 T1~2、腋窝淋巴结阴性（cN0）的患者，在单纯乳腺切除的同时通常会行 SLNB，若结果提示 SLN 阴性，可考虑豁免腋窝淋巴结清扫术（ALND）；若 SLN 阳性，通常会考虑进一步行 ALND。然而此时，尤其是当腋窝仅有有限的肿瘤负荷时，ALND 的必要性面临着越来越多的争议。目前，在缺乏循证医学证据的情况下，将已行单纯乳腺切除及 SLNB，且前哨淋巴结只有有限个数阳性的患者提交多学科讨论是负责且现实的做法。当选择豁免 ALND 时，若有足够的证据确认 PMRT 有价值，并且潜在的放疗并发症也在合理的可接受范围内，应给予 PMRT；反之，当缺乏 PMRT 有价值的足够证据时，应选择行进一步 ALND。

（二）放疗对女性生育力的影响及保护措施

卵巢为放疗极度敏感器官，较低剂量即可引起卵巢功能不可逆性衰竭，从而导致患者提早进入绝经期，使其生存质量严重下降。体外实验显示电离辐射可直接导致卵细胞 DNA 损伤，诱导原始卵泡和成熟卵泡凋亡；1 次照射 2Gy 可损伤约 50% 的卵泡细胞。Wallace 等的研究发现，单次剂量 >8Gy 可造成几乎所有女性卵巢功能永久性丧失，而剂量 <1.5Gy 对卵巢功能基本无影响。剂量为 1.5~8Gy 时卵巢功能能否保存则取决于患者的年龄，因为年轻患者可能拥有更多的原始卵泡，因此更高剂量的射线才能导致卵巢功能损伤。总体来说，年龄越大，卵巢储备功能越差，对射线的耐受度越差，需要更加严格限制放疗剂量才能保留卵巢功能。总而言之，放疗对卵巢功能的损害程度取决于患者的年龄、辐射剂量和照射范围，随着患者年龄的增加，对卵巢较小剂量的辐射都会导致卵巢功能衰竭。放疗对卵子的毒性是直接的，无论卵泡处于哪个发育阶段，2Gy 剂量的射线均会导致约 50% 的卵泡丢失。全身、腹部或盆腔照射还会造成子宫损伤，使不孕及不良妊娠结局风险显著增加。

卵巢移位术是将卵巢移位至盆腔放疗范围以外的区域，在不切除卵巢的前提下，使放疗对卵巢功能的损伤最小化，从而有效保存年轻女性癌症患者的生育功能，这项技术已使众多可能需要辅助放射治疗的育龄期恶性肿瘤患者获益。尤其是对于需要全身、腹部或盆腔放疗的癌症患者。研究表明，放疗前卵巢移位有利于保留卵巢功能，使患者的生活质量得到改善。卵巢移位术后的并发症主要有盆腔疼痛、卵巢功能减退、卵巢囊肿形成、卵巢移植部位的周期性肿痛及包块等，其中卵巢囊肿是最常见的并发症。据报道，5%~16% 的患者在卵巢移位术后出现卵巢囊肿。此外，随着辅助生殖技术的发展，卵子冷冻、胚胎冷冻以及具有广泛临床应用前景的卵巢组织冷冻保存技术已成为癌症患者生育力保存（fertility preservation，FP）更优先选择的方法。

三、乳腺癌化疗对女性生育力的影响

（一）乳腺癌化疗的重要性和适用人群

现代乳腺癌的治疗始于 100 多年前的外科技术进步，强调完整切除肿瘤。尽管肉眼可见的肿瘤大体被完整切除，但是很多似乎是局限性病变的患者发生了复发或转移，最终死于乳腺癌。这提示乳腺癌是一种全身性疾病，需要全身治疗。乳腺癌易发生血行转移，单纯局部根治性治疗（包括手术和放疗）失败的原因主要是肿瘤细胞的血行转移。对于早期乳腺癌来说，衡量辅助治疗能否成功的标准就是疾病有无复发，主要由 3 个方面的因素决定：肿瘤的生物学行为、肿瘤的疾病分期和有效的辅助治疗。在行根治性治疗前，应常规对乳腺癌进行分期检查。这些初始未被发现远处转移的乳腺癌患者是如何发生疾病复发的呢？这可能由初始根治性治疗时未被发现的隐匿性微小转移灶（occult micrometastasis）的生长所致。

辅助化疗可以杀灭局部区域淋巴结及远处脏器的亚临床隐匿性微小转移灶，从而降低或推迟局部复发及减少远处转移，以达到提高患者生存率、延长生存期的目的。一项美国的调查研究显示，只要增加 1%~2% 的生存机会，乳腺癌患者也愿意接受治疗。2011 版 CACA-CBCS 指南中列出了乳腺癌辅助化疗的适应证：肿瘤直径 >2cm，淋巴结阳性，激素受体阴性，HER-2 阳性，或组织学分级为 3 级。

随着我国乳腺癌规范诊疗的普及，2017 版 CACA-CBCS 指南中去除了"肿瘤大小"的条件。2011 版"St.Gallen 国际乳腺癌治疗专家共识"中乳腺癌辅助化疗的适应证包括：高 Ki-67 指数，三阴性乳腺癌，激素受体阴性，HER-2 阳性，或组织学分级为 3 级。两者适应证的差异主要源于我国的实际情况：肿瘤大小和淋巴结状态的判定比较客观，容易发现高复发风险的患者，而高 Ki-67 指数和三阴性乳腺癌的诊断标准还未统一，临床工作中执行起来容易发生偏差。

目前临床上普遍认为，年龄 <75 岁的乳腺癌患者只要身体情况允许，是可以

接受辅助化疗的。年龄 ≥ 75 岁的乳腺癌患者一般不推荐辅助化疗，如果临床准备给予辅助化疗，需综合考虑这类特殊人群的生理条件、预期寿命及辅助化疗后非肿瘤原因死亡可能性相应升高等问题，并充分衡量辅助化疗对患者的受益和风险比。

目前化疗在乳腺癌的辅助治疗阶段、新辅助治疗阶段及解救治疗各个阶段都有重要的意义。新辅助化疗对局部晚期乳腺癌和炎性乳腺癌的主要目的是使不可手术变为可手术切除，再综合应用其他疗法，提高对肿瘤的局部控制，改善患者的预后，因此为局部晚期乳腺癌和炎性乳腺癌（inflammatory breast cancer，IBC）的规范疗法。而可手术乳腺癌新辅助化疗的目的和意义有更深的内涵。有效的新辅助化疗可以改善乳腺癌患者的术式选择，即时获得对新辅助化疗反应的信息，同时可以改善患者的远期疗效。

新辅助化疗的最大目标是通过根除乳腺癌亚临床微小转移提高患者的长期生存。尽管从目前的资料尚未观察出新辅助化疗患者的总生存（OS）优于术后辅助化疗，但从 NSABP B-18 试验随访 9 年的结果可以观察到，年龄小（年龄 <50 岁）的术前化疗患者的生存率较术后辅助化疗有好的趋向，这种趋向一直持续存在至随访 16 年。原因可能与年龄较小、ER 阴性乳腺癌病例较多有关，因为 ER 阴性乳腺癌对化疗敏感。所有随机试验资料均显示，对新辅助化疗反应好［疗效为完全缓解（complete remission，CR）及部分缓解（partial remission，PR）］，尤其是病理完全缓解（pathologic complete response，pCR）患者的总生存期（OS）和无病生存（disease-free survival，DFS）率明显高于未达到 pCR 者。NSABPB-18 试验随访 9 年的结果显示，两组患者的 OS 无差异，但术前化疗组的疗效达 pCR 者的 OS 和 DFS 均明显高于未达到 pCR 者（OS 分别为 85% 和 73%，DFS 分别是 75% 和 58%）。其他资料同样显示，对新辅助化疗反应好，尤其是原发肿瘤和腋窝淋巴结均为 pCR 患者的 OS 和 DFS 均有提高，说明全身治疗如果能使局部区域肿瘤细胞消失，确实也存在使远处微小转移灶根除的可能，因此提高新辅助化疗效果（尤其是提高原发肿瘤和腋窝淋巴结的 pCR 率）有望改善患者的远期疗效。

新辅助治疗的适应证不再仅仅依据临床分期，而应结合肿瘤分子分型、临床分期及患者的意愿个体化确定。根据 2021 版中国临床肿瘤学会（Chinese Society of Clinical Oncology，CSCO）指南，满足以下条件之一者可选择术前新辅助药物治疗：①肿块较大（>5cm）；②腋窝淋巴结转移；③ HER-2 阳性；④三阴性乳腺癌；⑤有保乳意愿，但肿瘤大小与乳房体积比例大难以保乳者。若乳房原发肿物大小为 2.0~5.0cm，应综合其他生物学指标选择是否先行药物治疗。大部分 CSCO 乳腺癌专家组成员认为：仅以 HER-2 阳性或三阴性作为乳腺癌术前新辅助药物治疗选择的标准时，肿瘤直径应 >2cm；或可以加入严格设计的临床研究。

（二）化疗对女性生育力的影响及保护措施

1. 化疗对女性生育力的影响

化疗广泛应用于浸润性乳腺癌患者。目前的研究普遍认为，化疗药物可能主要影响卵泡的生长发育和成熟过程，导致卵泡破坏和卵巢纤维化，使卵巢储存的总卵泡数下降，从而严重损害卵巢功能。化疗引起卵巢功能下降的风险因素包括患者的年龄、家族史、卵巢储备功能、卵巢和盆腔手术史、化疗史、盆腔和腹部放疗史、卵泡刺激素（follicle stimulating hormone，FSH）水平、化疗药物的种类、是否伴随其他疾病、化疗的剂量和周期等。化疗药物对卵巢功能的损伤程度取决于所用药物类型、剂量、患者的年龄及接受化疗前的卵巢储备功能。

目前的化疗方案均为静脉用药，化疗药物在杀死肿瘤细胞的同时对患者的全身各组织器官均有影响。大多数化疗药物因其细胞毒性作用可造成生殖细胞凋亡和卵巢间质血管损伤，进而导致卵巢功能受损。组织学研究发现化疗患者的卵巢组织会发生间质纤维化、卵巢血管损伤、卵泡数量减少甚至完全丧失，进而可引起卵巢功能不全、月经失调，甚至造成不孕不育，使年轻乳腺癌患者的生活质量和身心健康受到极大的影响。

首先，化疗药物一般可分为 3 类：①明确有卵巢毒性损害的药物；②对卵巢毒性损害很小的细胞周期特异性药物；③并不明确是否有卵巢损害作用的药物。根据单药化疗方案对卵巢功能损伤的风险将药物分为：①高风险：烷基化剂，如环磷酰胺、异环磷酰胺等；②中风险：顺铂、卡铂、多柔比星（阿霉素）、紫杉醇、多西紫杉醇；③低风险：甲氨蝶呤、长春新碱、5- 氟尿嘧啶等。曲妥珠单抗、贝伐单抗、拉帕替尼等靶向治疗药物被归类为风险未知级别，部分专家倾向于风险增加。随着化疗周期的增多，药物累计剂量增加，发生化疗后卵巢功能衰竭的概率也随之增高。另外，关于患者的年龄及卵巢储备功能，Minton 等的多因素分析表明，化疗相关的停经与患者的年龄呈正相关，停经的发生率随着患者年龄的增长而逐渐升高。Franchi-Rezgui 等的研究发现，年龄 >30 岁的患者化疗后发生卵巢早衰（premature ovarian failure，POF）的风险比 <25 岁者明显增高。鉴于化疗对卵巢的损害是不可逆的，对年轻乳腺癌患者实施化疗之前应该讨论生育保留问题及保留生育的方法、时间和费用。目前的保留生育的方法均有各自的优势与不足，还未发现卵巢保护的有效方法，方案的选择取决于患者的年龄、病理诊断、治疗方法、是否已婚以及患者和家属的意愿。

2. 保护措施

化疗诱导的卵巢早衰是比较常见的并发症，化疗结束后，卵巢功能抑制的发生率约为 80%，化疗结束两年后，仍然有近 40% 的患者停留在卵巢功能抑制状态。

促性腺激素释放激素激动剂（gonadotropin-releasing hormone agonist，GnRH-a）可抑制性腺功能，使卵泡处于休眠状态，在化疗期间使用可发挥保护卵巢的作用，但是由于缺乏大样本临床对照研究，其有效性亦有争议。化疗对发育成熟卵巢的损害要比未成熟时大很多。因此，通过 GnRH-a 对下丘脑—垂体—卵巢轴的调节，人为制造青春期状态，可起到保护卵巢的作用。

Blumenfeld 等调查了 60 例 14~40 岁的肿瘤患者，评估 GnRH-a 对化疗后卵巢是否具有保护作用，得到了肯定的结论。2016 年，俞星飞等对 GnRH-a 在乳腺癌患者化疗时卵巢功能保护的研究进行了综述，文中强调了 GnRH-a 作为一种受体激动剂在乳腺癌的治疗中既可以作为一种内分泌治疗手段，也可以作为卵巢功能保护手段。2018 年美国临床肿瘤学会（ASCO）指南更新专家组推荐，当已证实的生育力保存方法（胚胎、卵母细胞或卵巢组织冷冻保存）不可行的情况下，对于年轻的女性乳腺癌患者可应用 GnRH-a 以期降低化疗可能诱发卵巢功能不全的风险，但 GnRH-a 不应用于代替已被证实的生育力保存方法。2019 年美国国立综合癌症网络（NCCN）指南推荐 GnRH-a 用于保护乳腺癌化疗所致卵巢功能损伤，且不影响化疗效果。Meta 分析显示，化疗时应用 GnRH-a 能显著降低乳腺癌化疗患者的卵巢功能衰竭发生率，提高生育率，多在化疗前 2 周第一次用药，以后与化疗同步使用。

另外，保存女性生殖能力的方法还有卵母细胞冷冻、胚胎冷冻和卵巢冷冻。卵母细胞冷冻需要较高的冷冻技术及条件，玻璃化冷冻是目前较为成熟的方法，但妊娠率较低。胚胎冷冻是目前较成熟的保存女性生殖功能的方法，但仅适用于有性伴侣（或使用供体精子）的青春期后女性，该技术需要考虑道德和法律问题，在一些国家禁止胚胎冷冻保存。卵巢组织冷冻及再植较适用于年轻恶性肿瘤患者的生育力保护，这种方法的最大优点是，通过嫁接解冻的卵巢组织，不仅可以恢复妊娠概率及卵巢内分泌功能，还可以实现自然妊娠，在青春期前女性中进行卵巢组织的冷冻保存和储存，成功地后续移植可以诱导青春期。令人遗憾的是，由于 35~36 岁后卵巢中含有的原始卵泡稀少，冷冻的卵巢组织恢复功能的成功率降低，因此这种技术存在年龄限制。未来还需要研究出一种技术——在患者合适的生育期，从冻存的卵巢组织中取得单个卵母细胞，通过体外培育、胚胎移植使患者获得生育功能。

化疗可加速卵巢细胞凋亡，为防止卵细胞受损，近年来相关研究着重于放化疗所致卵细胞的凋亡信号途径，寻找关键基因和蛋白作为新的抑制剂阻断原始卵泡的破坏。神经鞘磷脂途径的一种代谢产物 1-磷酸神经鞘氨醇（S1P）是近年来研究发现的一种新的细胞凋亡抑制剂。Morita 等在小鼠实验中证实了 S1P 对卵巢的保护作用。细胞凋亡抑制剂是一种新开展研究的药物，其具体效果有待进一步研究。生育力保存技术的选择要依据患者的年龄、卵巢的储备状态、婚姻状况、是否有生育需求、抗癌治疗的紧迫性、肿瘤生长是否有雌激素依赖，以及是否已经接受了化疗而定。传统的生育力保护方法包括保守性手术及化疗时采用药物抑制卵巢功能，这些方法仍然需要依赖残留的卵巢功能获得妊娠。随着辅助生殖技术的发展，卵子冷冻、胚胎冷冻，以及具有广泛临床应用前景的卵巢组织冷冻保存技术成为癌症患者生育力保存更优先选择的方法。ASCO 建议将胚胎或卵子冷冻作为女性生育力保存的常规措施，而其他方法如冷冻性腺组织和化疗前药物保护仍处于研究阶段。然而，许多专家认为，现在有足够的证据支持将卵巢组织冷冻保存作为正规、有效的生育力保存技术，而不仅仅作为一种实验性方法。

女性肿瘤患者的生育力保护需要多学科合作，在延长生存率的同时保护患者的生育力是一个永恒的话题。在多种生育力保存措施中，卵巢组织冷冻保存及再植有望成为金标准。目前在青春期前患者的生育力保护问题上仍然面临许多技术及伦理上的挑战。对于如何降低抗肿瘤治疗所导致的卵泡丢失，实现在体卵巢功能的保存，值得进一步探索和研究。

四、乳腺癌内分泌治疗对女性生育力的影响

（一）乳腺癌内分泌治疗的发展历史

乳腺癌的内分泌治疗经历了 100 多年的历史，已发展成为一种独立的治疗方法。1896 年，英国学者 Beatson 首次通过切除双侧卵巢治疗晚期乳腺癌，揭开了内分泌治疗的序幕。1966 年，英国学者首先人工合成他莫昔芬（TAM）。1967 年 Jensen 等发现人类乳腺癌中含有 ER。1971 年他莫昔芬首次应用于绝经后晚期乳腺癌。1974 年美国依据 Bethesda 国际会议综合了世界各国 400 多份各种方式的激素治疗报道，表明未经激素受体测定的 40% 的乳腺癌病例应用激素治疗的有效率仅为 30%，其中 ER 阳性患者激素治疗的有效率为 50%~60%，而 ER 阴性患者为 5%~8%。于是将内分泌治疗选择性地用于 ER 阳性患者，疗效显著提高。

体内雌激素水平病理性升高是刺激乳腺癌细胞增生的主要因素。雌激素在绝经前主要由女性卵巢分泌，绝经后由肾上腺和部分脂肪组织分泌。乳腺细胞中存在 ER 和 PR，这些受体使乳腺组织随着激素水平而增生。约 2/3 的乳腺癌细胞含有一定量的 ER，这类乳腺癌被称为 ER 阳性乳腺癌；40%~50% 的乳腺癌含有 PR，这类乳腺癌被称为 PR 阳性乳腺癌。ER 阳性和（或）PR 阳性乳腺癌对激素治疗敏感，是内分泌治疗的适用人群。

（二）乳腺癌内分泌治疗常用药物

乳腺癌的内分泌治疗主要通过降低体内雌激素水平或阻断 ER 抑制乳腺癌细胞

的生长。乳腺癌内分泌治疗根据其作用机制分为选择性雌激素受体调节剂（selective estrogen receptor modulator，SERM）、芳香化酶抑制剂（AI）、卵巢去势［黄体生成素释放激素（luteinizing hormone releasing hormone，LHRH）类似物或手术］、孕激素类等。SERM的作用机制是与雌激素竞争性结合ER，阻断雌激素相关基因的表达，从而减慢肿瘤细胞的分裂和增殖，代表药物为TAM，其他非甾体类ER拮抗剂如托瑞米芬、雷洛昔芬、屈洛昔芬，还有甾体类复合物ER下调剂氟维司群。TAM作为选择性ER调节剂是绝经前女性主要的内分泌治疗药物之一，是绝经前激素受体阳性乳腺癌患者的标准治疗方案。由于在动物模型中胚胎摄取TAM会导致发育和生殖畸形以及乳腺肿瘤发生率升高，一般临床建议服用期间避免妊娠。ATLAS研究、aTTom研究等提示，10年TAM治疗更有助于降低复发率及死亡率，但也显著增加了妇科事件的发生率。TAM内分泌治疗相关妇科事件包括子宫内膜增厚、子宫内膜癌、卵巢囊肿，易引起患者不育。有研究报道，使用TAM治疗的乳腺癌患者的生育率相比不使用组降低。但TAM本身对卵巢的毒性较小，虽然用药期间可能导致卵巢囊肿以及子宫内膜息肉，但不会降低卵巢储备功能。应用TAM进行治疗时，仍需同时监测子宫内膜及卵巢。

另一种绝经前患者可使用的内分泌药物是促性腺激素释放激素类似物（gonadotropin-releasing hormone analogue，GnRHa），可抑制雌激素的产生，治疗期间抑制卵巢功能，治疗后卵巢功能恢复。POEMS研究评估了戈舍瑞林用于ER阴性和PR阴性的乳腺癌患者辅助化疗期间的卵巢保护作用，结果显示，戈舍瑞林联合化疗组与单独化疗组比较，卵巢衰竭率降低，妊娠率显著升高；且戈舍瑞林联合化疗组与单独化疗组比较，患者无瘤生存率和总生存率显著更优。2017年12月，POEMS研究更新随访结果，中位随访5.1年的结果显示，戈舍瑞林联合化疗组的累积妊娠率显著高于化疗组［OR=2.38，95%CI（1.08，5.25），P=0.03］，并且显著改善了患者的无瘤生存率。POEMS研究证实，戈舍瑞林与化疗联合应用可以有效预防激素受体阴性乳腺癌的卵巢衰竭，提高生育率，并且可显著改善患者的生存。GnRHa的作用是暂时使卵巢功能处于"休眠状态"，并可能在化疗期间保护卵巢。

（三）女性乳腺癌患者内分泌治疗后生育时机的选择

临床上通常推荐乳腺癌患者至少等治疗结束后2年再考虑妊娠，以避开复发风险高峰。一些报道显示，自乳腺癌诊断至妊娠的中位时间在2.4年左右相对安全。但也有研究认为不一定要等待2年再考虑妊娠，对于相对早期局限的疾病，完成治疗6个月内妊娠并不会影响患者的预后。对于激素受体阳性患者，由于内分泌治疗时间较长，通常为5~10年，也有研究显示至少维持2年的内分泌治疗。因此，生育时机的选择比较为难，但目前并没有提前妊娠不利于疾病转归的证据。考虑到卵母细胞的成熟，一般建议内分泌治疗至少撤退 3~6 个月后再考虑妊娠。乳腺癌患者有 30% 的哺乳成功概率，在进行实用咨询并获得有效信息后可以考虑哺乳。

五、乳腺癌靶向治疗对女性生育力的影响

（一）简　介

近年来，分子生物学得到了充分的发展，分子靶向治疗成为肿瘤治疗的一个新方向。酪氨酸激酶受体家族调控着细胞增殖、分化及凋亡，与肿瘤的发生、发展密切相关，是一个较为理想的特异性靶点。分子靶向治疗是继手术、放疗、化疗、激素类药物治疗之后的一种新型治疗手段。

（二）分子靶向治疗药物

约有 30% 的乳腺癌患者出现了人表皮生长因子受体 2（HER-2）过表达，HER-2 过表达是一个不良的预后因素，出现 HER-2 过表达的乳腺癌患者治疗难度增大，生存率下降。HER-2 受体的活化直接导致了其下游的 PI3K/AKT 和丝裂原活化蛋白激酶（MAPK）通路被激活，而通过靶向 HER-2 过表达的细胞对肿瘤进行控制成为一种新的乳腺癌治疗手段。抗 HER-2 双靶向方案在新辅助、辅助及晚期解救治疗方面都有重要的意义。

目前针对 *HER-2* 基因的分子靶向治疗药物主要有单克隆抗体、酪氨酸激酶抑制剂（tyrosine kinase inhibitor，TKI）及抗体 - 药物偶联物等。单克隆抗体靶向治疗药物是近年来开发的新药，利用单克隆抗体与 HER-2 受体胞外结构域特异性结合，诱导肿瘤细胞凋亡或阻滞细胞周期，这种结合方式有很高的特异性和亲和力，使药物直接作用于肿瘤靶细胞，而对无抗原性的细胞作用弱或无作用，不仅提高了药物的疗效，还降低了药物对循环系统及其他器官的不良反应。

1. 曲妥珠单抗

曲妥珠单抗是作用靶点为 HER-2 糖蛋白的人鼠嵌合单抗，能特异性地作用于 HER-2 过表达的乳腺癌细胞，是世界上首个以 HER-2 为靶点的靶向治疗药物，用于治疗 HER-2 过表达的转移性乳腺癌。临床常单用或联合化疗治疗早期可手术切除的转移性 HER-2 阳性乳腺癌，因此曲妥珠单抗在 HER-2 过表达乳腺癌患者的解救治疗和新辅助化疗过程中扮演着重要角色。

2. 酪氨酸激酶抑制剂（TKI）

HER-2 受体酪氨酸激酶异常激活可导致肿瘤恶变，TKI 是另一种具有代表性的乳腺癌分子靶向治疗药物，为小分子化学制剂，可封闭细胞内酪氨酸激酶与 ATP

结合位点，从而阻断向细胞内传递的有丝分裂信号，竞争性抑制 ATP 与 EGFR 的酪氨酸激酶结合，从而抑制 EGFR 的自身磷酸化，以阻碍下游信号的传导。与单抗类药物不同的是，TKI 可以进入细胞内，与酪氨酸激酶受体的胞内结构域结合，完全阻断下游信号转导。

3. 拉帕替尼

拉帕替尼（lapatinib）为喹唑啉衍生物，是一种能同时作用于 EGFR 和 HER-2 两个受体的新型小分子抑制剂，由于其能够通过血－脑屏障，因此广泛应用于乳腺癌脑转移的治疗。

目前分子靶向治疗药物需要在标准化疗后才能进一步提高疗效，不能代替传统化疗，具有一定的局限性，需要与手术、放疗、化疗三大经典模式联合应用。

（三）乳腺癌靶向治疗的不良反应

乳腺癌靶向治疗药物相比放化疗药物，毒副作用较小。曲妥珠单抗最常见的不良反应为发热和寒战，发生率约为 40%。多数在首次输注过程中出现，对症处理后可以缓解，多数再次给药时不再发生。曲妥珠单抗不会导致严重的胃肠道反应和骨髓抑制，其最严重的不良反应为心功能障碍，主要表现为心力衰竭和左室射血分数（left ventricular ejection fractions，LVEF）下降，发生率为 2%~5%。以前曾使用或者目前合并使用蒽环类药物可使心脏毒性的发生率增加，而高龄以及存在心脏危险因素等情况也明显增加了心脏毒性的发生率。一般心脏毒性没有症状，停药后多数能自行缓解，有症状患者采用常规抗心力衰竭治疗基本可以缓解。

帕妥珠单抗与曲妥珠单抗和多西他赛联用常见的不良反应（>30%）为腹泻、脱发、中性粒细胞减少、恶心、疲乏、皮疹和周围神经病。T-DM1 的主要不良反应包括乏力、恶心、血小板减少、白细胞减少、腹泻、水肿和脱发等，但多数轻微。拉帕替尼的主要不良反应为胃肠道反应，包括恶心、腹泻、消化不良等，以及口腔炎、皮肤干燥、皮疹、背痛、呼吸困难、失眠等，其中腹泻和皮疹较为明显，多项临床试验显示影响患者对药物的依从性；也有极少见但严重的不良反应报道，包括 LVEF 下降和间质性肺炎。根据单药化疗方案对卵巢功能损伤的风险将曲妥珠单抗、贝伐单抗、拉帕替尼等靶向治疗药物归类为风险未知级别，一些专家倾向于风险增加。

因此，由于目前的研究证据不足，对于接受靶向治疗的患者在治疗期间并不支持妊娠或哺乳。而且有研究发现，乳腺癌患者后续生育总体上并不增加复发转移风险，需结合患者的具体情况个体化确定。对于乳腺癌患者靶向治疗后何时可以生育，现在并没有确定一个最佳的时间点，需要结合患者的年龄、卵巢储备功能、乳腺癌分期、患者本身的高危因素而定。

参考文献

[1] Carcoforo P, et al. Octreotide in the treatment of lymphorrhea after axillary node dissection: a prospective randomized controlled trial. J Am Coll Surg, 2003,196(3):365–369.

[2] Donker M, et al. Radiotherapy or surgery of the axilla after a positive sentinel node in breast cancer (EORTC 10981-22023 AMAROS): a randomised, multicentre, open-label, phase 3 non-inferiority trial. Lancet Oncol, 2014,15(12):1303–1310.

[3] Caffo O, et al. Pain and quality of life after surgery for breast cancer. Breast Cancer Res Treat,2003, 80(1):39–48.

[4] Cho OH, YS Yoo, NC Kim.Efficacy of comprehensive group rehabilitation for women with early breast cancer in South Korea. Nurs Health Sci, 2006, 8(3):140–146.

[5] Giuliano AE, et al. Axillary dissection vs no axillary dissection in women with invasive breast cancer and sentinel node metastasis: a randomized clinical trial. Jama, 2011,305(6):569–575.

[6] Classe JM, et al. Axillary padding as an alternative to closed suction drain for ambulatory axillary lymphadenectomy: a prospective cohort of 207 patients with early breast cancer. Arch Surg, 2002, 137(2):169–72,discussion 173.

[7] Coveney EC, et al. Effect of closing dead space on seroma formation after mastectomy-a prospective randomized clinical trial. Eur J Surg Oncol,1993,19(2): 143–146.

[8] Galimberti V,et al. Axillary dissection versus no axillary dissection in patients with breast cancer and sentinel-node micrometastases (IBCSG 23-01):10-year follow-up of a randomised, controlled phase 3 trial. Lancet Oncol,2018,19(10): 1385–1393.

[9] Jagsi R,et al. Radiation field design in the ACOSOG Z0011 (Alliance) Trial. J Clin Oncol, 2014,32(32):3600–3606.

[10] Milenkovic M, et al. The human postmenopausal ovary as a tool for evaluation of cryopreservation protocols towards whole ovary cryopreservation. J Assist Reprod Genet, 2011, 28(5):453–460.

[11] Lyman GH, et al. Sentinel Lymph Node Biopsy for Patients With Early-Stage Breast Cancer: American Society of Clinical Oncology Clinical Practice Guideline Update. J Clin Oncol,2017,35(5):561–564.

[12] Spears N, et al. Ovarian damage from chemotherapy and current approaches to its protection. Hum Reprod Update, 2019,25(6):673–693.

[13] Coates AS, et al. Tailoring therapies-improving the management of early breast cancer: St Gallen International Expert Consensus on the Primary Therapy of Early Breast Cancer 2015. Ann Oncol, 2015, 26(8):1533–1546.

[14] Alba E, et al. Chemotherapy (CT) and hormonotherapy (HT) as neoadjuvant treatment in luminal breast cancer patients: results from the GEICAM/2006-03, a multicenter, randomized, phase-II study. Ann Oncol, 2012, 23(12):3069–3074.

[15] Ellis MJ, et al. Randomized phase II neoadjuvant comparison between letrozole, anastrozole, and exemestane for postmenopausal women with estrogen receptor-rich stage 2 to 3 breast cancer:clinical and biomarker outcomes and predictive value of the baseline PAM50-based intrinsic subtype-ACOSOG Z1031. J Clin Oncol, 2011, 29(17):2342–2349.

[16] Fertility preservation in patients undergoing gonadotoxic therapy or gonadectomy: a committee opinion. Fertil Steril, 2019,112(6):1022–1033.

[17] Azim HA, Jr, et al. Long-term toxic effects of adjuvant chemotherapy in breast cancer. Ann Oncol, 2011,22(9):1939–1947.

[18] Bauer K, Parise C, Caggiano V. Use of ER/PR/HER-2 subtypes in conjunction with the 2007 St

Gallen Consensus Statement for early breast cancer. BMC Cancer, 2010,10:228.

[19] Bear HD, et al. Sequential preoperative or postoperative docetaxel added to preoperative doxorubicin plus cyclophosphamide for operable breast cancer:National Surgical Adjuvant Breast and Bowel Project Protocol B-27. J Clin Oncol, 2006,24(13):2019–2027.

[20] Bonadonna G, et al. 30 years' follow up of randomised studies of adjuvant CMF in operable breast cancer: cohort study. Bmj, 2005, 330(7485):217.

[21] Baum M, et al. Anastrozole alone or in combination with tamoxifen versus tamoxifen alone for adjuvant treatment of postmenopausal women with early breast cancer: first results of the ATAC randomised trial. Lancet, 2002, 359(9324):2131–2139.

[22] Bliss JM, et al. Disease-related outcomes with long-term follow-up: an updated analysis of the intergroup exemestane study. J Clin Oncol, 2012, 30(7):709–717.

[23] Baum M, et al. Anastrozole alone or in combination with tamoxifen versus tamoxifen alone for adjuvant treatment of postmenopausal women with early-stage breast cancer: results of the ATAC (Arimidex, Tamoxifen Alone or in Combination) trial efficacy and safety update analyses. Cancer, 2003, 98(9):1802–1810.

[24] Loren AW, et al. Fertility preservation for patients with cancer: American Society of Clinical Oncology clinical practice guideline update. J Clin Oncol, 2013,31(19):2500–2510.

[25] Barwell J, et al. How long should suction drains stay in after breast surgery with axillary dissection? Ann R Coll Surg Engl, 1997,79(6):435–437.

[26] Blok EJ, et al. Optimal Duration of Extended Adjuvant Endocrine Therapy for Early Breast Cancer. Results of the IDEAL Trial (BOOG 2006-05). J Natl Cancer Inst, 2018,110(1).

[27] Chen C.Pregnancy after human oocyte cryopreservation. Lancet, 1986, 1(8486): 884–886.

[28] Ardavanis A, et al. Multidisciplinary therapy of locally far-advanced or inflammatory breast cancer with fixed perioperative sequence of epirubicin, vinorelbine, and Fluorouracil chemotherapy, surgery, and radiotherapy: long-term results. Oncologist, 2006, 11(6): 563–573.

[29] Eiermann W, et al. Preoperative treatment of postmenopausal breast cancer patients with letrozole: A randomized double-blind multicenter study. Ann Oncol, 2001,12(11): 1527–1532.

[30] Denkert C, et al. Tumour-infiltrating lymphocytes and prognosis in different subtypes of breast cancer: a pooled analysis of 3771 patients treated with neoadjuvant therapy. Lancet Oncol, 2018, 19(1): 40–50.

[31] Dowsett M, et al. Prognostic value of Ki67 expression after short-term presurgical endocrine therapy for primary breast cancer. J Natl Cancer Inst, 2007,99(2): 167–170.

[32] Abdel-Razeq H, et al. Four cycles of adriamycin and cyclophosphamide followed by four cycles of docetaxel (NSABP-B27) with concomitant trastuzumab as neoadjuvant therapy for high-risk, early-stage, HER-2-positive breast cancer patients. Onco Targets Ther,2018,11: 2091–2096.

[33] Wang A, et al. Freeze-only versus fresh embryo transfer in a multicenter matched cohort study: contribution of progesterone and maternal age to success rates. Fertil Steril,2017,108(2): 254–261, e4.

[34] Khalili MA, et al. Vitrification of human immature oocytes before and after in vitro maturation: a review. J Assist Reprod Genet, 2017, 34(11): 1413–1426.

[35] Goldman RH, et al. Predicting the likelihood of live birth for elective oocyte cryopreservation: a counseling tool for physicians and patients. Hum Reprod, 2017,32(4): 853–859.

[36] Lee JA, et al. Optimizing human oocyte cryopreservation for fertility preservation patients: should we mature then freeze or freeze then mature? Fertil Steril, 2013,99(5): 1356–1362.

[37] Nguyen TYT, et al. Ovarian tissue cryopreservation and transplantation in patients with central nervous system tumours. Hum Reprod, 2021, 36(5): 1296–1309.

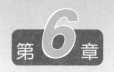

生育力管理现状

一、概 述

近年来女性生育力保存问题引起了人们的密切关注，其适用人群包括：卵巢功能不全患者、肿瘤患者、自身免疫性疾病患者、欲将生育年龄延后的人群等。然而，目前我国生育力保存的实施仍然存在很多问题，例如，患者和部分医生对生育力保存技术认识不足，且态度保守；治疗过程中缺少生殖科专家的意见；对保存生育力患者的长期随访和信息管理不完善等。

（一）生育力的概念

生育力又称可育性、生殖力，是指男性、女性或伴侣双方能够生育活产婴儿的生理能力。也有学者将生育力定义为"生育子女的生理能力，或者是指再生产的潜力，这种再生产的潜力往往是指生物学意义上的最大生育能力"，缺乏这种能力则为"无生育能力"或"不育"。生育力强弱的数据主要依靠妊娠率、流产率及出生胎儿质量来表现。公共卫生学以人群为研究对象，致力于疾病预防与控制，促进全人群健康，公共卫生视角下的人群生育力主要关注群体生育水平与生育质量，常用衡量指标包括总和生育率、出生人口数、人口出生率、出生缺陷发生率、孕产妇死亡率和婴儿死亡率等。总和生育率也称总生育率，是指该国家或地区的女性在育龄期平均的生育子女数，即按照当前生育水平每名女性一生可能生育的子女数。该指标综合反映当前生育水平，并常用于预判将来的人口规模。

人类生育力就是人类繁衍下一代的基本能力，包括男性生育力和女性生育力。男性生育力是指男性产生精子以及精子受精的能力。女性生育力是指女性产生卵母细胞、卵细胞受精并孕育胎儿的能力。整个生育过程的任何一个环节受到影响造成的生育功能障碍或不良生育结局称为生殖损伤。根据生殖损伤发生的原因，可将其分为原发性生殖损伤和继发性生殖损伤两大类，原发性生殖损伤是指生殖系统先天性发育异常或不明原因导致的生育力降低。

生育力保护是指使用手术、药物或者实验室措施对处于不孕或不育风险的成人或者儿童提供帮助，保证其产生遗传学后代的能力。生育力保存是指保存卵子、精原干细胞、精子（睾丸、附睾或精液中）或者生殖组织的方法和手段，适用于有不孕不育风险的人群和治疗某些疾病可能会影响生育功能的患者。这些不孕或不育风险主要包括医疗过程中或环境中的生殖腺毒性药物或物质和累及生殖器官的疾病。生育力保护概念范畴更广，除了生育力保存之外，还应该包括生活方式调整、补充生育相关维生素、放疗过程中性腺保护和通过促性腺激素释放激素类似物进行性腺保护等。生殖健康是指人类及其个体在整个生命过程中与生殖相关的机体的结构、功能和行为过程中的生理、心理和社会等方面的充满和谐的健康状态。生殖健康表示人们能够有满意且安全的性生活，有生育能力，可以自由决定是否生育、何时生育及生育多少。当然，是否生育、何时生育及生育多少应是在男女均有权获知并能实际获取他们所选定的安全、有效、可负担和可接受的计划生育方法，以及他们所选定的不违反法律的调节生育率方法的情况下。

随着现代社会的发展，环境污染日益严重，人们的生活压力不断增加，导致近年来生殖损伤发生率明显升高，生育力保护、生育力保存、生殖健康和生殖健康保健服务成为人类社会文明进步的必然要求和趋势。

（二）生育力损伤的评估

人类生育是一个复杂、连续的过程。生育过程一般指从配子形成开始直至胎儿娩出的整个过程，包括：配子的形成（即精子或卵子的发生），下丘脑对睾丸或卵巢的内分泌调节过程，性行为过程，配子受精过程，受精卵分裂发育为胚胎以及胚胎生长发育直至胎儿娩出。广义而言，还应包括分娩后的生长、发育过程，经过幼儿期、儿童期直至青春性成熟的整个过程，通过这个不断重复的过程，使人类得以延续繁殖。

生育力损伤包括由于生殖系统或其他系统的炎症、肿瘤等相关疾病引起的生殖能力下降或者丧失。由于男性和女性的生理结构存在差异，所以其在生育过程中所承担的功能完全不同。因此，对于人类生育力损伤的评估应从男性生育力损伤和女性生育力损伤两个方面分别评估。

二、女性生育力评估

（一）女性生育力的影响因素

女性生育力是指女性产生卵母细胞、卵细胞并孕育活婴的能力。因女性卵巢功能的不可逆及卵巢组织的不可再生性，女性生育力保存受到了越来越多的重视。女性生育力随年龄增加而逐渐下降。在生育前因疾病或相关治疗导致生育力下降甚至衰竭困扰着越来越多的女性。女性的生育力是由在女性体内发生的多个生育过程决定的，包括卵泡发育、排卵、受精、胚胎着床及生长发育等，其中的每个环节都受到基因、环境等各类因素的调控及影响。

1. 生殖系统疾病

（1）生殖通道异常。生殖通道异常包括先天性生殖道发育异常及后期因素导致生殖道阻塞或不通畅两种情况。常见的女性生殖器官先天性发育异常包括：①正常管道形成受阻所致的异常，包括处女膜闭锁、阴道横隔、阴道纵隔、阴道闭锁和宫颈闭锁等；②副中肾管衍生物发育不全所致的异常，包括无子宫、无阴道、子宫发育不良、单角子宫、始基子宫、输卵管发育异常等；③副中肾管衍生物融合障碍所致的异常，包括双子宫、双角子宫、弓形子宫和纵隔子宫等。部分属于两性畸形的女性生殖器官发育异常。后期因素导致生殖道阻塞或不通畅主要发生在输卵管部位，炎症、结核、手术等多种因素可引起输卵管通而不畅、阻塞、积水，导致女性生育力降低。

（2）生殖内分泌疾病。生殖内分泌疾病通常由下丘脑—垂体—卵巢轴功能异常或靶细胞效应异常所致，部分还涉及遗传因素、女性生殖器官发育异常等。排卵障碍是导致生育力下降最常见的生殖内分泌疾病，排卵障碍占女性不孕因素的25%~35%。多囊卵巢综合征是最常见的排卵障碍疾病，近来临床发病率越来越高，但其病因至今未明。多囊卵巢综合征可同时导致患者代谢异常及其他内分泌紊乱，进一步导致了女性健康异常及生育力降低。其他疾病如高催乳素血症、高雄激素血症、无排卵性功能失调性子宫出血、卵巢早衰、卵巢功能减退、低促性腺激素性性腺功能不良、黄素化卵泡不破裂综合征等均可导致女性生育力降低。

（3）生殖系统感染。生殖系统炎症为妇科最常见的疾病，各年龄组均可发病。外阴、阴道与尿道、肛门毗邻，局部潮湿，易受污染；育龄期女性的性活动频繁，且外阴和阴道是分娩、宫腔操作的必经之路，容易受到损伤及外界病原体的感染。生殖系统感染根据感染部位不同，可以分为外阴、阴道、宫颈、宫腔、子宫内膜、输卵管、卵巢组织感染，以及多个部位混合感染。根据病原体类型，可以分为淋病奈瑟菌、衣原体、支原体、人乳头瘤病毒（human papilloma virus，HPV）、单纯疱疹病毒、滴虫、念珠菌、结核杆菌、梅毒等多种类型，可以为某一种或多种混合感染。这些感染多数为经生殖道上行感染，少数可能为血性播散或局部扩散所致。大多数感染者无明显临床症状，如未得到及时治疗，可进一步导致女性异位妊娠、输卵管性不育、子宫内膜受损、盆腔炎症等严重后遗症。

（4）生殖系统肿瘤。生殖系统肿瘤不仅对人体健康可产生危害，对生殖能力也有巨大的影响。良性肿瘤对生殖能力的影响主要通过局部机械性压迫及影响局部微环境发挥作用。例如：黏膜下子宫肌瘤或肌壁间子宫肌瘤体积增大向宫腔内明显突出时，可导致女性月经紊乱、阴道不规则出血症状，影响性生活时机，另外，还可影响胚胎着床，导致流产、早产等不良妊娠结局发生率上升，严重影响女性的生育力。而恶性肿瘤除具有物理压迫、改变微环境的作用外，还可侵蚀生殖系统正常组织，直接引起生殖系统结构改变及功能异常，最重要的是，恶性肿瘤的手术治疗、辅助放化疗都可显著影响患者的生殖能力。近年来，由于肿瘤发病年龄日益年轻化，越来越多的年轻女性的生育力受到影响，导致恶性肿瘤治疗与女性生育要求的冲突加剧。另外，部分肿瘤具有内分泌功能，可造成女性激素水平紊乱，导致生育力下降。

（5）子宫内膜异位性疾病。子宫内膜异位性疾病包括子宫内膜异位症和子宫腺肌病，两者临床上常可并存。子宫内膜异位性疾病在形态学上呈现良性表现，但在临床行为学上呈现为恶性肿瘤的特点，如种植、侵袭及远处转移等。子宫内膜异位性疾病与不孕的确切关系和机制尚不完全清楚，但现有研究表明，其对生殖能力的不良影响巨大，不良因素可影响生殖过程的多个方面，多是通过盆腔和宫腔免疫机制紊乱影响排卵、输卵管功能、受精、黄体生成和子宫内膜接受性等多个方面。

2. 其他系统相关疾病

（1）内分泌功能紊乱。人体主要的内分泌腺有甲状腺、甲状旁腺、垂体、肾上腺、胰岛、松果体、胸腺和性腺。人体是一个复杂、相互关联的整体，内分泌系统通过分泌激素实现调节机体生理功能及影响细胞代谢等作用。各个内分泌腺之间的作用是相互的，其余内分泌腺的异常与性腺激素水平异常是相互作用的，例如：多囊卵巢综合征患者中有 50% 存在脱氢表雄酮（DHEA）及脱氢表雄酮硫酸盐（DHEAS）升高，可能与肾上腺皮质网状带 P450c17a 酶活性增加、肾上腺细胞对促肾上腺皮质激素（ACTH）敏感性增加和功能亢进有关。约 50% 的患者存在不同程度的胰岛素抵抗及代偿性高胰岛素血症，过量胰岛素作用于垂体的胰岛素受体，可增强黄体生成激素释放并促进卵巢和肾上腺分泌雄激素，通过抑制肝脏性激素结合球蛋白合成，使游离睾酮增加，从而可形成雄激素过多、持续无排卵的恶性循环，导致患者生育力下降。临床常见的甲状腺、垂体、肾上腺疾病均可导致生殖内分泌功能紊乱，使生殖能力降低，如甲状腺功能减退、甲状腺毒症、垂体腺瘤、先天性肾上腺皮质增生、库欣综合征、肾上腺肿瘤等都会对生殖功能有不同程度的影响。

（2）免疫系统疾病。有研究表明，大约30%的早发型卵巢功能不全患者同时患有自身免疫性疾病。与免疫功能正常的同龄女性相比，有自身免疫性疾病患者的卵巢激素水平检测异常的概率增大，卵巢炎的发生率升高，因此，治疗自身免疫性疾病有助于改善卵巢储备功能。抗磷脂抗体阳性易引起获得性易栓症，常与复发性流产等综合征相关联。有回顾性调查研究显示，综合使用小剂量阿司匹林和低分子量肝素抗栓治疗、羟氯喹、小剂量糖皮质激素、免疫球蛋白治疗等免疫调节治疗可有效提高年轻的自身免疫性疾病患者辅助生殖技术的成功率。

（3）其他系统恶性肿瘤。目前人体各系统肿瘤多数需要采取手术治疗及配合放化疗。随着对手术及放化疗带给患者生存、生育不良作用的认识加深，越来越精准的治疗技术已投入临床，以最大限度地减少副作用的发生。但是，众所周知，放化疗具有对正常细胞产生杀伤力、破坏力的副作用。化疗对各级卵泡的损伤程度不同，主要损伤分裂活跃的细胞，如成熟期卵泡及颗粒细胞。化疗损伤机制是多种多样的，可以通过直接诱导卵子凋亡导致卵巢皮质纤维化影响供血，损伤颗粒细胞影响始基卵泡募集或导致卵泡闭锁等。由于细胞周期的非特异性，不同的化疗药物对卵巢的损伤程度不一，烷化剂类化疗药物对卵巢功能损伤明显。放疗在治疗肿瘤的同时，也可对放疗野的其他组织造成损伤，如颅脑放疗在治疗脑部、脊髓肿瘤的同时，可能损伤下丘脑—垂体轴，导致神经内分泌紊乱。放疗的损伤与放疗剂量相关，放疗总剂量越大，造成的损伤越大，单次照射量的细胞毒性大于分次照射。另外，人类原始卵泡对于放疗非常敏感，放射线照射后可导致卵母细胞凋亡，由瘢痕组织代替。放疗对原始卵泡的破坏程度与卵巢的卵泡数量有关，相同的放射剂量，接受放疗时年纪越小，提早绝经发生得越迟，过早地接受放疗可能导致子宫损伤，影响子宫体积、容积及子宫内膜情况，导致不良妊娠结局发生率增高。

（4）其他脏器疾病。人体其他脏器疾病如消化系统疾病、泌尿系统疾病等也可导致生育力降低。消化道肿瘤、炎症及泌尿系肿瘤等由于与生殖系统组织关系邻近，恶性肿瘤组织及炎症容易转移至盆腔内卵巢、输卵管等脏器，引起器官结构改变、功能受损及盆腔粘连。腹腔内消化道疾病的手术治疗也可导致腹腔、盆腔炎症，影响局部盆腔环境和生殖器官功能。

3. 职业及环境因素

目前多项国内外研究均表明，在从事的工作中，如果长期接触含有类雄激素特性的化学物质（如杀虫剂）、有毒有害化学物质（如甲基汞、多氯联苯、邻苯二甲酸盐、双酚A、阻燃剂、全氟化学品）、重金属、粉尘、噪声、长时间站立、异常负荷工作、超时工作、轮班工作等，都可导致生殖能力下降。大量流行病学调查和动物研究表明，环境中多种因素对生殖健康存在影响，气象因素、外界辐射、化学污染物等均可导致生育力下降、不孕不育、流产、早产、胎儿生长受限、先天畸形及子代性别比例失调等。另外，我国的社会环境中大多数情况下女性的职业生涯往往与生育相冲突。有调查显示，职业女性平均不孕率高于全国女性不孕率，其与职业女性较未就业女性的生育成本更高相关，选择生育将伴随着职业中断、再就业脱节及职场就业歧视等，为了事业上的成就，部分女性选择推迟生育或不愿生育。

4. 生活习惯

多项研究表明，抽烟、嗜酒、吸毒、过早性生活、性生活紊乱、长期熬夜等都不利于身体健康，可以导致生殖能力不同程度地下降。一项调查发现，虽然现代白领拥有健康的饮食观，她们愿意花大价钱购买更高安全标准的高档食材，也希望能够有计划地合理补充维生素和钙质，但同时也面临着一些恶劣饮食诱惑和习惯的挑战，大部分女性有外食的习惯，出现油脂摄入过多引起超重甚至肥胖、蔬果缺乏导致多种微量元素与维生素缺乏以及营养不均衡等问题，都会对其生殖健康及生育力产生不良影响。

5. 其 他

人类生殖过程是一个精密、复杂的过程，现有的医学知识也仅探索了人体健康及生育健康的部分奥秘。目前仍存在 10%~20% 不明原因的不孕，是一种生育力低下的状态，可能的病因应用目前的检测手段还无法确诊。

（二）女性生育力损伤

由于上述多种因素可能导致女性生殖能力降低甚至丧失，因此对于生殖损伤的进一步认识和研究十分有必要。生育力损伤在临床上主要体现在以下几个方面。

1. 卵巢功能降低或衰竭

年龄、遗传、环境、肿瘤、感染、盆 / 腹腔手术史、子宫内膜异位性疾病、囊肿、放疗 / 化疗、辅助治疗等均可以影响卵巢功能。影响卵巢功能的因素种类繁杂，并且卵巢功能损伤是不可逆的，所以此类生殖损伤的治疗比较困难。因此，预防卵巢功能下降、衰竭以及尽早进行生育力保存变得更加重要。健康的生活和工作方式、合理的工作及生育计划以及对有生育要求的患者在治疗前进行生育力保存的咨询和计划是避免生育力降低的良好措施。

2. 生殖道梗阻或不通畅

生殖通道异常包括先天性生殖道发育异常及后期因素导致生殖道阻塞，后者的主要原因为感染，生殖系统炎症常可能导致输卵管梗阻、输卵管积水等。一旦发现生殖道梗阻或不通畅需要尽早手术或采用其他治疗方法，必要时尽早采取生殖辅助技术。对于先天性发育异常患者，需要根据患者的病情、患者意愿及对生活和生育的要求进行合理的治疗。

3. 宫腔环境不良

宫腔环境不良主要有宫腔粘连、子宫内膜息肉、子宫内膜增生、子宫内膜薄等问题。宫腔粘连、子宫内膜损伤的发生与炎症、宫腔操作和宫腔手术有关。在我国，人工流产、清宫术为目前导致宫腔粘连的主要原因。当患者出现相应临床症状及辅助检查结果提示异常时，需及时采取治疗措施，合理利用宫腔镜检查进行诊断和治疗，必须重视和预防宫腔镜手术本身可能对宫腔环境产生的不良影响，术后要注意预防感染及宫腔粘连。子宫内膜增生患者必须在排除不良病变后再妊娠，如确实为不良病变，应结合患者的病情及生育需求制订治疗方案。

4. 内分泌疾病

部分患者由于内分泌紊乱如多囊卵巢综合征、高雄激素血症、高催乳素血症、低促性腺素等原因可引起排卵障碍，表现为月经紊乱、闭经等，需要激素补充治疗或促排卵治疗。部分患者因合并免疫性疾病或存在免疫性因素导致反复胚胎停育及流产，需配合免疫抑制治疗。

5. 其　他

对于有遗传性疾病及精卵受精障碍的患者，必要时需采取辅助生育措施。

（三）女性生育力评估

针对影响女性生育力的因素以及可能存在的损伤进行评估是提供合理生育计划、指导及帮助生育力低下人群完成生育的基础。目前主要是从临床常见的生育力损伤相关方面进行评估，如卵巢功能评估、生殖通道是否通畅、宫腔环境情况以及是否存在导致不良妊娠结局发生的相关因素进行评价。

1. 卵巢功能评估

由于卵巢功能与生育力关系十分密切，且卵巢功能损伤不可逆，所以目前在临床上对卵巢功能的评估十分重要。卵巢功能评估的项目主要包括超声检测基础卵泡数目、基础内分泌激素水平测定、卵巢对促排卵药物的敏感性及基因诊断等。临床应用的卵巢功能评估的项目比较多，但各个指标单独解释卵巢功能正常与否并不十分准确，需结合多项检查及患者的基本情况对其卵巢功能进行综合评估。

（1）年龄。一般情况下，卵巢功能是随着女性年龄增加而逐渐减退的。不同年龄阶段女性的卵巢功能水平不同，所以年龄是衡量卵巢功能极为重要的指标之一。

（2）内分泌激素。女性生殖系统受下丘脑—垂体—卵巢轴调控，卵巢分泌的性腺激素和垂体、下丘脑分泌的促性腺激素（gonadotropin，Gn）相互影响，共同调控卵巢功能。因此，监测相关内分泌指标可反映卵巢的功能状态。基础促卵泡激素（FSH）、黄体生成素（LH）水平及 FSH/LH 值都是常用的参考指标。基础FSH 水平升高提示卵巢储备功能下降。FSH ≤ 10IU/L 为正常，可能为卵巢正常反应；FSH>（10~15）IU/L 提示卵巢低反应；FSH>20IU/L 为卵巢早衰（POF）隐匿期，预示着 1 年后可能闭经；FSH>40IU/L 考虑卵巢早衰。FSH/LH 是卵巢对促性腺激素反应性的标志，若 FSH/LH 比值 >（2~3.6），即使基础 FSH 水平正常，LH相对降低也预示卵巢储备功能降低，促排卵时卵巢低反应。基础 FSH/LH 比值较基础 FSH 更能敏感地反映卵巢储备功能。若患者的基础 FSH、LH 和雌二醇（E2）值正常，基础 FSH/LH 比值升高提示可能为卵巢功能减退。

（3）经阴道超声。超声检查无创、方便，经阴道超声较经腹部超声可以更准确地观察和测量卵巢大小、卵泡大小及数量，可较为准确地了解早卵泡期卵巢窦卵泡数，可以为卵巢功能的评估提供重要参考。

（4）抗米勒管激素（anti-müllerian hormone，AMH）。抗米勒管激素是一种由早期窦卵泡和窦卵泡颗粒细胞产生的糖蛋白，已被证明是评价卵巢中剩余卵母细胞数量的一个良好指标。然而，极低或不可检测的 AMH 水平虽然能够表示卵巢储备功能降低，但却不足以用来诊断卵巢早衰，尤其是在患者月经周期正常的情况下。

（5）抑制素 B。除了 AMH，卵巢颗粒细胞分泌的另一种糖蛋白——抑制素 B，也能反映卵泡的数量和颗粒细胞的功能。不同的是，抑制素 B 是颗粒细胞受到促性腺激素释放激素和 FSH 的刺激所分泌的，其血清水平在月经第 3 天，卵泡进入发育轨道后上升，窦卵泡时期达峰值，排卵后开始下降，因此在同一月经周期的不同时期和不同月经周期间，抑制素 B 的水平波动较大。目前临床上对抑制素 B 预测卵巢储备功能的意义仍有争议，其诊断价值还需要大量的研究证实。

（6）药物激发试验。氯米芬可以部分激活雌激素受体，有强抗雌激素和弱雌激素作用，抑制雌激素对 FSH 的负反馈。药物激发试验具体操作如下：月经第 3天测基础 FSH；月经第 5~9 天按照 100mg/d 的剂量服用氯米芬，每天 1 次，连续服用 5d；月经第 10 天测 FSH，FSH>20IU/L 或较基础 FSH 升高 2 个标准值可判断试验阳性。正常情况下，卵泡发育过程中血清抑制素 B 和 E2 水平逐渐升高，反馈性抑制垂体释放 FSH，使 FSH 水平降低。卵巢储备功能低下患者的卵巢内卵泡数不足，可被募集至生长发育轨道的卵泡数少，无法产生足够的抑制素 B 和雌二醇，负反馈抑制作用减弱，血清 FSH 检测值异常升高。一篇研究系统回顾了体外受精（in vitro fertilization，IVF）治疗过程中，氯米芬药物激发试验在预测卵巢反应性中的作用，用月经第 10 天 FSH>10~22IU/L 作为卵巢低反应性的预测值时，敏感度为 93%，特异度为 98%。由于其过程繁杂，评估效果有限，不作为常规检查项目应用。

（7）遗传因素。卵泡是女性生殖系统的基本功能单位。染色体异常或基因突变都会影响卵泡发育，阻碍排卵，抑制类固醇激素生成。研究表明，遗传物质是卵巢储备功能的基础，卵巢储备功能与 X 染色体的结构和功能密切相关，拥有 2 条结构正常的 X 染色体才能维持卵巢内的基础卵泡数。与卵巢储备功能下降发病相关的基因中，少数致病突变已被证实，例如，（45,X）染色体嵌合型、*HELQ* 基因突变和 *FMR*1 基因前突变等，其机制尚待研究。线粒体携带母系遗传物质，卵子内的线粒体出现结构或数目异常、线粒体 DNA 片段缺失或突变均能引起卵母细胞成熟和受精障碍，影响女性生育力。近年来，有学者利用卵胞浆线粒体移植以及自体线粒体移植技术帮助改善卵巢储备功能下降患者的妊娠结局，获得了良好的治疗效果。但遗传因素检查主要用于卵巢早衰、有家族遗传风险的患者，临床应用有限，尚不能常规开展。

（8）免疫性因素。卵巢中的 T 细胞、B 细胞和自然杀伤细胞（NK）产生的细胞因子会加速卵泡闭锁进程，导致卵泡过早耗尽。卵巢内的抗卵巢抗体和抗透明带抗体等自身抗体会破坏正常的卵巢结构和功能，导致卵巢变小、卵泡数量下降、卵母细胞发育异常，影响卵巢储备功能。

（9）其他。卵巢相关手术史、异位妊娠手术史、盆腔粘连史、卵巢囊肿及子宫内膜异位症等均可导致卵巢损伤和供血不足，引起卵巢储备功能下降，应详细了解患者的病史。

2. 生殖道评估

了解生殖道功能是否正常，需要了解生殖道是否存在发育畸形，畸形程度，畸形对生殖能力有无影响，有无存在影响其功能的感染或肿瘤等病变。具体应了解患者的阴道能否正常性交，能否完成分娩，精子能否正常通过宫颈管，精子与卵子能否在输卵管相遇，输卵管能否正常运输受精卵返回宫腔着床等。临床上主要通过输卵管通液、超声监测下通液、X 线下子宫输卵管造影、超声下子宫输卵管造影、宫腔镜下插管通液技术等了解输卵管是否通畅，必要时也可选择腹腔镜下通染液试验及输卵管镜检查。

3. 宫腔环境评估

宫腔环境主要指子宫内膜情况，需要了解宫腔形态是否正常，是否有发育异常，有无息肉或肌瘤等占位性病变，是否存在宫腔粘连、子宫内膜损伤等情况。宫腔镜检查为目前临床常用的检查方法。

三、男性生育力损伤

（一）男性生育力损伤的因素

男性生殖主要包括男性生殖系统的神经内分泌调节、精子在睾丸的发生、精子在附睾的成熟、精子与精囊液及前列腺液混合成精液、精子排出男性生殖道进入女性生殖道内、精子在女性输卵管受精等多个过程，其中任何一个环节受到影响都会造成男性生育障碍，对于男性生殖健康影响及导致生育力降低的因素可以存在于每一个过程中。同影响女性生殖力的因素一致，影响男性生殖力的因素也存在于生活和工作环境中，可以受到空气污染、高温因素、有毒有害化学物质（如农药、杀虫剂）、不良生活方式等方面的影响。男性的生殖泌尿系统疾病、内分泌疾病、恶性肿瘤等可能对男性生殖力产生不良影响。所以，对于男性生育力的评估与保存是应对男性不育的重要策略。

男性和女性在生殖过程中同样重要。全球目前约有 15% 的适龄夫妇无法生育，其病因中男方因素占约 20%，因此男方因素是导致适龄夫妇无法生育的重要原因之一。随着工业化的飞速发展和环境污染的日益加重，目前全球范围内男性精液质量持续下降，不孕不育率不断攀升，此外，肿瘤发病率也呈现出明显上升且年轻化的趋势。这些情况都使得加强男性生育力保护势在必行。

1. 男性生殖道先天畸形

男性生殖道先天畸形包括有睾丸畸形（数量异常、大小异常、位置异常），输精管畸形（先天性缺如、与输尿管相交通等），阴茎异常（缺失、扭转、过大、过小、尿道上下裂等），前列腺发育不全，精囊腺先天缺如等。男性生殖道畸形种类多，均可不同程度地影响生育力，影响生育力的方式也不尽相同，严重影响了男性生殖健康。

2. 男性生殖器外伤

男性外生殖器暴露在体外，后天因素，如外伤、对抗性运动、战争、性交不当等可能造成男性外生殖器损伤。常见损伤有阴茎皮肤撕脱伤、阴茎切割伤、阴囊皮肤撕脱伤及内容物损伤、睾丸破裂、睾丸异位等。依据皮肤的完整性，可分为闭合性外伤和开放性外伤。男性外生殖器损伤主要发生在中青年，很可能影响生殖功能。

3. 男性生殖系统肿瘤

男性泌尿生殖系统肿瘤包含肾脏、膀胱、前列腺、睾丸等主要器官的肿瘤。睾丸肿瘤是泌尿外科常见的肿瘤之一，几乎都是恶性的，发病年龄有 3 个高峰：婴儿期多见卵黄囊瘤（婴儿型胚胎性瘤）；20~40 岁可见各类型睾丸肿瘤，但仍以精原细胞瘤为多见；70 岁以后主要为精原细胞瘤。睾丸恶性肿瘤病因尚不明确，目前认为其发病与遗传和后天因素均有关系，其中与隐睾关系最密切，隐睾发生肿瘤的机会比正常人大 10~14 倍，腹腔内隐睾比腹股沟更高，而睾丸固定术并不能降低恶性变的发生率，但可使肿瘤更易被发现。世界范围内前列腺癌发病率位居男性恶性肿瘤的第 2 位，仅次于肺癌。与欧美国家相比，我国前列腺癌具有发病率低（10.23/10 万男性人口）、疾病确诊时分期偏晚，以及近年来发病率快速升高等特点。双侧睾丸切除术是雄激素剥夺治疗（androgen deprivation therapy，ADT）中外科去势治疗前列腺癌的基本方法。睾丸切除无疑对男性生殖力造成了永久性损害。

4. 男性泌尿生殖系统感染

男性泌尿生殖系统非特异性感染可波及生殖系统的任何部位，具有相似的临床表现。常见的有前列腺炎及相关疾病、精囊炎、附睾、睾丸非特异性感染等。目前我们已认识到前列腺炎是具有特定形式的综合征，这些综合征拥有各自的病因、临床特征和预后。细菌性前列腺炎的致病菌主要是革兰氏阴性菌，最常见的是大肠杆菌、变形杆菌、克雷白杆菌。当前男性菌尿的发生率已降至 1%，细菌性前列腺炎也随之大大减少，真正由细菌引起的前列腺炎大约占 5% 左右。慢性细菌性前列腺炎有导致男性尿失禁和阳痿的风险。抗菌治疗仅能控制或治愈 30%~50% 的感染，一般需要多方面综合治疗。附睾炎和睾丸炎是临床所见急性阴囊区疼痛最常见原因，35 岁以上者居多。感染附睾的革兰阴性杆菌与引起菌尿的致病菌相同，细菌由后尿道经输精管感染附睾，慢性膀胱颈梗阻、留置导尿管和前列腺手术可促进感染发生与扩散。附睾感染后累及附睾小管和小管间质，附睾充血、肿胀，使走行于附睾和睾丸之间的精索动脉终末支受压，血流受阻或血栓形成，导致睾丸缺血。睾丸缺血可促使脓肿形成，久而久之可引起睾丸萎缩。有研究显示需住院治疗的急性附睾炎患者中，睾丸脓肿及睾丸萎缩的发生率高达 39%。附睾炎也可引起附睾和输精管的纤维性阻塞，如果发生于双侧，则导致不孕。附睾的感染可通过输精管道系统或直接蔓延方式侵及睾丸。睾丸实质的炎性肿胀由于受到致密坚韧的睾丸白膜限制，使睾丸内压增高，睾丸血供进一步受到损害，促进了脓肿形成和继发性睾丸萎缩。Leydig 细胞比曲细精管对损伤有更强的耐力，感染控制和损害解除后，尽管睾丸萎缩，内分泌功能仍可能保存，但生精功能通常受损或丧失。严重病毒性睾丸炎患者的炎性细胞可侵及生精管道，睾丸内高压可造成睾丸实质局部缺血，引起生精上皮发生不可逆的玻璃样变和纤维化。50% 的患者发生睾丸萎缩，如为双侧则可引起不育。流行性腮腺炎则是病毒性睾丸炎的主要病因。结核分枝杆菌对男性生殖道的损伤也不容小觑，可造成输精管道梗阻和引起睾丸病变，损害生精功能。随着性传播疾病的发生率不断增加，男性泌尿生殖系统感染的发生率也有明显增加的趋势，慢性、反复性感染可造成泌尿生殖道梗阻、狭窄，从而引起阳痿、射精困难等性功能障碍。

5. 阴茎勃起功能障碍

阴茎正常勃起是由正常的泌尿生殖器官结构、健全的神经反射、良好的血流动力学基础、内分泌的正常代谢以及良好的心理状态等多因素参与的复杂生理反射过程。阴茎勃起功能障碍的原因很多，但总的可归纳为两大类，一类为精神心理因素，另一类为器质性原因。过去一直认为 80%~90% 的阴茎勃起功能障碍为精神心理因素导致，现在随着科学的发展与研究的深入，发现器质性病变呈上升趋势，绝大部分阴茎勃起功能障碍兼有器质性病变和心理障碍两个方面的原因。常见的心理因素包括夫妻关系不和谐，社会和家庭环境影响，不良性经历，不适当或不充分的性刺激，焦虑和抑郁等。常见的器质性因素包括：生殖器官发育不全；手术或外伤如前列腺切除术、直肠癌根治术、腹主动脉瘤切除术、脊椎骨折、截瘫、骨盆骨折、阴茎或尿道损伤等都可能损伤神经或阴茎海绵体；内分泌疾病，特别是糖尿病导致的阴茎勃起功能障碍较其他高 2~5 倍，以及原发性性腺功能不全，甲状腺、肾上腺、垂体功能异常；神经系统疾病，血管疾病，全身性疾病；此外，吸烟、酗酒等不良嗜好，以及许多降高血压药物、心脏病药物等都可导致阴茎勃起功能障碍。

6. 内分泌异常

男性的正常生殖过程在内分泌学上依赖于具有正常反应的下丘脑、垂体、睾丸和附属腺体，并受促性腺激素释放激素（gonadotrophin-releasing hormone，GnRH）、促性腺激素（Gn）、睾酮（testosterone，T）及其代谢产物等激素的协同调控。下丘脑—垂体—睾丸轴组成闭合性负反馈调节机制，是维持正常生殖功能的主要调节机制。任何一个环节发生障碍，都是男性不育症的原因。睾丸病变引起的男性不育症，为原发性性腺功能减退症，又称促性腺激素分泌增多型性腺功能减退症。先天性及后天因素均可导致睾丸异常，先天性疾病主要为遗传性疾病，后天因素可有炎症、创伤、放射性损伤、系统性疾病（如慢性肾衰尿毒症、慢性肝硬化）。下丘脑和垂体病变引起的男性不育症表现为继发性性腺功能减退症，又称促性腺内分泌减少型性腺功能减退症。垂体肿瘤以及影响垂体功能的其他肿瘤可导致促性腺激素分泌减少而引起不育。雄激素的合成及作用异常可导致男性表型畸形，在这些畸形中，睾酮合成及副中肾管退化正常，但由于靶器官对性激素产生抵抗作用，导致男性发育出现不同程度的障碍。其他内分泌腺轴，如肾上腺和甲状腺等也可通过改变下丘脑—垂体—睾丸轴的功能而引起不育。

7. 免疫性因素

免疫性不育指由于自发性产生针对配偶抗原的抗体，导致精子－卵子相互作用受损而导致的不育，其中抗精子抗体（antisperm antibody，AsAb）较抗卵子抗体更常见。男性产生抗精子抗体的情况符合自身免疫性疾病的定义。随着生殖免疫学的发展，免疫性不育的检查方法的不断完善，蛋白质组等技术的成熟，对免疫性不育研究越来越深入，内容也越来越丰富。男性生殖系统具有多种抗原，从生理学考虑，应易引起机体的免疫应答，然而在正常情况下，机体并不会对精子产生免疫应答反应，这是由于机体具有防止发生抗精子免疫反应的机制。当某些因素，如输精管结扎术、输精管吻合术、生殖道损伤、生殖道感染、精索静脉曲张引起血 - 睾屏障破坏、免疫抑制功能障碍以及遗传性因素发生时，可产生 AsAb。AsAb 在体内通过体液免疫发挥作用，主要表现为：①妨碍精子正常发生；②干扰精子获能和顶体反应；③直接作用于精子本身，引起精子凝集与制动；④细胞毒性作用，即精子表面的抗体本身不能直接引起精细胞的破坏，是通过补体介导破坏细胞而起作用；⑤抑制精子穿透宫颈黏液；⑥限制精子与卵子透明带黏附、阻止精子与卵子结合而干扰受精过程；⑦干扰胚胎着床及影响胚胎存活等。

大量的临床和实验资料表明，睾丸生精细胞及精子也可激发机体的细胞免疫反应。如腮腺炎引起的睾丸炎或无精症患者精子抗原诱发的迟发性变态反应阳性。前列腺炎合并不育者的前列腺液中 T 细胞减少（其中 T 抑制细胞降低，T 辅助细胞升高），B 细胞明显升高。许多男性不育患者的精液中白细胞数量增多，这些存在于精液中的白细胞能使无透明带仓鼠卵穿透试验受损，也与人体外受精失败有关。男性不育患者的精浆中白细胞介素 –6 水平增高。细胞免疫与男性生殖关系十分密切，目前还有许多问题有待进一步研究。

8. 遗传性疾病

对男性不育进行的细胞遗传学研究已证实，因细胞遗传所致不育占 2%~21%，其常见原因为：性染色体异常、常染色体畸变、减数分裂染色体异常、男性特纳综合征、唯支持细胞综合征及遗传性酶缺陷等。性染色体异常是引起男性不育的一个重要因素，具有多种形式，临床表现也不尽相同，但共同特征是影响精子的发育，造成少精症或无精症，使患者丧失生殖能力。

9. 精索静脉曲张

精索静脉曲张是男性生殖系统常见的疾病，是由精索蔓状静脉丛异常迂曲扩张、伸长所致。近年来研究表明，精索静脉曲张已经成为男性不育的重要原因，统计分析发现，精索静脉曲张在男性不育患者中的发病率为 21%~41%。精索静脉曲张与男性不育密切相关，其不育属于后天获得且有明显的累进性特点。但迄今为止，精索静脉曲张导致不育的机制仍不十分清楚。

10. 全身因素

生育是一个复杂的过程，受到多种因素的影响。任何影响性激素变化、性功能及生精功能的全身性疾病都是导致男性不育的原因。除前文所说的糖尿病、慢性肾衰尿毒症、慢性肝脏疾病及肝硬化、甲状腺疾病、垂体疾病外，肾上腺疾病、截瘫、肥胖、镰刀状红细胞性贫血、心理疾病、职业及生活压力过大、不恰当性行为均可能导致男性生育力降低。

11. 其他因素导致的不育

随着工业化的发展，许多物理和化学污染不断产生，很多污染物可直接作用于男性性腺引起不育，有些可引起精子染色体畸变。研究证明，环境中超标的重金属（如铜、银、镍、铬、钴、铅、硼、汞等）、电离辐射（又称核辐射）、非电离辐射（包括工频和射频辐射以及光辐射）、杀虫剂［如 DDT（双对氯苯基三氯乙烷）、二溴氯丙烷、二溴乙烷、有机磷等］、环境雌激素（如双酚 A、植物雌激素、人工合成雌激素等）、棉酚、苯、氯乙烯、邻苯二甲酸酯等均可对男性生殖能力造成损害。男性持续处于高温环境、长期营养不良、维生素缺乏、吸烟、嗜酒等都可导致精子生成障碍，造成生育力减退。临床上的一些药物，如精神类药物、化疗药物、激素、麻醉剂、影响自主神经的药物、某些中药等对精子的生成和性功能也有影响，但与个体的敏感性有很大的关系，并非所有的服用者都会造成性欲低下或不育。

（二）男性生育力评估

1. 病史及体格检查

由于引起男性不育的因素很多，详细询问病史，如职业、生活习惯、性生活史、疾病史、手术史、药物史、配偶生育史等，有助于获得更多有用的信息，可以为进一步的诊断和治疗提供依据。对男性，尤其是不育患者的体格检查应包括一般情况及泌尿生殖系统检查，应注意男性第二性征发育、体型、有无乳房女性化和嗅觉异常、有无心血管系统及神经内分泌系统异常。

2. 实验室检查

（1）精液分析。精液分析包括精液常规分析、精子形态学检查、精子功能实验及精浆生化检查。精液的理化特征、精液分析中的精子总数、精子密度、精子活力（质量、数量、时间指标）、精子形态、正常精子形态率、精液中非精子细胞（未成熟生精细胞、白细胞、支持细胞及脱落上皮等）、精液中凋亡细胞的比例等都是评估精液质量的重要参数。精液分析是最简单、最直观和最重要的男性生育力评估手段。传统精液分析可以在一定程度上反映男性的生育力，但不能全面反映男性的生育力。因此，临床上增加了一些能够反映精子的生化和分子功能的试验，包括有精子穿透能力测定、精子膜功能测定、精子线粒体功能测定、精子顶体酶活性测定等。精浆生化可以补充了解睾丸、附睾、精囊腺、前列腺等腺体的功能及生理状态。

（2）其他参数测量。随着对男性不育症病因及机制的研究，发现精子 DNA 碎片（sperm DNA fragment，SDF）和精液活性氧（reactive oxygen species，ROS）的测量与传统标准精液参数相比，可能更能预测生育力。精子 DNA 碎片检测适用于精索静脉曲张、不明原因不育或宫腔内人工授精（intrauterine insemination，IUI）失败或反复流产、体外受精（in vitro fertilization，IVF）或（和）卵细胞质内单精子注射（intracytoplasmic sperm injection，ICSI）失败的患者。

氧化应激也被认为是男性不育的原因之一。过量的精液 ROS 导致氧化应激，导致 SDF 和精子质膜损伤。此外，氧化应激与精子活力、精子计数和精子形态异常有关。高水平的氧化应激与 SDF 异常有关，据推测，氧化应激是导致 SDF 升高的主要病理生理机制之一。异常的精液 ROS 产生与 SDF 相似的危险因素，包括男性生殖道感染、吸烟和精索静脉曲张的存在。然而，由于目前还没有测量精子活性氧的标准化方法，缺乏前瞻性随机对照试验和成本效益分析来评估其作为生育力预测生化标志物的效用，因此目前尚不能在临床常规应用。

（3）生殖内分泌激素检查。睾丸具有内分泌功能，在垂体的调控下，睾丸间质细胞可分泌雄激素，主要为睾酮，临床上常见的睾丸功能减退患者往往与体内激素改变有关。通过准确测定生殖激素有助于评价下丘脑—垂体—睾丸轴的功能，并对其功能障碍进行定位，为治疗提供依据。男性生殖激素包括卵泡刺激素（FSH）、黄体生成素（luteinizing hormone，LH）、睾酮（T）、催乳素（prolactin，PRL）等。当 T 和 T/LH 比值降低，LH、FSH 升高，这种高促性腺激素性功能降低提示原发性睾丸衰竭。当 T 及 LH 正常时，精子缺乏或严重少精患者会发生 FSH 升高。T、LH、FSH 均不足见于先天性或后天促性腺激素分泌不全性性腺功能减退症，包括 Kallmann 综合征和后天性下丘脑、垂体功能减退及继发性睾丸功能减退。这种情况下还应检测其他垂体激素如 TSH、ACTH、GH、PRL。另外，还应仔细进行神经系统检查，包括视野和垂体窝的 X 线检查。T、LH、FSH 均正常的患者可能由逆行射精或射精管道堵塞引起。T 和 LH 正常或升高，FSH 不足或正常的少精症患者，部分对雄激素具有耐受性（细胞对雄激素缺乏反应性）而引起血浆 LH 继发性升高。由于 LH 的持续性刺激，睾酮和雌二醇分泌增加。正常情况下，一小部分睾酮通过芳香化转为雌二醇，雌二醇水平增加，因此血清雌二醇测定将支持诊断。青春期前儿童 LH 和 FSH 同时升高提示真性性早熟。如果 FSH 和 LH 不高，T 稍高或正常，但 T 代谢物和尿 17 - 酮类固醇（17-KS）及血 17a- 羟孕酮升高，糖皮质激素、盐皮质激素合成障碍，提示可能存在假性性早熟（或者 21- 羟化酶缺陷、巨大生殖畸形）。垂体催乳素升高对垂体－睾丸系统的影响复杂，促进作用及抑制作用可能混合存在，PRL 检查有助于判断有无高催乳素血症、垂体腺瘤或微腺瘤。

（4）免疫学检查。精子免疫检测可分为抗精子抗体（AsAb）检测、精浆免疫抑制物检测和精子的细胞免疫检测三部分。抗精子抗体可存在于血清、精浆（宫颈黏液）和精子表面。血清内的 AsAb 主要是 IgG 和 IgM，精浆内主要是 IgG 和 lgA，少数患者有 IgE，而精子表面的 AsAb 主要吸附精浆抗体。细胞免疫功能检测可通过白细胞黏附抑制试验、淋巴细胞转化试验、精液巨噬细胞测定来了解。

3. 影像学检查

影像学检查主要是泌尿生殖系统超声检查和盆腔 MRI 检查。输精管造影术、精囊造影术可能造成医源性损伤，加重患者的痛苦且效果有限，较少在临床应用。

4. 遗传学评估

对于严重少或弱精子症、非梗阻性无精子症患者，建议行染色体核型分析和 Y 染色体微缺失检测。染色体核型异常可导致性腺发育异常或不全，使生育力完全缺失。

5. 睾丸活体组织检查

睾丸活体组织检查简称睾丸活检。目前，睾丸活检主要适用于睾丸体积正常，FSH 水平正常或轻度升高的无精症患者。睾丸组织活检对于睾丸衰竭或不可修复的非梗阻性无精子症患者来说，既是诊断方法又是潜在的治疗手段。除无精症外，睾丸活检的其他适应证包括少精症患者、精索静脉曲张致少精患者、青春发育期或发育后隐睾固定术患者、激素药物治疗后疗效评价、协助早期诊断生殖细胞肿瘤。目前常用的睾丸活检方法有开放手术活检、经皮穿刺活检、经皮细针抽吸活检以及显微睾丸取精术（micro-dissection of testicular sperm extraction，micro-TESE）技术。对生精功能的评估常采用 Johnson 评分、Silber 评分、综合评分法和睾丸生殖病理双重诊断法。

四、生育力保存的意义

我国已正式迈入老龄化社会，年龄 ≥ 65 岁的人数占总人口的 11.4%，且总和生育率由 1990 年的 2.1 降低到 2016 年的 1.7，因此，应如何提高总和生育率，提高新生人口数以促进人口结构优化成为解决我国人口问题的重中之重。了解我国育龄期男女生育力现状及所面临的问题，关注人群生殖健康和人口质量对我国社会发展及保障人民健康有着重要意义。人类生育力保存是我国国情的需要，我国以往的计划生育政策规定一对夫妇生育一个孩子，这个基本国策对我国人口控制和经济社会发展起到了重要作用。目前由于我国人口老龄化等原因，国家开放三孩生育政策，鼓励生育，但由于生活和工作压力明显增大，一些年轻夫妇迫于紧张的工作和生活以及生育观念的改变，不愿生育或选择推迟生育计划，但往往错过了最佳生育年龄。人类生育力保存可以为推迟生育计划的人群提供保障，而且生育力保存为"失独人群"提供了解决困境的方法。我国目前存在生殖健康的双重矛盾，即不孕不育率与人工流产率居高不下，一方面是生育力下降，不孕不育发生率上升，另一方面是非意愿妊娠多，人工流产居高不下。人工流产史与不孕症有相关性，多次重复流产是不孕症的危险因素；人工流产可对意外受孕的女性身体造成极大的伤害，影响远期生育能力，可增加孕产妇和新生儿死亡率以及妊娠期和分娩期并发症发生率，降低再生胎儿质量。保障我国育龄期女性生育力亟须加强女性对非意愿妊娠以及人工流产危害性的认识，鼓励使用长效可逆、长效永久避孕方法，但也希望可以通过生育力保存为育龄期女性提供最后的生育力保障。

　　随着科技的发展和物质的丰富，人们的生活节奏加快，工作和生活压力增加，不良的生活习惯也越来越多，如长期饮酒、熬夜上网、频繁使用手机、不健康的饮食习惯甚至吸食毒品等，导致肥胖、高血压、糖尿病等，也导致了性功能及生育力下降；另外，性行为过度、性伴侣过多、不洁性生活等导致的感染性疾病也严重影响人类的生育力。近年来，环境恶化及全球气候变化异常情况增多，这些因素均可对人类生殖能力产生影响。全球 10 多年来肿瘤发病率持续增长，且低龄人群肿瘤患病率明显上升，女性肿瘤的发病率上升幅度更快。虽然肿瘤的临床治愈率显著升高，但化疗、放疗及生殖器官的手术治疗均会造成生育力不可逆转的损伤，育龄期女性或青春期以及儿童肿瘤患者的生育力保护及保存的重要性日渐突出。此外，一些非肿瘤疾病，如系统性红斑狼疮、类风湿关节炎、子宫内膜异位症、卵巢早衰、多囊卵巢综合征等，也可直接或间接导致生育力下降和丧失。生育力剥夺使患者的生活质量明显下降，可能影响家庭和谐，甚至产生社会问题。生育力是繁衍后代、保持人类生生不息的主要因素，是社会向前发展的物质基础，所以生育力的保存和保护不仅是一个医学问题，更是一个社会问题。

　　近年来，女性生育力保存的研究取得了较大的进步，主要技术包括卵母细胞冷冻、胚胎冷冻、卵巢组织冷冻保存及再植、性腺抑制药物及抗凋亡制剂等。许多生殖医学中心已逐步开展及应用卵母细胞冷冻技术，并已有多例妊娠胎儿出生的报道。2008 年，世界第一个人类原位卵巢移植婴儿诞生，此后，卵巢组织的冷冻保存及移植成为人类生殖工程研究的热点。2012 年，我国建立了第一家卵巢组织冻存库。2021 年 9 月，我国首例冻存卵巢组织移植成功后自然妊娠婴儿分娩。在我国，为癌症患者保存生育力的观念已逐渐深入人心，越来越多的肿瘤专家、手术医生、生殖专科医生更多地将可行的生育力保存方案纳入诊疗计划，也许未来生育力保存会成为肿瘤治疗中的常规环节。卵巢组织冷冻是青春期女孩及化疗不能延后的女性肿瘤患者唯一可选择的生育力保存方案。肿瘤患者的卵巢组织冷冻后移植可能有致肿瘤复发的潜在危险性，目前关于肿瘤微残留检测技术及卵母细胞体外成熟技术已有突破性进展。

男性生殖力储备方式主要有三种：冻存精子（包括精液精子、附睾精子、睾丸精子）、冻存睾丸组织和冻存胚胎。精子作为一种细胞，由于含水量少，通过程序化的降温过程可以得到很好的保存。精子冷冻技术本身相对成熟，复苏后助孕的临床效果也相对肯定，我国目前已建立了多家精子库，为优生、优育及男性不育提供了有效的方法。2002年报道了睾丸组织冷冻后再复苏、移植技术的第一次成功使用，目前该技术已被广泛应用于不同种类动物及人类睾丸组织的体外成熟研究中。人类胚胎冷冻保存移植已有近30年的历史，已成为目前试管婴儿（即体外受精–胚胎移植技术；in-vitro-fertilization-embryo transfer，IVF）工作中不可或缺的组成部分。

随着人们对辅助生殖技术越来越多的认识和了解，对采取辅助生殖技术帮助妊娠的接受程度越来越高。相信随着生育力保存观念的宣传和普及，以及人们经济水平的提高，会有更多有需要的人选择生育力保存措施。

参考文献

[1] 张凤春，马越，林玉梅，等. 三级甲等医院肿瘤相关科室医生对于患者生育力保存认知度的调查. 上海交通大学学报（医学版），2018，38（5）：514-519.

[2] 李晓宇，顾向应. 我国生育力现状及面临的挑战. 中国计划生育和妇产科，2020，12（1）：3-6.

[3] 周丽萍. "生育力保护"的现实意义及对策建议. 中国人口报，2017，3.

[4] 刘扬，李宏田，周玉博，等. 人群生育力与生育力保护. 中国生育健康杂志，2020，31（5）：401-403，419.

[5] 乔杰，龙晓宇，高江曼，等. 人类生育力保护的机遇与挑战. 中国实用妇科与产科杂志，2016，32（1）：8-12.

[6] 黄国宁. 生育力保护概述. 实用妇产科杂志，2016，32（4）：241-242.

[7] United Nations. Dept. for Economic, Social Information, PolicyAnalysis. Population and Development: Programme of Action Adopted at the International Conference on Population and Development, Cairo, 5-13 September1994. New York: United Nations, Department for Economic and SocialInformation and Policy Analysis, 1995.

[8] Wallace WH, Thomson AB, Kelsey TW. The radiosensitivity of the human oocyte. Hum Reprod, 2003, 18(1):117-121.

[9] Anderson RA, Mitchell RT, Kelsey TW, et al. Cancer treatment and gonadal function: experimental and established strategies for fertility preservation in children and young adults. Lancet Diabetes Endocrinol, 2015, 3(7):556-567.

[10] Gleeson HK, Shalet SM. The impact of cancer therapy on the endocrine system in survivors of childhood brain tumours. Endocr Relat Cancer, 2004, 11(4):589-602.

[11] Meirow D, Biederman H, Anderson RA, et al. Toxicity of chemotherapy and radiation on female reproduction. Clin Obstet Gynecol, 2010, 53(4):727–739.

[12] Sonmezer M, Oktay K. Fertility preservation in young women undergoing breast cancer therapy. Oncologist, 2006, 11(5):422–434.

[13] 邢再玲，俞文兰，徐茗，等.中国 9 个典型行业育龄女工的不孕状况及相关因素分析.中华预防医学杂志，2018，52（2）：134–140.

[14] 崔淑娟，杨志惠，褚焕妙.职业紧张与胚胎停育的相关性研究.中国计划生育和妇产科，2016，8（8）：48–50.

[15] Practice Committee of the American Society for Reproductive Medicine. Testing and interpreting measures of ovarian reserve: a committee opinion. Fertil Steril, 2015,103(3): e9–e17.

[16] Greene AD, Patounakis G, Segars JH. Genetic associations with diminished ovarian reserve: a systematic review of the literature. J Assist Reprod Genet, 2014, 31(8): 935–946.

[17] Nikolaou D, Templeton A. Early ovarian ageing. Eur J Obstet Gynecol Reprod Biol, 2004, 113(2): 126–133.

[18] Speroff L. The effect of aging on fertility. Curr Opin Obstet Gynecol, 1994, 6(2): 115–120.

[19] 赵燕燕，关青艳，田晓勤，等.卵巢储备功能下降的研究进展.新疆中医药,2018,36（4）：120–123.

[20] Hoyos LR, Thakur M. Fragile X premutation in women: recognizing the health challenges beyond primary ovarian insufficiency. J Assist Reprod Genet, 2017, 34(3): 315–323.

[21] 万琼，叶红.卵巢功能早衰相关基因研究进展.海南医学，2015，26（14）：2109–2112.

[22] 朱静，周怡然，陈蓓丽，等.卵巢储备功能减退与线粒体遗传异常.国际生殖健康 / 计划生育杂志，2017，36（5）：417–420.

[23] 马翔，刘嘉茵.卵巢储备功能减退患者再生育的治疗策略.国际生殖健康 / 计划生育杂志，2016，35（3）：191–195.

[24] Caserta D, Bordi G, Ciardo F, et al. The influence of endocrine disruptors in a selected population of infertile women. Gynecol Endocrinol, 2013, 29(5): 444–447.

[25] Shamil NN, Marchenko LA, Dolgushina NV, et al. The role of genetic and autoimmune factors in premature ovarian failure. J Assist Reprod Genet, 2013, 30(5): 617–622.

[26] Martins NFE, Seixas MI, Pereira JP, et al. Antierythematosus. Cmullerian hormone and ovarian reserve in systemic lupus lin Rheumatol, 2017, 36(12): 2853–2854.

[27] Kimler BF, Briley SM, Johnson BW, et al. Radiation-induced ovarian follicle loss occurs without overt stromal changes. Reproduction, 2018, 155(6): 553–562.

[28] Fabbri R, Macciocca M, Vicenti R, et al. Doxorubicin and cisplatin induce apoptosis in ovarian stromal cells obtained from cryopreserved human ovarian tissue. Future Oncol, 2016, 12(14): 1699–1711.

[29] Cooper GS, Baird DD, Hulka BS, et al. Folliclestimulating hormone concentrations in relation to active and passive smoking. Obstet Gynecol, 1995, 85(3): 407–411.

[30] D'arpe S, Di feliciantonio M, Candelieri M, et al. Ovarian function during hormonal contraception assessed by endocrine and sonographic markers: a systematic review. Reprod Biomed Online, 2016, 33(4): 436–448.

[31] Esposito MA, Coutifaris C, Barnhart KT. A moderately elevated day 3 FSH concentration has limited predictive value, especially in younger women. Hum Reprod, 2002, 17(1): 118–123.

[32] Scott RT JR, Elkind-Hirsch K E, Styne-Gross A, et al. The predictive value for in vitro fertility delivery rates is greatly impacted by the method used to select the threshold between normal and elevated basal follicle-stimulating hormone. Fertil Steril, 2008, 89(4): 868–878.

[33] Licciardi FL, Liu HC, Rosenwaks Z. Day 3 estradiol serum concentrations as prognosticators of ovarian stimulation response and pregnancy outcome in patients undergoing in vitro fertilization. Fertil Steril, 1995, 64(5): 991–994.

[34] Grossman MP, Nakajima ST, Fallat ME, et al. Müllerian-inhibiting substance inhibits cytochrome P450 aromatase activity in human granulosa lutein cell culture. Fertil Steril, 2008, 89(5 Suppl): 1364–1370.

[35] Durlinger AL, Kramer P, Karels B, et al. Control of primordial follicle recruitment by anti-Mullerian hormone in the mouse ovary. Endocrinology, 1999, 140(12): 5789–5796.

[36] 李莹，杨晓庆，杨晓葵. 抗米勒管激素和抑制素 B 预测卵巢储备功能的临床研究. 实用妇产科杂志，2014，30（1）：26–29.

[37] Broer SL, Van Disseldorp J, Broeze KA, et al. Added value of ovarian reserve testing on patient characteristics in the prediction of ovarian response and ongoing pregnancy: an individual patient data approach. Hum Reprod Update, 2013, 19(1): 26–36.

[38] Balasch J, Creus M, Fábregues F, et al. Inhibin, follicle-stimulating hormone, and age as predictors of ovarian response in in vitro fertilization cycles stimulated with gonadotropin-releasing hormone agonist-gonadotropin treatment. Am J Obstet Gynecol, 1996, 175(5): 1226–1230.

[39] Muttukrishna S, Mc Garrigle H, Wakim R, et al. Antral follicle count, anti-mullerian hormone and inhibin B: predictors of ovarian response in assisted reproductive technology. BJOG, 2005, 112(10): 1384–1390.

[40] Seifer DB, Mac Laughlin DT, Christian BP, et al. Early follicular serum mullerian-inhibiting substance levels are associated with ovarian response during assisted reproductive technology cycles. Fertil Steril, 2002, 77(3): 468–471.

[41] Hendriks DJ, Mol BW, Bancsi LF, et al. The clomiphene citrate challenge test for the prediction of poor ovarian response and nonpregnancy in patients undergoing in vitro fertilization: a systematic review. Fertil Steril, 2006, 86(4): 807–818.

[42] Broekmans FJ, Kwee J, Hendriks DJ, et al. A systematic review of tests predicting ovarian reserve and IVF outcome. Hum Reprod Update, 2006, 12(6): 685–718.

[43] 王伟群，张华，蔡款，等. 经阴道彩色多普勒超声检查对卵巢储备功能下降患者卵巢基础状态的评价. 中华医学超声杂志（电子版），2011，8（7）：1543–1548.

[44] Frattarelli J, Lauria-Costab DF, Miller BT, et al. Basal antral follicle number and mean ovarian diameter predict cycle cancellation and ovarian responsiveness in assisted reproductive technology cycles. Fertil Steril, 2000, 74(3): 512–517.

[45] Mercé LT, Gómez B, Engels V, et al. Intraobserver and interobserver reproducibility of ovarian volume, antral follicle count, and vascularity indices obtained with transvaginal 3-dimensional ultrasonography, power Doppler angiography, and the virtual organ computer-aided analysis imaging program. J Ultrasound Med, 2005, 24(9): 1279–1287.

[46] 王克华，陈子江. 凋亡对女性生殖细胞的调节作用. 中国计划生育学杂志，2005，13（8）：505–506，509.

[47] Lv MQ, Ge P, Zhang J, et al. Temporal trends in semen concentration and count among 327 373 Chinese healthy men from 1981 to 2019: a systematic review. Hum Reprod, 2021, 18, 36(7):1751–1775.

[48] 中国男性生育力保存专家共识编写组. 中国男性生育力保存专家共识. 中华生殖与避孕杂志，2021，41（3）：191–198.

[49] He M, Zhou W, Liu K, et al. The prevalence of male rotating shift work correlates with reduced

total fertility rate: an ecological study of 54,734 reproductive-aged males in 35 European countries between 2000 and 2015. Chronobiol Int, 2021, 38(7):1072–1082.

[50] Negi P, Singh R. Association between reproductive health and nonionizing radiation exposure. Electromagn Biol Med, 2021, 2, 40(1):92–102.

[51] Rosen JG, Mulenga D, Phiri L, et al. "Burnt by the scorching sun": climate-induced livelihood transformations, reproductive health, and fertility trajectories in drought-affected communities of Zambia. BMC Public Health, 2021, 3, 21(1):1501.

[52] Landrigan PJ, Stegeman JJ, Fleming LE, et al. Human Health and Ocean Pollution. Ann Glob Health, 2020, 86(1):151.

[53] Krzastek SC, Farhi J, Gray M, et al. Impact of environmental toxin exposure on male fertility potential. Transl Androl Urol, 2020, 9(6):2797–2813.

[54] GBD 2019 Demographics Collaborators. Global age-sex-specific fertility, mortality, healthy life expectancy (HALE), and population estimates in 204 countries and territories, 1950-2019: a comprehensive demographic analysis for the Global Burden of Disease Study 2019. Lancet,2020 , 17,396(10258):1160–1203.

[55] 郑荣寿, 顾秀瑛, 李雪婷, 等. 2000-2014 年中国肿瘤登记地区癌症发病趋势及年龄变化分析. 中华预防医学杂志, 2018, 52（6）：593–600.

[56] Evenson Donald P. Evaluation of sperm chromatin structure and DNA strand breaks is an important part of clinical male fertility assessment. Translational Andrology and Urology, 2017, 6(S4) : S495–S500.

[57] Liu Xiao,Liu Bo,Liu Shasha, et al. Male cancer patient sperm cryopreservation for fertility preservation: 10-year monocentric experience. Basic and clinical andrology,2021,31(1).

[58] Garcia de Paredes Jessica,Strug Michael,Cordoba Marcos, et al. sperm cryopreservation in male cancer patients: utilization and specimen quality. Fertility and Sterility,2021,116(3S).

[59] Viviani Simonetta,Dellino Miriam,Ramadan Safaa, et al. Fertility preservation strategies for patients with lymphoma: a real-world practice survey among Fondazione Italiana Linfomi centers. Tumori,2021.

[60] Bernal Berenice,Castaño Cristina,Esteso Milagros C, et al. Birchen and Blue Leonesa sperm cryopreservation: a new technique for evaluating the integrity of cockerel sperm membranes. British poultry science,2021.

[61] Oleszczuk K, Augustinsson L, Bayat N, et al. Prevalence of high DNA fragmentation index in male partners of unexplained infertile couples. Andrology,2013,1:357–360.

[62] Vandekerckhove FWRC, De Croo I, Gerris J, et al. Sperm chromatin dispersion test before sperm preparation is predictive of clinical pregnancy in cases of unexplained infertility treated with intrauterine insemination and induction with clomiphene citrate. Front Med,2016,3:63.

[63] Zandieh Z, Vatannejad A, Doosti M, et al. Comparing reactive oxygen species and DNA fragmentation in semen samples of unexplained infertile and healthy fertile men. Irish J Med Sci,2018,187:657–662.

[64] World Health Organization. WHO laboratory manual for the ex-amination and processing of human semen. Geneva, Switzerland: World Health Organization,2010.

[65] Guzick DS, Overstreet JW, Factor-Litvak P, et al. Sperm Morphology, Motility, and Concentration in Fertile and Infertile Men. N Engl J Med, 2001,345:1388–1393.

[66] Boeri L, Belladelli F, Capogrosso P, et al. Normal sperm parameters per se do not reliably account for fertility: a case- control study in the real-life setting. Andrologia, 2021, 53(1): e13861.

[67] Pasqualotto FF, Sharma RK, Kobayashi H, et al.Infertility evaluation. J Androl,2001,22:316–322.

[68] SimonL, EmeryB, Carrell DT. Sperm DNA Fragmentation: Consequences for Reproduction. Advances in Experimental Medicine and Biology,2019,1116:87–105.

[69] Haddock L, Gordon S ,Lewis SEM, et al. Sperm DNA fragmentation is a novel biomarker for early pregnancy loss. Reprod Biomed Online,2020,42:175–184.

[70] Nicopoullos J, Vicens-Morton A, Lewis SEM, et al. Novel use of COMET parameters of sperm DNA damage may increase its utility to diagnose male infertility and predict live births following both IVF and ICSI. Human Reproduction, 2019, 34: 1915–1923.

[71] Rex AS, Wu C, Aagaard J, et al. DNA Fragmentation in Human Spermatozoa and Pregnancy Rates after Intrauterine Insemination. Should the DFI Threshold Be Lowered. J. Clin. Med, 2021, 10(6):1310.

[72] Ten J, Guerrero J, Linares Á, et al. Sperm DNA fragmentation on the day of fertilisation is not associated with assisted reproductive technique outcome independently of gamete quality. Human Fertility, 2022, 25(4): 706–715.

[73] Agarwal A, Said TM. Role of sperm chromatin abnormalities and DNA damage in male infertility. Human Reproduction Update, 2003, 9(4):331–345.

[74] Gallegos G, Ramos B, Santiso R, et al. Sperm DNA fragmentation in infertile men with genitourinary infection by Chlamydia trachomatis and Mycoplasma. Fertility and Sterility,2008,90: 328–334.

[75] Taha EA, Ez-Aldin AM, Sayed SK, et al. Effect of Smoking on Sperm Vitality, DNA Integrity, Seminal Oxidative Stress, Zinc in Fertile Men. Urology,2012,80:822–825.

[76] Smit M, VanCasteren NJ, Wildhagen MF, et al. Sperm DNA integrity in cancer patients before and after cytotoxic treatment. Human Reproduction, 2010, 25(8):1877–1883.

[77] Saleh RA, Agarwal A, Sharma RK, et al. Evaluation of nuclear DNA damage in spermatozoa from infertile men with varicocele. Fertility and Sterility ,2003,80:1431–1436.

[78] Zini A. Are sperm chromatin and DNA defects relevant in the clinic. Systems Biology in Reproductive Medicine, 2011,57:78–85.

[79] EvensonD, WixonR. Meta-analysis of sperm DNA fragmentation using the sperm chromatin structure assay.Reproductive BioMedicine Online, 2006,12:466–472.

[80] Collins JA, Barnhart KT, Schlege lPN. Do sperm DNA integrity tests predict pregnancy with in vitro fertilization?. Fertility and Sterility, 2008,89:823–831.

[81] Simon L, Emery BR, Carrell DT. Review: Diagnosis and impact of sperm DNA alterations in assisted reproduction. Best Practice & Research Clinical Obstetrics & Gynaecology,2017,44:3856.

[82] Tan J, Taskin O, Albert A, et al. Association between sperm DNA fragmentation and idiopathic recurrent pregnancy loss: a systematic review and meta-analysis. Reproductive Biomedicine Online, 2019, 38:951–960.

[83] McQueen DB, Zhang J, Robins JC. Sperm DNA fragmentation and recurrent pregnancy loss: a systematic review and meta-analysis. Fertility and Sterility, 2019, 3:112.

[84] Shen HM, Chia SE, Ong CN. Evaluation of oxidative DNA damage in human sperm and its association with male infertility. Journal of Andrology, 1999, 20(6): 718–723.

[85] Ochsendorf FR. Infection and reactive oxygen species. Andrologia, 2010, 30(S1):81–86.

[86] Taha EA, Ezz-Aldin AM, Sayed SK, et al. Smoking influence on sperm vitality, DNA fragmentation, reactive oxygen species and zinc in oligoasthenoteratozoospermic men with varicocele. Andrologia, 2014, 46:687–691.

[87] Mostafa T, Anis T, Imam H, et al. Seminal reactive oxygen species-antioxidant relationship in fertile males with and without varicocele. Andrologia, 2009, 41:125–129.

[88] 罗雪峰，朱文兵 . 睾丸精子冷冻的研究进展 . 中华男科学杂志，2021，27（7）：649–653.

[89] 张海波, 李娟, 黄勇, 等 . 冻融和新鲜 PESA 精子行 ICSI 治疗梗阻性无精子症临床结局比较 . 海南医学，2021，32（13）：1677–1680.

[90] 朱序理，周亮，王跃，等 . 不同精子来源质量冷冻方式与妊娠结局的关联性分析 . 山东大学学报（医学版），2021，59（6）：86–93.

[91] 唐亮，洪青，许定飞，等 . 睾丸精子和附睾精子冷冻保存研究 . 江西医药，2021，56（4）：432–434.

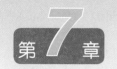

第7章

卵巢组织的冷冻保存

一、卵巢的结构与功能

（一）卵巢的结构

卵巢是产生与排出卵子，并分泌甾体激素的性器官。人类的卵巢是维系种族繁衍和维持性征的重要器官。

卵巢呈椭圆形，是腹膜间位器官，是一对性腺，位于输卵管后下方。卵巢的内侧以卵巢固有韧带与子宫相连，外侧以卵巢悬韧带（骨盆漏斗韧带）与盆壁相连。青春期前卵巢表面光滑，青春期开始排卵后，卵巢表面逐渐凹凸不平，呈灰白色。成年女性的卵巢体积约为 4cm×3cm×1cm，重 5~6g，绝经后女性的卵巢逐渐萎缩，变小、变硬。

卵巢表面无腹膜覆盖，其表面是生发上皮，为单层立方上皮，其下为一层纤膜组织，称卵巢白膜。白膜下的卵巢组织分为皮质和髓质两部分，皮质的主要成分是处于不同发育阶段的囊状卵泡，年龄越大的女性，卵泡数越少，皮质层越薄。髓质内主要是血管、淋巴管及神经，是卵巢的中心部，无卵泡，与卵巢门（卵巢悬韧带中的血管神经进入卵巢的位置）相连。

卵巢的主要血管是卵巢动脉和静脉。卵巢动脉自腹主动脉发出，沿腰大肌前下行至盆腔，跨越输尿管与髂总动脉下段，随骨盆漏斗韧带向内横行，由卵巢门进入卵巢，进入卵巢门前分出若干分支供应输卵管，其末梢在宫角旁侧与子宫动脉上行的卵巢支吻合，是卵巢的主要营养血管。卵巢静脉伴行卵巢动脉，右侧卵巢静脉回流至下腔静脉，左侧卵巢静脉回流至左肾静脉。

卵巢的淋巴回流有三条路径：①经卵巢骨盆漏斗韧带入卵巢淋巴管，向上回流至腹主动脉旁淋巴结；②沿卵巢门淋巴管达髂内、髂外淋巴结，再经髂总淋巴结至腹主动脉旁淋巴结；③偶沿圆韧带入髂外及腹股沟淋巴结。

（二）卵巢的神经支配

卵巢受交感神经和副交感神经支配。大部分交感神经来自伴同卵巢血管的神经丛，而小部分则来自围绕子宫动脉卵巢支的神经丛。卵巢还有丰富的无髓鞘神经纤维。这些神经纤维的大部分也是伴同血管，仅仅是血管神经。其他部分则形成花环样，围绕正常的闭锁卵泡，并伸出许多微细的神经支。

（三）卵巢的功能

卵巢的主要功能为产生卵子并排卵和分泌女性激素，分别称为卵巢的生殖功能和内分泌功能，与女性的基础代谢、心血管功能及骨质变化等密切相关。

卵巢是女性性激素产生的主要场所。卵泡膜细胞有 LH 受体，卵泡颗粒细胞上有 FSH 受体、雌激素受体及雄激素受体。LH 作用于卵泡膜细胞产生雄激素，雄激素跨膜转运进入颗粒细胞中。FSH 作用于颗粒细胞，通过芳香化酶的作用，将雄激素转化为雌激素，此为雌激素来源的两种细胞 – 两种促性腺激素学说。整个卵泡期不产生孕激素，在排卵时卵泡颗粒细胞黄素化开始产生少量孕激素。排卵后黄体的孕激素产生迅速增加，到黄体中期达到高峰。女性雄激素主要来自肾上腺而非卵巢，主要是睾酮和雄烯二酮。

此外，卵巢还有其他的内分泌功能，包括分泌一些多肽激素和生长因子，例如抑制素、激活素、卵泡抑素、胰岛素样生长因子等。卵巢上还有部分其他细胞因子表达，可能与卵巢本身特有的卵泡生长发育等功能相关。

卵巢功能的兴衰分为胎儿期、新生儿期、儿童期、成人期 4 个时期。

1. 胎儿期卵巢

卵巢的发生分为 4 个阶段：①性腺未分化阶段；②性腺分化阶段；③卵圆细胞有丝分裂及卵母细胞形成；④卵泡形成阶段。

（1）性腺未分化阶段。大约在胚胎的第 5 周，中肾之上的体腔上皮及其下方的间充质增生，凸向腹腔形成生殖嵴。生殖嵴的上皮细胞向内增生伸入间充质（髓质），形成指状上皮索即原始生殖索，此为性腺内支持细胞的来源，此后原始生殖索消失。原始生殖细胞来自卵黄囊壁内，胚胎第 4 周仅有 1 000~2 000 个细胞，胚胎第 6 周移行至生殖嵴。

生殖细胞在移行过程增殖，至胚胎第 6 周原始生殖细胞有丝分裂至 10 000 个，至胚胎第 6 周末性腺内含有生殖细胞和来自体腔上皮的支持细胞及生殖嵴的间充质。生殖细胞是精子和卵子的前体，此时性腺无性别差异，称为原始性腺。

（2）性腺分化阶段。胚胎第 6~8 周，性腺向睾丸或向卵巢分化取决于性染色体。Y 染色体上存在一个性别决定区（sex-determining region on the Y chromosome,

SRY），它使原始性腺分化为睾丸。当性染色体为 XX 时，由于无决定睾丸分化的基因，原始性腺在胚胎第 6~8 周向卵巢分化；生殖细胞快速有丝分裂为卵原细胞为卵巢分化的第一征象，至 16~20 周卵原细胞达到 600 万 ~700 万个。

（3）卵母细胞形成。胚胎 11~12 周，卵原细胞开始进入第一次减数分裂，此时卵原细胞转变为卵母细胞。至出生时，全部卵母细胞处于减数分裂前期的最后阶段——双线期，并停留在此阶段，抑制减数分裂向前推进的因子可能来自颗粒细胞。卵母细胞减数分裂的激活分为两次，第一次是在排卵时（完成第一次减数分裂），第二次是在精子穿入时（完成第二次减数分裂）。卵母细胞经历二次减数分裂，每次排出一个极体，最后形成成熟卵细胞。

（4）卵泡形成阶段。第 18~20 周卵巢髓质血管呈指状逐渐伸展突入卵巢皮质。随着血管的侵入，皮质细胞团被分割成越来越小的片段。随血管进入的血管周围细胞（间充质或上皮来源为颗粒细胞前体）包绕卵母细胞形成始基卵泡；始基卵泡形成过程与卵原细胞减数分裂是同步的，出生时所有处于减数分裂双线期的卵母细胞均以始基卵泡的形式存在，但卵母细胞一旦被颗粒细胞前体包绕，卵泡即以固定速率进入自主发育和闭锁的轨道。

至出生时卵巢内生殖细胞总数下降至 100 万 ~200 万个，生殖细胞的丢失发生于生殖细胞有丝分裂、减数分裂各个阶段以及最后卵泡形成阶段。染色体异常将促进生殖细胞的丢失，X 染色体缺失一条（45，X）者的生殖细胞移行及有丝分裂均正常，但卵原细胞不能进入减数分裂，致使卵原细胞迅速丢失，出生时卵巢内无卵泡，性腺呈条索状。

2. 新生儿期卵巢

出生时卵巢直径为 1cm，重量 250~350mg，皮质内几乎所有的卵母细胞均包含在始基卵泡内，可以看到不同发育程度的卵泡。卵巢可呈囊性，因为出生后 1 年内垂体促性腺激素中的卵泡刺激素持续升高对卵巢的刺激，出生 1~2 年促性腺激素水平下降至最低点。

3. 儿童期卵巢

儿童期的特点是下丘脑功能活动处于抑制状态，血浆垂体促性腺激素水平低下，以及垂体对促性腺激素释放激素不反应。然而，儿童期卵巢并不是静止的，卵泡仍以固定速率分期、分批自主发育和闭锁，当然，由于缺乏促性腺激素的支持，卵泡经常是发育到窦前期即闭锁，因此，此期卵泡不可能有充分的发育和功能表现。卵泡闭锁使卵泡的残余细胞加入卵巢的间质部分，并使儿童期卵巢增大。

4. 成年期（青春期 – 生殖期 – 围绝经期 – 绝经后期）卵巢

至青春期启动时，生殖细胞下降到 30 万 ~50 万个。在之后 35~40 年的生殖期，将有 400~500 个卵泡被选中排卵，每一个卵泡排卵将有 1 000 个卵泡伴随生长，随之闭锁丢失。至绝经期卵泡仅剩几百个，在绝经前的最后 10~15 年，卵泡丢失加速，这与该期促性腺激素逐渐升高有关。在女性生殖期，由卵泡发育、成熟、排卵以及黄体形成和萎缩组成的周而复始的活动是下丘脑—垂体—卵巢之间生殖激素相互反馈作用的结果，下丘脑神经激素、垂体促性腺激素、卵泡和黄体产生的甾体激素以及垂体和卵巢的自分泌旁分泌共同参与排卵活动的调节。

二、卵巢组织冷冻技术的应用与发展

（一）卵巢组织冷冻技术的需求现状

在自然情况下，因年龄增长所引起的生殖力逐渐下降是正常、不可避免的。对于患良、恶性肿瘤的女性（特别是儿童或青春期前女性）来说，接受根治性妇科手术（切除性腺）或大剂量化疗、放疗等也会导致性腺功能丧失或损伤，破坏她们的生殖力。

中国每年新发恶性肿瘤患者超过 400 万例，随着肿瘤治疗学的进步，放射治疗和细胞毒性抗肿瘤药物的普遍应用，肿瘤患者的生存率有了很大提高。卵巢对于放疗和细胞毒性药物非常敏感，尤其是烷化剂的应用，可导致女性生育力严重损伤。年轻癌症患者痊愈后的生存质量也越来越受关注。有研究显示，60%~92% 的癌症幸存者渴望治疗后生育孩子。

研究表明，放化疗对性腺的毒性作用呈年龄依赖性。肿瘤一线治疗对 10 岁以下女童卵巢储备功能的损伤不超过 10%，而对于 11~18 岁青春期女性则会导致其卵巢储备功能下降 30%。一项回顾性调查分析显示，肿瘤治疗 5 年内，超过 90% 的女性出现早发性卵巢功能不全（premature ovarian insufficiency，POI）。化疗前后卵巢储备功能的变化受化疗前基线水平的卵巢储备功能和烷化剂暴露剂量的影响。仅有 9% 的育龄期癌症幸存者的抗米勒管激素（AMH）水平可恢复至治疗前基础水平。

目前保存女性癌症患者生育力的方法主要有三种：胚胎冷冻保存、卵母细胞冷冻保存和卵巢组织冻存与移植（ovarian tissue cryopreservation and transplantation，OTCT）。前两种方法在临床上已取得一定成功，但也存在不足，更重要的是，胚胎或未受精卵母细胞冷冻保存不适用于青春期前女性，并且这两种方法的实施周期长，可能会延误癌症治疗的最佳时机。卵巢组织的冷冻保存可以弥补以上方法的不足，因为冷冻后的卵巢组织不仅可以通过自体移植、异体移植或者分离出卵泡进行培养来获得成熟卵母细胞，而且还能在一定程度上恢复生殖内分泌功能，其适用人群如下：①年轻癌症患者，且卵巢无癌症转移，在进行放疗、化疗前，将卵巢组织部分取出进行冻存，癌症临床痊愈后再移植回体内，如乳腺癌、霍奇金淋巴瘤以及骨髓移植（bone marrow transplantation，BMT）前进行大剂量化疗者；②青春期前患有癌症者，卵巢组织冻存是唯一的保存生育率和内分泌功能的方法；③良性疾病手术时电凝损伤卵细胞，可导致卵巢功能衰退，所以电凝前可以取部分正常卵巢组织进行冻存，这样不会影响女性正常的卵巢功能。

（二）不同卵巢组织冷冻技术和应用情况

卵巢组织冻存技术是一种运用低温生物学原理冷冻、保存卵巢组织的生育力保护方法，即在低温条件下使卵巢组织的细胞降温、脱水和非损伤性冰晶形成，进而使各种分子运动速度减慢、停止，细胞代谢率降低，处于休眠状态。对于治疗时间紧迫或不能接受超促排卵的患者，该技术是最佳的生育力保存方法，也是青春期前女性癌症生存者的唯一选择，所以全球范围内越来越多的国家将此技术应用于临床。2004年，世界上第1例卵巢组织冻存及自体移植的婴儿诞生，截至2017年7月，世界上已有130余名健康婴儿经此技术诞生。

器官的体外保存技术是保证器官成功移植的关键之一。Parkes于1950年将大鼠的整个卵巢及卵巢组织切片，通过缓慢冷冻的方法保存在79℃的甘油盐水混合液中，迅速解冻后进行自体移植，移植后的卵巢恢复卵泡生长并具有分泌激素的能力。直至近20年，因为器官保存、显微外科及移植手术等技术的进步，又使卵巢移植这一技术得到了新的发展。1994年，Harp等报道将小鼠卵巢置于含二甲基亚砜介质中并保存于196℃液氮中，然后自体移植使75%的小鼠恢复卵巢周期，与对照组的新鲜卵巢移植结果相似。他们还发现冻融的胚胎卵巢恢复周期率达到100%。人们对卵巢移植的研究很早就开始了，1906年Camel等将猫的卵巢移植给其他动物。人类卵巢移植起源于19世纪末期，最初用于治疗绝经期女性和双侧卵巢切除后产生的不良反应。大约到1935年，由于自体移植效果不理想，异体移植效果更差，使这一技术被长期搁置。经过不断地摸索，在过去的10年，将袋鼩、狨和小鼠的卵巢组织移植到雌性受体中获得的卵母细胞已经完成了受精及胚胎分割。

虽然第一次成功的卵巢自体移植与冷冻组织保存直到2000年才被报告，但早在19世纪末，学者们已经开始探索通过卵巢移植来恢复生育能力。纽约一位外科医生在1906年报告了一例新鲜卵巢异位移植病例，几个月后定期确认内分泌功能的恢复。据报告，在移植4年后，该女性怀孕并顺利生产。但是这份报告的真实性受到质疑，因为当时对怀孕的报道为"传闻"。此外，异体卵巢移植需要免疫抑制剂来防止排斥，而当时没有这种抑制剂。这个案例是冷冻保存时代之前卵巢组织移植实验的第一份报告。2004 年 Donnez 等首次报道通过 OTCT 技术出生的健康婴儿。截至 2018 年，已有 150 余名此类婴儿诞生。新生儿的健康情况与自然受孕出生的婴儿差异无统计学意义。有研究表明，卵巢组织自体移植活性恢复率为 63.9%，自然活产率达 57.5%。因此在许多国家卵巢组织冷冻技术被广泛应用于临床。阮祥燕团队于 2015 年将宫颈癌鳞状细胞癌中分化 Ib1 期患者的卵巢组织在治疗前进行冷冻保存，抗癌治疗后患者出现重度更年期症状，改良 Kupperman 表得分为 37 分，患者于 2016 年进行冻存卵巢组织移植手术，术后 1 个月复查卵泡刺激素（FSH）仍处于绝经水平，但更年期相关症状 Kupperman 评分降至 5 分，这是国内人 OTCT 的首次报道。2018 年我国制定了首部卵巢组织冻存与移植中国专家共识，旨在尽快推广 OTCT 技术在临床上的规范化应用。

在过去的 20 年中，大量研究人员取得的重大进展将卵巢冷冻保存和移植提升到可能不再被视为实验的水平。事实上，美国生殖医学协会最近已采取行动，将这一程序从实验类别中删除。据分析，62.3% 接受卵巢冷冻保存和移植的女性是自发怀孕的，63.9% 的女性具有延长卵巢内分泌的功能，这些都是非常令人鼓舞的指标。随着经验的增加，手术技术得到改进，成功率可能会更高。卵巢冷冻保存以及自体移植，为保护和恢复儿童和女性的自然生育能力提供了一种独特的方法，其真正的潜力尚未确定。

三、卵巢组织取材

通常采用腹腔镜行卵巢组织取材，应尽量避开黄体，使用冷刀，最好取一侧或双侧卵巢体积的 1/2 以上（根据患者的情况个体化确定取材量），严禁使用能量器械，避免损伤卵巢，尽量保持所取卵巢组织的完整性，应将取下的卵巢组织立即放入由冻存中心提供的无菌转移液，使用专用转运箱，必须保持低温（4℃ ~8℃）转运至卵巢组织冻存中心，转运时间不超过 24h。为达到流程质量控制，优化患者管理与成本效益，组织的获取可在当地进行，但卵巢组织的冷冻与储存应中心化，这与国际指南的建议一致。卵巢组织的处理必须在符合严格标准的实验室内进行。处理卵巢组织时，使用无菌手术刀或镊子小心去除髓质，保存完整皮质，处理后的卵巢组织厚度约为 1mm，每片大小约 4mm×8mm。将处理完成的卵巢组织片先放入冷冻保护剂中预冷平衡，后置于含冷冻保护剂的冻存管中，开始冷冻。对于抗肿瘤治疗后会引起完全性卵巢功能丧失的患者，一般治疗前在腹腔镜下获取整个卵巢，通常要保留卵巢蒂，以便后期冷冻保存时冷冻保护剂可以渗透到所有的组织细胞中，解冻过程中所有的冷冻保护剂完全被替换，同时利于再移植时的血管吻合。

2017 年 Donnez 等发现从一侧卵巢取多块卵巢组织不会影响雌孕激素的产生，

但切除一侧卵巢组织可能会使绝经时间提前1~2年。卵巢组织取材不依赖月经周期，无需药物促排卵，可立即进行，通常在性腺毒性治疗前2~4d内即可，因此，抗肿瘤治疗不会被延迟，并且冻存的每片组织可保存成百上千个卵细胞，储存量巨大。

四、卵巢组织冷冻及全卵巢冷冻

卵巢组织冷冻保存主要包括3个物理化学过程，即溶液的固化过程、固化溶液的融化过程和水分通过细胞膜的渗透过程。由于细胞体积不同，细胞膜的水渗透率不同，因此不同的细胞在低温保存过程中都存在最佳冷却速率。冷却过慢，胞外溶液中水分大量结冰、溶液浓度提高，胞内水分大量渗出，导致细胞强烈收缩，细胞处于高浓度溶液的时间过长造成的细胞损伤称为"溶液损伤"；如果冷却过快，胞内的水分来不及通过细胞膜渗出，胞内溶液过冷而结冰导致的细胞损伤称为"胞内冰损伤"。卵巢冷冻技术的核心问题就是要减少以上两种损伤。

（一）慢速程序化冷冻

慢速程序化冷冻是采用较低浓度的冷冻保护剂在程序冷冻仪的控制下缓慢降温，使细胞充分脱水，在脱水的过程中冷冻保护剂进入细胞，稀释细胞内浓缩的电解质，使冰晶形成损伤和溶质损伤降到最低，达到保存细胞的作用。由于慢速程序化冷冻操作复杂，耗时长，仪器昂贵，很难在每个生殖中心开展。目前分娩的24例健康婴儿都是采用慢速程序化冷冻卵巢组织块正位移植获得，更令人惊喜的是，2010年Ernst等报道了1例利用冷冻/解冻卵巢组织块移植成功分娩双胞胎。

2010年Fabbri等优化了慢速程序化冷冻方法，以丙二醇（PROH）和蔗糖作为冷冻保护剂并添加人血清白蛋白（human serum albumin，HSA）作为组织细胞的蛋白质来源，主要通过优化冷冻保护剂的浓度（1.26mol/L，1.50mol/L，1.08mol/L的PROH，0.175mol/L、0.200mol/L、0.224mol/L、0.300mol/L的蔗糖以及20%、30%、40%的人血清白蛋白）构建14组较为理想的实验组，最终从卵巢组织的形态学、原始卵泡和间质细胞的损伤程度判断得出1.26mol/L PROH+0.175mol/L蔗糖+30%人血清白蛋白是最理想的组合。2014年Fabbri等在3例分别患有乳腺癌、结直肠癌和霍奇金淋巴瘤的患者中进一步验证了该优化方案的可行性和有效性，3例患者的卵巢组织移植后并未发现微小转移灶，在光镜和透射电子显微镜下发现冷冻卵巢组织保存较好，其中2例患者在卵巢组织移植2~4个月后恢复正常的月经周期和正常的卵泡密度。许多研究称慢速冷冻方法对原始卵泡保护的效果显著，但会较大程度地损伤间质细胞。Talevi等的研究发现，冷冻液中的钠离子在冷冻/解冻过程中产生的"溶质效应"引起了细胞膜损伤，而胆碱离子因膜的不通透性不会引起细胞内溶质超负荷，Talevi等运用胆碱离子取代慢速冷冻媒介中的钠离子，从组织形态学、细胞凋亡和超微细结构（线粒体）上分析得出胆碱离子在卵泡和间质细胞的保护上明显优于钠离子。Talevi 等认为，胆碱离子和 PROH 结合或许为慢速程序化冷冻卵巢组织开辟了新道路，而玻璃化冷冻为慢速冷冻方案的改革带来了全新的视角。

（二）玻璃化冷冻

玻璃化冷冻又称快速冷冻法，在快速降温过程中使组织和细胞内溶液形成玻璃态，尽量避免在降温过程中细胞内外形成冰晶导致细胞损伤。玻璃化冷冻由于操作简便，耗时少，无需昂贵的仪器设备，并能最大限度地减少细胞内外冰晶引起的机械性损伤，备受生殖中心的关注。影响玻璃化冷冻的因素有组织块的大小、冷冻保护剂浓度和种类、不同的组织载体等。

2005 年 Bordes 等用玻璃化冷冻母羊的半个卵巢组织移植并成功分娩，Ferreira 等研究称如果卵巢组织块各个维度大于 2mm，就会增加原始卵泡和初级卵泡损伤的风险，而目前关于卵巢组织块的大小尚未形成统一标准。Fabbri 等对玻璃化冷冻方法进行了优化，最大限度地减少间质细胞损伤和卵巢组织细胞凋亡，该方法在开放式系统中分步进行，卵巢组织（1.5cm×0.5cm×0.2cm）存放在含有 2mol/L PROH+ 3mol/L 乙二醇（EG）+0.2mol/L 蔗糖 +15％人血清磷酸盐缓冲液（phosphate buffered solution，PBS）的 1.8mL 冷冻管中，接着在 4℃转轴系统中平衡 30min，再把卵巢组织转到另一个装有 3mol/L PROH+5mol/L EG+0.5mol/L 蔗糖 +15％人血清的 PBS 冷冻管中，4℃转轴系统下再次平衡 30min 后将组织移到有 200μL 玻璃化溶液的开放式塑料载体迅速浸入液氮中玻璃化，然后转入另一冷冻管投入液氮中保存。解冻过程先在常温下放置 30s，然后在含 1mol/L 蔗糖 +15％血清的 PBS 的 39℃水浴中放置 1min 直至融化，再在 4℃下随着蔗糖浓度 0.5~0.25mol/L 逐级脱去冷冻保护剂，随后在 4℃含青霉素 / 链霉素的预平衡液 α－最低必需培养基（α–MEM）+15％人血清中涮洗 2 次，1min。在光镜和电镜下观察卵母细胞、颗粒细胞和间质细胞的核染色质形状，细胞器和胞膜的完整性及末端标记法观察凋亡，获得了满意的结果。

Herraiz 等在组织载体和玻璃化溶液上进行了探索，采用玻璃化溶液 1［20％ EG+20％二甲基亚砜（DMSO）+0.5mol/L 蔗糖 + 含 20％羟乙基哌嗪乙硫磺酸缓冲液（HEPES）的 M199 培养基］和玻璃化溶液 2［10％DMSO+10％EG+10％PROH+10％聚乙烯吡咯烷酮（PVP）的 Hank 盐溶液］，载体采用金属网格和冷冻贮存袋（EVA：在 –199℃下可以抵抗机械牵拉），分别评估间质细胞和卵细胞形态，以及卵细胞的比例和密度，增殖和凋亡，生育能力恢复等几个维度，最终得出以金属网格为载体的玻璃化溶液 1 引起组织损伤最小和功能恢复较好。以上两种改良的玻璃化方案获得了较好的结果。

Fabbri 等选取的卵巢组织块不同于传统组织块大小（1mm×1mm×2mm），并且相比 lsachenko 等用的传统常规冷冻，改用 6% DMSO+ 6% EG+0.15mol/L 蔗糖作为冷冻保护剂，在成分上更加多样性并可合理地调整浓度，为了使组织充分脱水，分步进行较长时间的预平衡。Herraiz 等对载体的选择更加灵活，为临床上冷冻卵巢组织提供了参考。尽管成分多样化应用并未影响移植后的卵母细胞形态和血管再分布，但最优化的方案的原则是在达到相同效果的同时应尽量减少渗透剂类型的应用。Sheikhi 等的研究较好地诠释了此原则，在一个无异源的封闭系统中，比较联用 DMSO+PROH+EG 和单用 EG 作为冷冻保护剂冷冻组织，发现单用 EG 在卵母细胞、间质细胞和颗粒细胞上有相同的保护效应。与保护剂联用的复杂程序相比，单用 EG 更具有优势，早在 1996 年 Newton 等在慢速程序冷冻中对比单用 PROH、DMSO、甘油，初步得出单用 EG 的效果最好。

随着器官移植技术的发展，整个卵巢组织再移植血管吻合减少缺血损伤时间及移植后卵巢组织功能长时间维持等优势，使整个卵巢冷冻具有相当好的前景。早在 2002 年 Wang 等报道成功移植整个小鼠冷冻卵巢。整个卵巢冷冻与卵巢组织片冷冻方法类似，主要有慢速程序化冷冻、定向冷冻和玻璃化冷冻 3 种方法，近几年来定向冷冻尤其受到推崇。2010 年 Arav 等采用定向冷冻研究绵羊整个卵巢移植功能，显示维持长达 6 年。定向冷冻是系列热传导板在设定的温度下形成温度梯度系统，使卵巢组织按预设速度沿温度梯度系统进行冷却。冷却速度取决于温度梯度和预设速度，如果预设速度小于卵巢髓质向皮质传导温度的速度，由于传导热快速消散和大型传导材料板的作用，使整个卵巢冷却速度保持一致。2013 年 Maffei 等通过绵羊卵巢比较了定向冷冻和传统程序冷冻。传统程序冷冻采用 Kyro 560M 装置，4℃ ~ 40℃以 0.5℃/min 冷却 (冰晶在 −7℃形成)，−40℃ ~ −100℃以 5℃/min 冷却；定向冷冻分别设温度梯度为 4℃、−10℃、−70℃，冷冻管预先在 4℃、−10℃、−70℃下形成热梯度，预设冷冻管速度 0.01mm/s，保证整个卵巢组织冷却速度为 0.3℃/min，直至 −70℃，最后投入液氮中保存。解冻后从卵泡形态结构及正常卵泡比例、功能〔通过免疫组化增殖细胞相关核抗原（如 Ki−67）和蛋白（r−H2AX，RAD51）的表达判断增殖和 DNA 损伤修复情况〕和血管恢复情况等几个维度得出定向冷冻有较大的优势。2014 年 Maffei 等用相同的方法再次验证了定向冷冻在绵羊整个卵巢或者卵巢组织块冷冻的优势。定向冷冻目前局限于动物卵巢研究，由于人卵巢体积较大以及结构的差异性，对其冷冻 / 解冻移植的研究报道较少见，并且癌症患者的卵巢再移植以及肿瘤复发和转移限制了其在临床上的应用。解决卵巢组织块自带恶性肿瘤细胞这一难题，可以考虑从冷冻卵巢中获取高质量的原始卵泡在人工卵巢中培养，但对此还需要进行大量的研究。

五、卵巢组织冷冻的影响因素

影响卵巢组织冷冻效果的最主要因素有冷冻保护剂的性质和毒性，其渗透平衡的时间和温度，冷冻速率，以及植冰的温度等。

（一）卵巢组织的前处理

卵巢组织过大或过厚会影响冷冻保护剂的渗透，而且移植后需要更长时间与受体动物形成血管重建，恢复组织供血，易造成移植初期的组织缺血损伤，影响卵泡发育，甚至导致组织坏死。液氮的沸点为 −196℃，在冷冻过程中，卵巢组织块会在浸入液氮时导致液氮的沸腾而产生氮气，包围卵巢组织，形成"蒸汽罩"，减缓热传递，减缓组织降温速率，引起细胞损伤，影响冻存效果。理论上，组织块体积越小，其表面形成的"蒸汽罩"面积就越小，对冻存的效果影响越小，但组织块体积太小会造成在切割处理时丢失较多的卵泡，产生不能利用的组织块。目前卵巢组织的处理大多为厚度约 1mm，一般不超过 2mm。有研究表明，在鼠类动物模型中，冷冻卵巢组织的一般大小为 1mm × 1mm × 0.5mm。国内有学者将小鼠卵巢组织块切成 1~3mm³，均可较好地保存其原始卵泡和初级卵泡。Gook 等认为，将卵巢组织切割成 2.0~5.0mm 大小对于冻存结果影响不大，但可以保护体积较大的腔前卵泡。有学者对不同形状的卵巢组织块冷冻复苏后的效果进行了比较研究，Scott 等冷冻不同形状的人类卵巢组织，立方体形的组织块较其他形状的组织块更早出现生长较好的存活卵泡。Ishijima 等将卵巢组织处理为不同大小的立方体，观察发现，冷冻保护剂对 125mm³ 卵巢组织仍可起到保护作用。

（二）冷冻保护剂的选择

冷冻保护剂是影响冷冻效果的关键因素，不同的冷冻保护剂由于渗透性及毒性不同，对卵巢组织的冷冻效果也不同。目前研究较多的为 DMSO、PROH、EG、GLY。Newton 等通过冻融人卵巢组织的异种移植实验证实 DMSO、PROH、EG 对于人卵巢组织是有效的冷冻保护剂。Lucci 认为对牛而言 DMSO 和 PROH 是最有效的冷冻保护剂。Candy 的实验则显示对于新生鼠卵巢，DMSO 和 PROH 比 EG、GLY 更有效，Snow 的结果与之相反，认为 DMSO 和 EG 均有效。DMSO、PROH 被认为是目前卵巢组织冷冻最有效的冷冻保护剂。目前卵巢组织冷冻中应用的冷冻保护剂主要为 1.5mol/L 的 DMSO 或 PROH。Demirci 等比较了 DMSO、PROH 对卵巢组织的毒性。发现随着这两种冷冻保护剂浓度的增加，毒性随之增加，室温条件下

DMSO 的毒性大于 PROH：1.5mol/L 的 DMSO 或 PROH 对卵巢组织的保存良好。而 2mol/L 的 DMSO 是卵巢组织的最佳冷冻保护剂。高浓度的冷冻保护剂对细胞不但具有毒性，同时也会造成渗透性损伤。因此许多研究者使用各种方法来减轻这种损伤，如缩短与冷冻保护剂的接触时间，应用低毒性的冷冻保护剂或混合冷冻保护剂，降低防冻剂的浓度，使用非渗透性冷冻保护剂等。多数慢速冷冻方案在低浓度的冷冻保护剂中添加低浓度的蔗糖，然而 Newton 的研究却认为在冷冻保护剂中添加低浓度的蔗糖对抗冷冻损伤并没有显著的保护作用。理想的冷冻保护剂应具备低毒性和高渗透性的特点，目前没有任何一种保护剂能够满足所有要求。玻璃化冻存卵巢组织需要较高浓度的冷冻保护剂，联合使用较低浓度不同的冷冻保护剂可降低单一保护剂的浓度及其对细胞的特定毒性，达到与高浓度保护剂相同的冻存效果。

由于不同的冷冻保护剂的渗透性不同，其渗透平衡的温度及时间、方法亦有所不同。最佳的渗透平衡时间应使冷冻保护剂达到最充分的渗透，同时又避免毒性或损伤最小。渗透平衡的时间取决于冷冻保护剂的种类和温度，当平衡温度下降，平衡时间应相应延长。Newton 的研究发现 4℃ DMSO 和 EG 的渗透率显著快于 PROH 和 GLY，37℃时 PROH 显著高于 DMSO、EG、GLY，表明对于不同的冷冻保护剂其渗透平衡的最佳温度不同。PROH 的最佳平衡温度为 37℃，DMSO 和 EG 的最佳渗透平衡温度为 4℃。Gook 将乙二醇作为冷冻保护剂，室温下用两步法渗透平衡 1.5mol/L 的 PROH，预平衡 10min，然后用 1.5mol/L PROH+0.1mol/L 蔗糖溶液分别平衡 15min、30min、60min；另用一步法平衡渗透，1.5mol/L PROH+0.1mol/L 蔗糖溶液分别平衡 30min、60min、90min。结果显示，一步法 90min 组卵巢组织冻融后卵泡正常率最高为 85%，两步法 30min 组卵泡正常率最高仅为 56%，因此，一步法优于两步法。Snow 用 DMSO 和 EG 作为冷冻保护剂，在 0℃渗透平衡 30min 或 120min，在室温下 120min，结果显示用 1.5mol/L 丙二醇为冷冻保护剂冷冻新生大鼠卵巢组织，采用快速冻存法分别 4℃渗透平衡 30min 和 20min 后，投入 –196℃ 液氮保存水浴快速复温后移植入同系去势雌性大鼠肾被膜下，平衡 20min 后移植的卵巢组织存活率（65%）明显高于平衡 30min 组（11.1%；$P<0.05$），并且动情周期恢复较早。以上研究中的平衡渗透时间之所以存在差异，可能是卵巢组织来源物种的差别。不同物种的卵巢组织的组织学特点不同，人及羊、牛等大型哺乳动物的卵巢组织比鼠类啮齿动物更为致密，因此渗透平衡所需的时间更长。而对于同一冷冻保护剂，在不同浓度及温度条件下其所需的时间不同。目前研究中多采用 0~4℃ 或室温下平衡 30min 的方法。

（三）冷冻载体

冷冻管作为目前普遍采用的卵巢玻璃化冷冻载体，投入液氮时会使液氮沸腾在管周围产生蒸汽，形成"蒸汽罩"，而且冷冻管壁较厚，其材质热传导性也较差，影响降温速率。理想的冷冻载体能保证卵巢组织块的降温速率，使其迅速通过冷冻温度的危险区，同时又能降低卵巢细胞形成"玻璃态"所需的细胞内液体浓度，减轻冷冻保护液的细胞毒性。目前已有多种新的冷冻载体及操作方法被应用到卵巢组织的玻璃化冷冻上，如电镜铜网、尼龙网、冷冻环、冷冻载杆、封口式拉长麦管、开口式拉长麦管、直接覆盖玻璃化冷冻、固体表面玻璃化冷冻、针刺式载体浸入冷冻等。

Chen 等采用直接覆盖玻璃化冷冻法冷冻小鼠卵巢组织，冻存效果优于传统的玻璃化冷冻方法。具体方法为：将经过渗透平衡的卵巢组织放入冻存管底部后直接浸入液氮，盖上冻存管盖，随即放入液氮罐中保存，该方法降温速率可达 1 500℃ /min。Zhou 等用直接覆盖玻璃化冷冻法冷冻人类卵巢组织，冷冻效果与新鲜对照组相似。直接覆盖玻璃化冷冻法较传统的玻璃化冷冻法大幅提高了冷冻时的降温速率，但是卵巢组织与液氮直接接触，并没有避免液氮沸腾形成的"蒸汽罩"，对冷冻速率仍然有影响。

Dinnyes 等建立了固体表面玻璃化冷冻法，将经过冷冻液渗透平衡后的卵巢组织放在预先浸入液氮的金属表面上，有效减少"蒸汽罩"的产生，提高了冻存效果。Santos 等、Carvalho 等的研究也报道了相似的结论。Wang 等提出针刺式载体浸入冷冻方法，以针灸针作为冷冻载体穿刺卵巢组织，直接浸入液氮冻存，这种冻存方法能最大限度地减少冷冻降温过程中保护剂的用量，提高降温速率，冻融后获得较好的移植效果。也有学者采用针刺式载体浸入冷冻法，使用更低浓度的冷冻保护剂获得较好的冷冻效果。

（四）冷冻速率

选择最佳的降温速率是慢速冷冻法获得卵巢组织低温保存最佳存活率的关键。传统的慢速冷冻方案的冷冻起始温度为 0℃ ~4℃，然后以 2℃ /min 的速率下降至植冰点，植冰后再以 0.3℃ /min 的速率下降至 –40℃，最后以 10℃ /min 的速率下降至 –140℃。Gook 用慢速冷冻、快速冷冻及直接液氮法对卵巢进行冷冻。对冷冻速率进行研究发现慢速冷冻法获得了最高的卵泡正常率 56%，另外两种方法的卵泡正常率分别只有 21% 和 12%。与前者的结果相反，Demirei 的实验结果显示快速率（2℃ /min）降温方案在植冰条件下与传统慢冻法同样有效。两个研究之所以会有不同的结果，可能是选择的卵巢物种以及冷冻保护剂的种类及浓度、植冰温度等条件的不同所导致。

（五）植 冰

植冰是指在慢速冷冻到一定温度时，协助细胞外冰晶的形成，对于慢速冷冻法是一个必要的过程，它可以减少冰核形成时的温度变化。Demirei 比较了 1mol/L、1.5mol/L 和 2mol/L 的 DMSO、PROH 的卵泡死亡率，除了 1.5mol/L 的 PROH 之外，植冰比不植冰的卵泡死亡率低，植冰可以使胞浆内的空泡减少。植冰的温度取决于冷冻保护剂的性质和浓度以及冷冻速率。目前采用的植冰温度有 -5℃、-7℃、-8℃、-9℃。然而，随着 CPA 浓度的增加，植冰温度下降。Newton 等通过比较鼠卵巢冷冻后分离的卵母细胞体外培养后的卵泡存活率，发现 1.5mol/L 的 DMSO 在 -5℃植冰的卵泡存活率高于 -7℃和 -9℃。有报道 2mol/L 的 DMSO 在 -11℃植冰较好。

（六）解冻温度及方法

Newton 在 2001 年比较了 27℃、37℃、47℃解冻后卵巢内卵子存活率，27℃时解冻卵子存活率较高，为 38%±7%。Cox 的动物实验也证明了快复温比慢复温能更好地恢复生殖能力。谭丽等对胎儿卵巢进行冷冻研究，发现 40℃水浴快速复温比室温下慢复温能更好地维持卵泡形态发育和内分泌功能。周力学等对微波复温法与水浴复温法进行比较，发现微波复温卵巢的超微结构及雌二醇分泌功能均优于水浴复温法。通常解冻后将冻融卵巢皮质片中的冷冻保护剂进行梯度浓度的置换洗涤，并且在解冻液中添加蔗糖以减轻渗透性损伤。由于人卵巢组织较致密，皮质中的原始卵泡和初级卵泡体积小，对渗透变化相对较为耐受，有研究采用 L-15 洗涤 3 遍替代，但目前未见对上述两种方法的比较研究。

冷冻保存卵巢组织为恶性肿瘤患者的生育力保存带来了希望，最理想的评估卵巢组织冷冻后解冻移植效果的方法是妊娠和分娩健康婴儿，但尚无应用玻璃化冷冻分娩健康婴儿的报道。冻存恶性肿瘤患者的卵巢组织时，应重视卵巢组织肿瘤细胞筛查的重要意义。虽然从冷冻卵巢组织中获取早期卵泡进行体外培养和成熟的研究取得了一些进展，但仍不成熟，需要进一步研究。另外，在异种移植未获得许可时，应注意卵巢冷冻应用的年龄限制。有报道认为年龄 >38 岁女性的卵巢不适合冷冻后移植。年龄 >38 岁的女性肿瘤患者（大多为血液疾病，如霍奇金淋巴瘤）可以考虑在肿瘤放化疗的基础上适当联合激素以降低卵巢损伤，从而改善患者治疗后的生活质量。Chapman 等报道避孕药联合化疗药物可以保护原始卵泡，后来陆续有促性腺激素释放激素激动剂（GnRH-a）或孕酮联合化疗药物可减少卵巢早衰的报道。因此，研究冷冻法保护生育力的同时，在抗肿瘤治疗过程中对卵巢的保护也同样重要。卵巢组织冷冻技术的提高将有利于卵巢组织库的建立。目前除了进一步优化冷冻方案之外，降低再移植缺血损伤仍需要通过进一步建立动物模型研究相关影响因素。对于肿瘤再复发的问题，在组织块移植前应用免疫组化和聚合酶链反应技术检测肿瘤细胞及体外分离培养卵泡细胞仍需进一步研究。

（七）冷冻卵巢组织应关注的问题

（1）目前还没有关于获取卵巢的时间（是否在月经周期的特定时期）和是否在获取之前进行促性腺激素处理方面的报道，原因可能包括：①卵巢的获取时间和激素预处理对保存效果影响不大；②尽量对症治疗节省时间，我们应该注意到卵巢组织的冷冻方法是不同的，在解冻后用途也是不同的，这两个方面可能对卵巢状态有一定要求。局部缺血的损伤（不能再生血管）是移植后卵巢组织中卵泡损失的一个主要原因，在缺少氧和一些营养物质的情况下卵泡会发生死亡。有报道显示，调控血管内皮生长因子（vascular endothelial growth factor，VEGF）和转移生长因子β1（TGF-β1）的表达、实施抗氧化治疗、使用维生素 E 等能提高移植物中卵泡的存活率。最近报道用血管吻合术对冷冻的整体卵巢进行移植可以防止局部缺血造成的损伤。Yin 和 Bedaiwy 等的研究表明，用血管吻合术能使整个卵巢在移植后恢复功能，受损伤的卵泡数量有所减少，这预示着冻存卵巢器官，再采用血管吻合术移植可能是今后研究的重点。

（2）恶性肿瘤患者的卵巢中是否存在微小残余癌灶（minimal residual disease，MRD），是否有转移癌症的风险目前尚无定论。Shaw 等发现把 AKR 鼠的卵巢组织移植给其他动物能传播淋巴瘤，但 Kim 等的试验表明自体移植可能不会转移癌症，因此关于这种可能性还需要进一步研究。我们应该找出一种有效的方法，检查卵巢组织中是否存在 MRD，以保证自体移植卵巢组织的安全性。如果 MRD 真的存在或移植物能转移癌症，临床上可能要采取异种移植或体外培养卵泡来达到生殖的目的，其中涉及一定的伦理问题。而且，卵巢组织冷冻技术的临床应用还不完善，还存在一定的危险，切不可急于应用到人类身上。

六、总　结

卵巢组织的冷冻保存在近年来取得了很大的进展，许多动物的卵巢可经慢速冷冻、玻璃化冷冻或超高速冷冻法成功地保存，并且在人类也有一例应用慢冻法而诞生婴儿的报道，但该技术仍处于研究阶段，尚不能广泛应用于临床。目前该技术仍有许多问题尚未解决，其最主要问题之一就是确定最佳冷冻保护剂配制方案，以及相应的最佳冷冻速率。有研究表明卵巢组织的冷冻后卵母细胞的保存效果最好，颗粒细胞次之，间质细胞损伤较为严重。尽管目前的冷冻方法能很好地保存卵母细胞，但如果颗粒细胞及间质细胞受损严重将使卵泡的发育潜能受到影响。目前也有较多的关于卵巢组织冷冻损伤机制的研究，最近 Shin 的研究发现，冷冻所造成的颗粒细胞损伤少部分是由凋亡机制介导的，认为冷冻前使用 VEGF 处理鼠卵巢组织可减少颗粒细胞损伤。随着对冷冻损伤机制认识的不断深入，相信未来会找出一种有效的方法来解决这个问题。随着科学技术的不断进展，新方法不断被发现，卵巢组织冻存技术将会日趋完善，从而造福人类。

参考文献

[1] Donnez J, Dolmans MM, Demylle D, et al. Live birth after orthotopic transplantation of cryopreserved ovarian tissue. Lancet, 2004, 364(9443): 1405-1410.

[2] Jensen AK, Macklon KT, Fedder J, et al. 86 successful births and 9 ongoing pregnancies worldwide in women transplanted with frozen-thawed ovarian tissue: focus on birth and perinatal outcome in 40 of these children. J Assist Reprod Genet, 2017, 34(3): 225-336.

[3] Pacheco F, Oktay K. Current success and efficiency of autologous ovarian transplantation: a meta-analysis. Reprod Sci, 2017, 24(8): 1111-1120.

[4] Oktay K, Harvey BE, Partridge AH, et al. Fertility preservation in patients with cancer: ASCO clinical practice guide- line update. J Clin Oncol, 2018, 36(19): 1994-2001.

[5] Newton H, Aubard Y, Rutherford A, et al. Low temperature storage and grafting of human ovarian tissue Hum Reprod, 1996, 11 (7): 1487-1491.

[6] Lucci CM, Kacinskis MA, Lopes LH, et al. Effect of different cryoprotectants on the structural preservation of follicles in frozen zebu bovine (Bos indicus) ovarian tissue. Theriogenology, 2004, 61(6): 1101-1114.

[7] Candy CJ, Wood MJ, Whittingham DG. Effect of cryoprotectants on the survival of follicles in frozen mouse ovaries. J Reprod Fertil 1997, 110(1): 11-19.

[8] Snow M, Cox SL, Jenkin G, et al. Fertility of mice following receipt of ovaries slow cooled in dimethyl sulplhoxide or ethylene glycol is largely independent of cryopreservation equilibration time and temperature. Reprod Fertil Dev, 2003, 15(8): 407-417.

[9] Cook DA, Edgar DH, Stern C. Cryopreservation of human ovarian tissue. Eur J Obstet Gynecol Reprod Biol, 2004, 113 (Suppl1): s41-s44.

[10] Demirci B, Lornage J, Salle B, et al. Follicular viability and morphology of sheep ovaries after exposure to cryoprotectant and cryopreservation with different freezing protocols. Fertil Steril, 2001, 75(4): 754-762.

[11] Newton H, Fisher J, Amold, et al. permeation of human tissue with cryoprotective agents in preparation for cryopreservation. Hum Reprod, 1998, 13(2): 376-380.

[12] 阮祥燕, 杜鹃, 卢丹, 等. 中国首例冻存卵巢组织移植报告. 首都医科大学学报, 2016, 37(6): 840-842.

[13] Ruan XY, Du J, Lu D, et al. Transplant report of the first Chinese frozen ovarian tissue. J Capit Med Univ, 2016, 37(6): 840-842.

[14] Donnez J, Dolmans MM, Diaz C, et al. Ovarian cortex transplantation: time to move on from experimental studies to open clinical application. Fertil Steril, 2015, 104(5): 1097-1098.

[15] 阮祥燕, 程娇娇, 杜鹃, 等. 卵巢组织冻存与移植对宫颈癌患者卵巢内分泌功能的影响. 中国临床医生杂志, 2019, 47(7): 759-762.

[16] Ruan XY, Cheng JJ, Du J, et al. Influence of ovarian tissue cryopreservation and transplantation on

ovarian endocrine function for cervical cancer patients. Chin Clin Dr, 2019, 47(7): 759–762.

[17] Liebenthron J, Markus M, Jochen R, et al. Overnight ovarian tissue transportation for centralized cryobankong: a feasible option. Reprod Biomed Online, 2019, 38(5): 740–749.

[18] Sheikhi M, Hultenby K, Nicklasson B, et al. Clinical grade vitrification of human ovarian tissue: an ultrastructural analysis of follicles and stroma in vitrified tissue. Hum Reprod, 2011, 26(3): 594–603.

[19] Zheng YC, Tang HR, Zeng LP, et al. Assessment of the effect of different vitrification solutions on human ovarian tissue after short-term xenotransplantation onto the chick embryo chorioallantoic membrane. Mol Reprod Dev, 2016, 83 (4): 359–369.

[20] Suzuki N, Yoshioka N, Takae S, et al. Successful fertility preservation following ovarian tissue vitrification in patients with primary ovarian insufficiency. Hum Reprod, 2015, 30(3): 608–615.

[21] Fujihara M, Kaneko T, Murayama MI. Vitrification of canine ovarian tissues with polyvinylpyrrolidone preserves the survival and developmental capacity of primordial follicles. Sci Rep, 2019, 9(1): 3970.

[22] Practice Committee of American Society for Reproductive Medicine. Ovarian tissue cryopreservation: a committee opinion. Fertil Steril, 2014, 101(5): 1237–1243.

[23] Shin SY, Lee jy, Lee E, et al.Protective effect of vascular endothelial growth factor(VEGF) in frezen-thawed granulosa cells is mediated by inhibition of apoptosis. Eur J Obstet Gynecol Reprod Biol, 2006, 125(5):233–238.

[24] Fabbri R, Pasquinelli G, Keane D, et al. Optimization of protocols for human ovarian tissue cryopreservation with sucrose, 1,2- propanediol and human serum. Reprod Biomed Online, 2010, 21(6): 819–828.

[25] Fabbri R, Pasquinelli G, Magnani V, et al. Autotransplantation of cryopreserved ovarian tissue in oncological patients：recovery of ovrian functjon. Future Onco1, 2014, 10(4): 549–561.

[26] Lima M, Gargano T, Fabbri R, et al. Ovarian tissue collection for cryopreservation in pediatric age:laparoscopic technical tips. J Pediatr Adolesc Cynecol, 2014, 27(2): 95–97.

[27] Bedaiwy MA, Hussein MR, Biscotti C,et al. Cryopreservation of intact human ovary with its vascular pedicleHum Reprod, 2006, 21(12): 3258–3269.

[28] Smilz J,Dolmans MM. Donnez J, et al. Current achievements and future research directions in ovarian tissue culture. in vitro follicle development and transplantion:implications for fertility presevation. Hum Reprod Update, 2010, 16(4): 395–414.

[29] Meirow D, Ra'Anani H,Bideman H.Ovarian tissue cryopreservation and transplantation: a realislistic, effctive technology. for fertility preservation. Methods Mol Biol, 2014, 1154: 455–473.

[30] Chapman RM, Sutcliffe SB. Protection of ovarian function by oral contraceptives in women receiving chemotherapy for Hodgkin's disease Blood, 1981, 58(4):849–851.

[31] Blumenfeld Z,Haim N.Prevention of gonadal damage during cytoloxic therapy. Ann Med, 1997, 29(3): 199–206.

[32] Amorim CA, Curaba M, van Langendonckt A, et al. Vitrification as an alternative means of cryopreserving ovarian tissue. Reprod BioMed Online, 2011, 23(2): 160–186.

[33] Yin H, Wang X, Kim SS, et al. Transplantation of intact ratgonads using vascular anastomosis: effects of cryopreservation, ischacmia and genotrype. Hum Reprod,2003, 18(6):1, 65–72.

[34] Bedaiwy MA, Jeremias E, Gurunluoglu R, et al. Restoration of ovarian function after autotransplantation of intacfrozen-thawed sheep ovarics with microvascular anastomosis. Fertil Seril, 2003, 79(3): 594–602.

[35] Shaw JM, Bowles J, Koopman P, et al. Fresh and cryopresrved ovarian tissue samples from donor

with lymphoma transmit the cancer to graft recipients. Hum Reprod, 1996, 11(8): 1668–1673.

[36] 李扬璐, 阮祥燕, Mueck AO. 人卵巢组织冻存与移植研究进展. 首都医科大学学报, 2017(4): 485–491.

[37] Ruan XY. Chinese Society of Gynecological Endocrinology affiliated to the International Society of Gynecological Endocrinology Guideline for ovarian tissue cryopreservation and transplantation. Gynecol Endocrinol, 2018, 21:1–6.

[38] Donnez J, Dolmans MM, Diaz C, et al. Ovarian cortex transplantation: time to move on from experimental studies to open clinical application. Fertil Steril, 2015, 104(5):1097–1098.

[39] Oktay K, Harvey BE, Loren AW. Fertility preservation in patients with cancer: ASCO clinical practice guideline update summary. J Oncol Pract, 2018:P1800160.

[40] Donnez J, Dolmans MM, Demylle D, et al. Livebirth after orthotopic transplantation of cryopreserved ovarian tissue. Lancet, 2004, 364(9443):1405–1410.

[41] Donnez J, Dolmans MM. Fertility preservation in women. N Engl J Med, 2017, 377(17):1657–1665.

[42] Donnez J, Dolmans MM. Fertility preservation in women. N Engl J Med, 2017, 377(17):1657–1665.

[43] Imbert R, Moffa F, Tsepelidis S, et al. Safety and usefulness of cryopreservation of ovarian tissue to preserve fertility: a 12-year retrospective analysis. Hum Reprod, 2014, 29(9):1931–1940.

[44] Dillon KE, Sammel MD, Prewitt M, et al. Pretreatment antimüllerian hormone levels determine rate of posttherapy ovarian reserve recovery: acute changes in ovarian reserve during and after chemotherapy. Fertil Steril, 2013, 99(2):477–483.

[45] Chen W, Zheng R, Baade PD, et al. Cancer statistics in China, 2015. CA Cancer J Clin, 2016, 66(2):115–132.

[46] Anderson RA, Wallace WH. Antimüllerian hormone, the assessment of the ovarian reserve, and the reproductive outcome of the young patient with cancer. Fertil Steril, 2013, 99(6):1469–1475.

[47] Schmidt R, Richter D, Sender A, et al. Motivations for having children after cancer—a systematic review of the literature. Eur J Cancer Care (Engl), 2016, 25(1):6–17.

[48] Bellizzi KM, Smith A, Schmidt S, et al. Positive and negative psychosocial impact of being diagnosed with cancer as an adolescent or young adult. Cancer, 2012, 118(20):5155–5162.

[49] Donnez J, Dolmans MM. Fertility preservation in women. N Engl J Med, 2018, 378(4) : 400–401.

[50] Algarroba GN, Sanfilippo JS, Valli-Pulaski H. Female fertility preservation in the pediatric and adolescent cancer patient population. Best Pract Res Clin Obstet Gynaecol, 2018, 48:147–157.

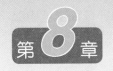

卵子的冷冻保存

一、概 述

生育力保存是一种可以保护和延长生育能力的医学技术。随着医学诊疗技术的发展，乳腺癌患者的生存率逐年增加，但是包括乳腺癌在内的癌症治疗通常都会损伤生殖功能，患者康复后仍有可能失去生育能力，这对于有生育需求的年轻患者来说无疑是不幸的。

目前，胚胎冷冻保存是女性癌症患者未来生育成功率最高的选择，但是从促排卵到胚胎形成需要一定的时间，可能导致癌症治疗的延迟，且促排卵药物的使用会影响体内的雌激素水平，是某些乳腺癌患者的禁忌。

卵子冷冻是生育力保存的又一选择。美国生殖医学学会（American Society for Reproductive Medicine，ASRM）和美国临床肿瘤学会（ASCO）认可卵子冷冻保存作为癌症和其他在治疗过程中对生育力造成危害的疾病患者的生育力保存策略。IVM 技术可以从未经促性腺激素刺激的卵泡中取出未成熟的卵母细胞，体外培养成熟，具有简化治疗、降低成本和避免潜在副作用（如卵巢过度刺激）等优点。目前 IVM 技术可应用于多囊卵巢综合征（polycystic ovarian syndrome，PCOS）女性、卵巢反应较差的女性、雌激素依赖的肿瘤患者和迫切需要保留生育能力的女性等。

二、卵子的发生与生命周期

人胚胎细胞的性染色体为 XX 时，生殖腺将分化为卵巢，卵巢是一个周期性变化的性腺，接受下丘脑和垂体的周期性调节，通过其卵泡的发育与闭锁、卵子的成熟、排卵，决定女性生育力及相应的激素分泌，并通过各种反馈机制调节下丘脑和垂体的分泌功能。

卵巢具有生殖和内分泌两大功能。卵泡的生长发育过程与其功能息息相关。卵巢的结构分为皮质和髓质，皮质中主要是各级发育的卵泡，卵子即卵母细胞就隐藏在卵泡中。

卵子的发生开始于原始生殖细胞（primordial germ cell，PGC）的形成。原始生殖细胞起源于卵黄囊的内胚层，妊娠 3 周末，原始生殖细胞发生增殖、迁移，经过不断的有丝分裂，使细胞数目增多，体积增大，至妊娠 5~7 周到达生殖脊内侧，形成始基性腺。在性染色体 XX 的作用下，继续分化为卵巢的生殖细胞即卵原细胞（oogonia）。在妊娠 7 周末，卵原细胞数量约为 1 万个。这时由于未发生减数分裂（meiosis）或没有卵原细胞的闭锁，故称之为"未分化期"（indifferent stage）。经过不断的有丝分裂，卵原细胞数目在妊娠第 8 周时达到 60 万个。从此，在分化过程中，卵原细胞获得减数分裂和闭锁的能力。妊娠 8~28 周，卵原细胞同时进行着有丝分裂、减数分裂和闭锁。一部分卵原细胞进入第一次减数分裂并停留在减数分裂前期中的双线期，此时的生殖细胞就称为初级卵母细胞（primary oocyte），而未发生减数分裂的卵原细胞则发生闭锁。在有丝分裂、减数分裂和闭锁的相互平衡中，胚胎发育至 16~20 周时，卵原细胞达 600 万 ~700 万个，其中 2/3 为初级卵母细胞。

减数分裂使卵原细胞暂时不闭锁。初级卵母细胞周围包绕单层梭形前颗粒细胞形成始基卵泡，它是卵巢的基本功能单位，也是卵巢储备的唯一形式。

女性生殖细胞数量随着年龄的增长发生不可逆的渐进性下降。在胚胎 6~7 周时，卵原细胞数量约为 1 万个，通过不断的有丝分裂，至胚胎 8 周时卵原细胞数量达到 60 万个。胚胎 16~20 周时生殖细胞数量达高峰，共计 600 万 ~700 万个，其中初级卵母细胞占 2/3，约 400 万个。妊娠 7 个月后，卵原细胞的有丝分裂已完全停止。减数分裂使卵原细胞暂时不闭锁，绝大多数卵母细胞都无法形成始基卵泡从而发生凋亡。所以女性胎儿出生时卵巢中已无卵原细胞，而始基卵泡数量下降至 100 万 ~200 万个，儿童期多数卵泡退化，青春期时只剩下 30 万 ~40 万个，在这些卵泡中仅 400~500 个会排卵。37 岁时始基卵泡数量下降至 25 000 个，51 岁快绝经时始基卵泡仅存约 1 000 个。

始基卵泡形成后聚集在卵巢皮质部形成始基卵泡库。始基卵泡的发育是受遗传因素和局部各种调节因子的影响，而不受促性腺激素的调节。原始卵泡库是女性一生中全部发育卵泡的来源。一旦卵泡库中的始基卵泡发生生理性耗竭或病理性发育异常，卵泡发育被阻断，女性就失去了正常的生育能力。

三、卵泡的生长发育

（一）卵泡的生长发育过程

卵泡由卵母细胞和包绕卵母细胞的卵泡膜细胞及颗粒细胞组成，卵泡的发育和它们之间的相互作用密切相关。卵母细胞在卵泡发育过程中有其重要的作用。卵泡的发育是由始基卵泡启动生长并依此发育形成初级卵泡、次级卵泡、窦前卵泡、窦卵泡和成熟卵泡的过程。在卵泡发育过程中，颗粒细胞间出现不规则的腔隙，随着卵泡液的增多逐渐形成半月形的腔，称为卵泡腔。Gougeon 对人类卵巢静止卵泡的分级如下：

1. 始基卵泡

始基卵泡（primordial follicles）直径 0.03~0.06mm，含有一个停滞于减数分裂前期双线期的初级卵母细胞，周围包绕单层梭形前颗粒细胞（pregranulosa cells）。卵母细胞位于卵泡中央，圆形，核大而圆，核仁大而明显。前颗粒细胞较小，起着支持和营养卵母细胞的作用，如图 8-1 所示。

2. 初级卵泡

初级卵泡（primary follicles）直径 >0.06mm，含有一个初级卵母细胞，周围包绕单层立方形颗粒细胞。此阶段颗粒细胞可合成和分泌黏多糖，在卵子周围形成透明带。卵母细胞和颗粒细胞间形成缝隙连接，为卵子的信息传递和营养提供了一条通道。初级卵泡末期开始出现卵泡膜内膜（theca interna）和卵泡膜外膜（theca externa），如图 8-2 所示。

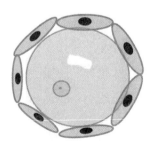

图 8-1　始基卵泡

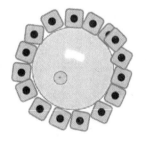

图 8-2　初级卵泡

3. 次级卵泡

次级卵泡（secondary follicles）直径 <0.12mm，含有一个初级卵母细胞，周围包绕 3~4 层立方形颗粒细胞，细胞数量约为 600 个。次级卵泡形成时，其上的颗粒细胞已出现卵泡刺激素（FSH）、雌激素及雄激素受体。卵泡膜细胞上开始出现黄体生成素（LH）受体，具备了合成性激素的能力。次级卵泡构成了窦前卵泡池，

并由此开始了卵泡的募集。次级卵泡的发育对促性腺激素低敏感，如图 8-3 所示。

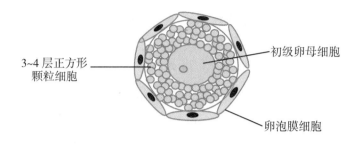

3~4 层正方形
颗粒细胞

初级卵母细胞

卵泡膜细胞

图 8-3　次级卵泡

4. 窦前卵泡

窦前卵泡（preantral follicle）直径 0.12~0.20mm，含一个卵母细胞，周围包绕 6~7 层立方形颗粒细胞 $[（3~5）×10^3 个]$，出现卵泡膜间质上皮细胞。由窦前卵泡发育为直径 2.0mm 的窦卵泡需要约 60d 的时间。

5. 窦卵泡

早期窦卵泡（early antral follicle）直径 0.20~0.40mm，卵母细胞周围颗粒细胞数目明显增多（$1.5×10^4 个$），颗粒细胞内开始合成并分泌黏多糖形成早期的窦腔。卵泡腔内充满卵泡液。卵泡液主要是黏多糖和卵泡膜血管渗出液组成。颗粒细胞分泌的类固醇激素和生物活性物质对卵泡的发育也发挥着重要作用。卵泡腔的大小在临床上常作为卵泡发育程度的评价指标。此时期卵泡为促性腺激素依赖的生长期。颗粒细胞数量增多的同时对 FSH 的敏感性增加，依赖 FSH 继续发育。从直径 2.0mm 的窦卵泡发育至直径 18mm 的卵泡，需要大约 25d 的时间。FSH 与颗粒细胞上 FSH 受体结合后激活细胞色素 P_{450} 芳香化酶，使颗粒细胞合成和分泌雌二醇（E2），E2 通过旁分泌等方式作用于颗粒细胞，使其表面 FSH 受体数量增加，从而增强 FSH 的作用。卵泡膜细胞分泌的雄激素对卵泡发育也起到调节作用，如图 8-4 所示。

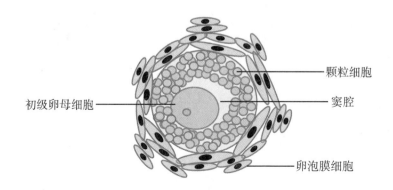

初级卵母细胞

颗粒细胞

窦腔

卵泡膜细胞

图 8-4　窦卵泡

6. 排卵前卵泡

排卵前卵泡（preovulatory follicle）是卵泡发育的最后阶段，为成熟卵泡，也称格拉夫卵泡（Graafian follicle）。其直径可达 18~23mm，含有一个卵母细胞，排卵前第 5~6 天，随着颗粒细胞的增殖和卵泡液的积聚，卵泡腔迅速增大，卵泡液急剧增多，卵泡向卵巢表面移动，为排卵做好准备。卵泡的迅速扩张会引起月经中期盆腔痛。女性每个月经周期都有一批始基卵泡启动生长发育，但通常只有一个卵泡能够发育为成熟卵泡并排卵。

成熟卵泡的结构从外到内依次为（图 8-5）：

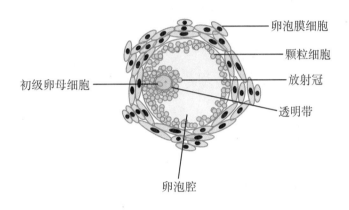

图 8-5　成熟卵泡的结构

（1）卵泡外膜：为致密的卵巢间质组织，与卵巢间质无明显界限。

（2）卵泡内膜：从卵巢皮质层间质细胞衍化而来，细胞呈多边形，较颗粒细胞大，此层含丰富的血管。

（3）颗粒细胞：呈立方形，细胞间无血管存在，营养来自外周的卵泡内膜。

（4）卵泡腔：腔内充满大量清澈的卵泡液和雌激素。

（5）卵丘：呈丘状突出于卵泡腔，卵母细胞深藏其中。

（6）放射冠：呈放射状排列并直接围绕卵母细胞的一层颗粒细胞。

（7）透明带：放射冠与卵母细胞之间的透明膜。

（二）卵泡的发育周期

从妊娠 5 个月至绝经，每一时期都有相应的一批始基卵泡以固有速率发育为次级卵泡，并继续向前发育。从始基卵泡发育至窦前卵泡需要超过 9 个月的时间，且此阶段卵泡的发育是随机的，不依赖于垂体分泌的促性腺激素的作用，但其具体机制仍不清楚。从窦前卵泡发育至成熟卵泡需要 85d，实际跨越了 3 个月经周期，此阶段卵泡发育的后 50d 需要促性腺激素的作用（图 8-6，图 8-7）。

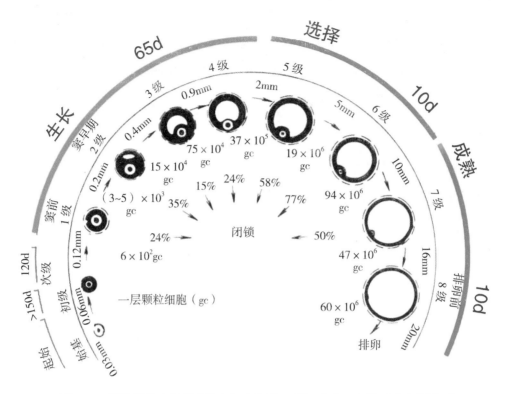

图 8-6 卵泡的发育周期（引自妇产科学 .9 版 . 北京：人民卫生出版社 .）

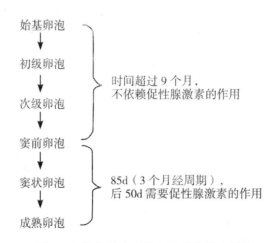

图 8-7 卵泡的生长发育过程和发育周期

四、卵母细胞的减数分裂及其调控机制

（一）卵母细胞的减数分裂

人类大多数细胞都有 46 条染色体或 23 对同源染色体，称为双倍体（diploid）。

在胚胎期，卵母细胞开始减数分裂（meiosis），使每个卵子只含有 23 条染色体，称为单倍体（haploid）。减数分裂分为两个过程：第一次减数分裂（meiosis Ⅰ）和第二次减数分裂（meiosis Ⅱ）。减数分裂与卵泡发育同步。减数分裂一般分为前期、中期、后期和末期。

卵母细胞第一次减数分裂的前期，通常被称为前期Ⅰ（prophase Ⅰ）。根据细胞形态的变化，将前期Ⅰ分为五个时期，即细线期（leptotene stage）、偶线期（zygotene stage）、粗线期（pachytene stage）、双线期（diplotene stage）和终变期（diakinesis stage）。

（1）细线期。是前期Ⅰ的开始，首先发生染色质凝集、折叠和螺旋化，逐渐变粗变短，形成在显微镜下可以观察到的细纤维样染色质结构。

（2）偶线期。染色质进一步凝集，同源染色体开始相互识别、配对，并在部分配对的区段发生联会。配对从同源染色体的若干接触点开始，然后扩展到整条染色体所有的同源片段，形成联会复合体。

（3）粗线期。这一时期持续时间较长，染色体进一步浓缩变粗。联会复合体组装完成，同源染色体结合。并在同源染色体的非姐妹染色单体之间的同源区段进行遗传物质的交换和重组，产生新的遗传组合。

（4）双线期。同源染色体开始分开，双线期结束时，同源染色体只在姐妹染色单体之间发生重组的部位有连接，这些连接称为交叉。在粗线期，联会染色体开始解聚并逐渐消失，染色质去凝集，形成多个核仁并进行 RNA 的合成。

（5）终变期。又称再凝集期，是前期Ⅰ的最后一个阶段。双线期结束时，染色体变为紧密的凝集状态，核仁消失，RNA 转录停止，四分体均匀分布在核中。同源染色体靠交叉结合在一起，姐妹染色单体通过着丝粒连接在一起。前期结束后，中心粒加倍，中心体分开并向未来的纺锤体两极移动。

哺乳动物的卵母细胞减数分裂起始于胚胎期，完成于性成熟后。在出生前后，卵原细胞均进入第一次减数分裂成为初级卵母细胞，并停滞于第一次减数分裂前期的双线期。此时卵母细胞的核较大，称为生发泡（germinal vesicle，GV）。在婴儿期和青春期后均能见到含生发泡的卵子。进入青春期后，初级卵母细胞陆续恢复减数分裂，此时卵子内染色质浓缩和核膜中断，称为生发泡破裂（breakdown of germinal vesicle，BDGV）。BDGV 标志着卵母细胞减数分裂的恢复和分裂期中期的开始。当生发泡破裂发生时，染色体扩散并迁移到核膜侧，聚集在核膜内缘。染色体在纺锤体的牵引下排列在赤道板上。然后同源染色体发生分离，细胞质分裂完成。这次减数分裂持续时间很短，无遗传物质的交换。与精子不同的是，卵子分裂时生成的两个子细胞大小不同，其中较小的一个子细胞称为第一极体（first polar body）。次级卵母细胞未经 DNA 复制即进入第二次减数分裂，并停留在第二次减数分裂的中期等待受精。当卵子受精后，次级卵母细胞迅速完成第二次减数分裂，双倍体又重新形成。

（二）卵母细胞减数分裂的机制

1. 颗粒细胞对卵子减数分裂的作用

早在 1935 年 Pincus 和 Enzmann 就观察到，从卵泡分离出来的卵子可以自然成熟，提示卵泡中的某些成分可抑制卵子的成熟。随着研究的深入，已从颗粒细胞中提取出卵子成熟抑制因子（oocyte maturation inhibitor，OMI），也称卵泡成熟抑制素。OMI 是一种糖蛋白，正常卵泡液中 OMI 的浓度约为 200ng/mL。体外试验证明，OMI 不仅能抑制垂体分泌 FSH，还能抑制卵子成熟。在体内，OMI 可能通过卵丘细胞、卵泡抑制素和激活素调节卵子的成熟。

2. cAMP 对卵子减数分裂的调节

在卵母细胞内，高浓度的 cAMP 对于维持卵母细胞减数分裂的停滞非常重要。卵母细胞内的 cAMP 有两大来源，一是卵丘颗粒细胞通过缝隙连接输送入卵母细胞；二是卵母细胞自身产生。cAMP 磷酸二酯酶（cAMP phosphodiesterase 3A，PDE3A）可降解 cAMP，来源于卵丘颗粒细胞的 cGMP 通过缝隙连接进入卵母细胞，通过抑制 PDE3A 的激活而减少 cAMP 的降解。

3. 卵子的自身调节作用

卵母细胞本身也可通过与周围卵丘颗粒细胞的相互作用维持减数分裂停滞状态。卵母细胞促使卵丘颗粒细胞表达钠尿肽受体（natriuretic peptide receptor2，Npr2），Npr2 与其配体 C- 型利钠肽（C-type natriuretic peptide，CP）结合产生 cGMP，从而阻止 cAMP 的降解。体外实验研究表明，成纤维细胞生长因子 8b（fibroblast growth factor 8b，FGF-8b）等卵母细胞分泌因子（oocyte secreted factors，OSF）可促进卵丘颗粒细胞表达 Npr2。

4. 减数分裂的启动

卵母细胞内减数分裂的恢复由 cAMP 水平的急剧下降而引发。在 LH 峰发生后，卵母细胞内 C- 型利钠肽（CNP）下降，导致卵母细胞内合成 cGMP 减少，使可降解 cAMP 的 PDE3A 激活，从而导致 cAMP 水平下降。此外，随着卵丘和卵母细胞间缝隙连接的关闭，来源于卵丘颗粒细胞的 cGMP 及 cAMP 进入卵母细胞减少，也使得卵母细胞内 cAMP 水平下降。

五、卵母细胞的成熟

卵母细胞在生长发育过程中逐步完成细胞核及细胞质的成熟。卵母细胞的成熟发生在排卵前数小时,在 LH 峰的诱导下,优势卵泡中的初级卵母细胞完成第一次减数分裂,排出第一极体,形成次级卵母细胞,并停滞在第二次减数分裂中期(M Ⅱ)。而受精作用激活 Ca^{2+} 信号通道,促进第二次减数分裂的完成。

卵母细胞的成熟是一个复杂的动态过程,涉及卵母细胞的胞核、胞质和透明带等一系列的成熟过程。

(一)卵母细胞核成熟

第一极体排出是卵母细胞核成熟的标志。生发泡破裂是细胞核成熟第一个肉眼可见的形态学改变。两次减数分裂的停滞和恢复是卵母细胞成熟机制的研究重点。卵泡发育到有腔卵泡阶段时,深藏其中的卵母细胞才具有了恢复减数分裂的能力,同时还需要促性腺激素的共同作用。卵母细胞恢复第一次减数分裂过程是在 FSH 和 LH 的作用下发生的。排卵前,血液中会出现一个 LH/FSH 峰。FSH 和 LH 也是体内外研究减数分裂恢复相关信号通路的重要激素,但卵子成熟的具体调控机制仍不清楚。

(二)卵母细胞质成熟

在卵母细胞核成熟的过程中,卵母细胞质也经历着成熟的变化。卵母细胞质成熟受很多因素影响,如在卵母细胞生长过程中转录本的合成及储备、卵母细胞生长末期的全局转录沉默,而全局转录沉默与染色质浓缩 – 核仁布局有关;其次,颗粒细胞对于卵母细胞排卵前转录沉默及胞质成熟也起到重要作用;第三,锌是许多细胞蛋白发生结构转变及催化作用的必需元素,在减数分裂发生时,卵母细胞内锌大量聚集,含量升高达 50%;第四,细胞质蛋白的转录后修饰也参与到卵母细胞成熟过程中;第五,微管在乙酰化作用下发生改变,这种乙酰化作用对于正确的细胞器布局及移动是必要的;最后,细胞质蛋白的磷酸化及去磷酸化对于细胞质成熟也是非常重要的。

成熟前卵母细胞中各种细胞器集中分布于皮质区;卵母细胞成熟后,除皮质颗粒外,其他细胞器都迁移到卵母细胞中央。卵母细胞质成熟对卵母细胞的发育潜能、受精和植入前胚胎发育都发挥着重要作用。

1. 皮质颗粒

皮质颗粒(cortical granules,CGs)是卵母细胞特有的一种细胞器,其分布随着卵母细胞的生长发育呈现明显的变化。在卵母细胞发育早期,皮质颗粒散布于细胞质中，随着卵母细胞发育成熟，逐渐向皮质层迁移。排卵前呈单层排列于细胞膜下。当 CGs 位于卵母细胞皮质下则为胞质成熟；位于中部或由中部向边缘迁移则为胞质未成熟。微丝驱动着 CGs 的迁移，但当 CGs 定位于皮质层时，就不再受微丝的作用。由于皮质颗粒的这一分布特性，所以将 CGs 的分布作为衡量卵母细胞质成熟的指标。

2. 线粒体

卵母细胞中含有丰富的线粒体，在卵母细胞成熟前后线粒体分布会发生明显变化，它与卵母细胞的成熟、受精和胚胎发育均有关。通过体外成熟卵母细胞的研究显示，线粒体在大部分未成熟卵母细胞的细胞质中呈周边分布，线粒体簇较小；随着卵泡的生长，卵母细胞中的线粒体数目不断增加，并逐渐向胞质内部发生迁移。在体外成熟的卵母细胞中，发育潜能较高的卵母细胞的线粒体在细胞质中多呈均匀分布，而在发育潜能较低的卵子中，线粒体仍是周边分布。可见，缺少线粒体在胞质中的重新分布是胞质未成熟的标志，与卵子发育潜能低下有关。线粒体的准确布局为卵母细胞的成熟及胚胎的发育提供了能量保证，是评价卵母细胞及早期胚胎发育的重要指标。

3. 透明带和细胞质膜

透明带在初级卵泡期开始出现，主要由颗粒细胞合成和分泌的黏多糖组成。它具有保护卵母细胞、结合并诱导精子发生顶体反应和阻止多精子受精的作用。随着卵泡发育到有腔卵泡期，透明带开始增厚。卵母细胞逐渐成熟时，透明带开始变软，并表达精子受体，为卵母细胞的受精做好准备。

4. 高尔基体和内质网

高尔基体与细胞分泌有关，在卵母细胞成熟过程中变化较大。在初级卵母细胞中，高尔基体分布于核周围，随着卵泡的发育，逐渐向皮质区迁移，至卵母细胞成熟时，高尔基复合体消失，裂解为许多独立体。在卵母细胞发育过程中，内质网持续存在。发育早期的卵母细胞中有较多的粗面内质网。随着卵母细胞的发育，粗面内质网越来越多。而卵母细胞成熟时，粗面内质网消失，而滑面内质网增多。

六、促排卵方案

自从第一例"试管婴儿"诞生以来，人类体外受精 - 胚胎移植技术（IVF-ET）已经走过了 40 年的发展历程。世界上首例成功的试管婴儿所用的卵子是来自自然周期（natural cycle），初期的 IVF-ET 采用的也是自然周期的卵子。然而，自然周期因为获卵数少和无法控制的自发 LH 峰，致使妊娠率不高。此后，随着药物的开发及辅助生殖技术的进步和发展，卵巢刺激的各种衍生方案日益增多，其中最有意义的是促性腺激素释放激素类似物（GnRHa）的应用，即在超促排卵前先用 GnRHa 进行垂体降调节，抑制内源性促性腺激素的分泌。GnRHa 的应用不但避免了卵泡发育不同步，也防止了早发 LH 峰的出现。这是目前常规采用的控制性超促排卵（controlled ovarian hyperstimulation，COH）技术。

目前应用于临床的 GnRHa 类似物有两种，分别是 GnRH 激动剂（GnRH agonist，GnRH-a）和 GnRH 拮 抗 剂（GnRH antagonist，GnRH-ant）。常用的 GnRH-a 有曲普瑞林（triptorelin）、亮丙瑞林（leuprorelin）等的长效和短效制剂。根据 GnRH-a 的不同及其用法的差异演变出多种 COH 方案。为保障 COH 的有效性和安全性，要根据患者的具体情况采用个体化的 COH 方案。常用的方案如下：

1. GnRH-a 长方案

GnRH-a 长方案是目前常规的 COH 方案。经前 1 周（相当于黄体中期）B 超检查了解子宫和双卵巢情况，检查血清激素，若子宫内膜呈 C 型，卵巢见排卵痕，E2>50pg/mL 及 P>5ng/mL 提示已排卵，就开始 GnRH-a 治疗，此时内源性促性腺激素降低到最低点。临床上使用的 GnRH-a 有长效和短效之分。长效制剂每周期仅需应用一次，短效制剂需要每天用药，共 14d。降调节第 15 天时行 B 超及血清激素检查，达到垂体降调节标准后开始给予促性腺激素（gonadotropin，Gn）；若使用的是短效 GnRH-a 制剂，则 GnRH-a 仍需每天用药至注射人绒毛膜促性腺激素（human chorionic gonadotropin，hCG）日停药。若未达到垂体降调节标准，则继续使用 GnRH-a 降调节，若 GnRH-a 使用 28d 仍未达到降调节标准，则取消该周期。

Gn 的启动剂量根据患者的年龄、卵巢储备功能等个体化用药，正常卵泡发育以 1~2mm/d 的速度生长，当卵泡平均直径达 14mm 后，卵泡生长速度加快，以 2mm/d 的速度生长。根据卵泡发育情况及血清激素水平适时调整 Gn 的用量。

当 2~3 个主导卵泡直径达到 18mm，平均每个成熟卵泡 E2 水平达到 200~300pg/mL 时，当晚注射 hCG 5 000~10 000U 或重组 hCG 250μg。注射 hCG 日评价子宫内膜厚度和类型。

子宫内膜的测量：取子宫纵切面，清晰显示内膜，从一侧内膜、子宫肌层交界垂直于子宫纵轴测量至对侧内膜、肌层交接处。

分型标准：A 型示内膜呈清晰"三线征"；B 型示三线征欠清晰；C 型内膜呈团块状，回声增强，三线征消失。当子宫内膜厚度 ≥ 0.7cm，提示子宫内膜发育正常。注射 hCG 34~36h 后取卵。

2. GnRHa 超长方案

月经第 2 天或第 21 天使用第 1 支长效 GnRH-a，用药后第 28~35 天注射第 2 支，于最后一支长效 GnRH-a 28d 后复查 B 超及血清激素，达到将调节标准后开始 Gn

启动，hCG 扳机标准同 GnRH-a 长方案。超长方案主要应用于子宫内膜异位症患者，目前临床上还有对子宫内膜异位病和子宫腺肌症患者经 3~4 个周期长效 GnRH-a 治疗后直接开始超促排卵周期的。GnRH-a 干预治疗可显著抑制异位子宫内膜活性，为后续的卵巢刺激提供保障；可减少卵泡液中的毒性细胞因子，减少对卵子的损伤，提高卵子和胚胎质量；还可以通过降低毒性细胞因子和氧化应激的发生而改善宫腔内微环境，改善子宫内膜容受性，提高着床率和妊娠率。

目前，临床上还常用卵泡期长方案，与超长方案的不同点在于长效 GnRH-a 制剂仅在月经第 2 天注射 1 支，用药 28d 后复查血清性激素和 B 超，达到将调节标准后开始用 Gn 启动。相对超长方案而言，卵泡期长方案可避免对下丘脑—垂体—卵巢轴的过度抑制，但在卵巢刺激后期仍有可能出现 LH 峰，可适时添加 GnRH-ant。

3. GnRH-a 短方案

GnRH-a 短方案主要用于年龄 37 岁以上，窦卵泡数少于 4 个，或检查提示卵巢储备功能减退者；建议使用口服避孕药或戊酸雌二醇或孕激素进行预处理，以调整卵泡同步性。

月经第 1~3d 开始注射 GnRH-a 0.1mg/d，至注射 hCG 日。同时开始注射 Gn，Gn 启动剂量及增减时间以及卵泡监测同 GnRH-a 长方案。

注射 hCG 日同时停止 GnRH-a 和 FSH。hCG 注射时间同 GnRH-a 长方案。

短方案的优点是可以充分利用 GnRH-a 的点火效应，与外源性 Gn 同时作用，对募集卵泡有一定的作用，可有效提高卵巢刺激的效果。因此短方案较适用于年龄偏大和卵巢储备低的妇女，对血中 FSH 阈值较高的患者尤为适用。

4. GnRH-a 超短方案

月经周期第 2 天开始注射 GnRH-a 治疗，持续 3d 后停药，而后开始单纯的 FSH 治疗。由于 GnRH-a 应用时间短，在注射 hCG 前后垂体功能已逐渐恢复，对黄体期内源性 LH 影响小，尤其适用于卵巢低反应（poor ovarian response，POR）患者。

超短方案使用短效 GnRH-a，利用早期"点火"效应，使内源性 FSH 分泌增加，强化早期卵泡的募集。但超短方案未充分降调节，卵泡发育不同步，不能有效抑制内源性 LH 峰，周期取消率高，卵巢刺激过程中需严密监测性激素变化，必要时添加 GnRH-ant。

5. GnRH 拮抗剂方案

月经周期第 2~3 天直接使用外源性 Gn，当有 2~3 个优势卵泡直径 ≥ 18mm 时，注射 hCG 或短效 GnRH-a，34~36h 后取卵。拮抗剂方案没有 GnRH-a 进行垂体降调节的过程。根据 GnRH-ant 剂型的不同分为连续用药方案和单剂量方案，其中连续用药方案又根据 GnRH-ant 使用时机不同分为灵活方案和固定方案。

GnRH-ant 固定方案为：月经第 2~3 天开始启动 Gn 促排卵，其剂量根据卵巢储备功能而定。Gn 促排 5~6d 后，添加 GnRH-ant，常用剂量为 0.25mg/d，直至 hCG 注射日。注射 hCG 34~36h 后行取卵术。

GnRH-ant 方案因不需要进行垂体降调节，治疗周期短，患者依从性及舒适度好而逐渐成为卵巢刺激方案的主流，适用于各种卵巢反应性人群。由于 GnRH-ant 方案不仅可用短效 GnRH-a 代替 hCG 进行扳机，而且可以降低扳机日血清 E2 水平而减少获卵数，从而降低卵巢过度刺激综合征（ovarian hyperstimulation syndrome，OHSS）的发生，已成为高反应患者卵巢刺激方案的首选。此外，在多囊卵巢综合征及 POR 患者中，GnRH-ant 方案不影响持续妊娠率，并且 OHSS 发生率较低，被认为是这些患者的标准方案。另外，因 GnRH-ant 方案治疗周期短，还能减轻患者的经济负担，已层逐渐成为 POR 患者的首选。

由此可见，相对于 GnRH-a 长方案而言，拮抗剂方案具有以下优点：使用 Gn 量少，卵巢刺激时间短；GnRH-ant 无 GnRH-a 的点火效应，不会诱发卵泡囊肿；GnRH-ant 方案 +GnRH-a 扳机是目前预防 OHSS 的最有效方案。

6. 微刺激方案

微刺激方案用于年龄 >40 岁，卵巢功能减退者，或者年龄 <40 岁，但卵巢储备功能减退者。在月经第 2 天检查血清激素水平和 B 超后开始口服氯米芬 50mg/d，至 hCG 日。使用氯米芬后第 6 天，行 B 超监测及血清激素检查，若卵泡 <14mm，加用 Gn75~150IU/d。当卵泡 >18mm，或平均单个卵泡 E2 水平在 200~300pg/mL 时，当晚注射 hCG 5 000~10 000IU 或重组 hCG 250μg，34~36h 后取卵；或者当晚给予 GnRH-a（达必佳或达菲林 0.1mg），30~32h 后取卵。

卵巢微刺激方案操作简单，不仅减少了 Gn 用量和 Gn 用药时间，也降低了卵巢过度刺激并发症的发生率，而且减轻了患者的经济负担，提高了患者的依从性。

7. 自然周期

不使用任何药物刺激卵巢诱发排卵，但要通过监测 LH 峰来估计排卵准确时间，以便获取成熟卵子进行 IVF-ET。适用于卵巢功能减退者以及不愿意或不适用控制性超促排卵（COH）者。对于月经周期正常者通常于周期第 2 天检查卵巢基础状态，月经第 9 天或第 10 天开始 B 超监测卵泡，同时监测血液中 FSH、LH、P、E2 的变化情况，直至优势卵泡发育至直径达到 16~18mm 时，使用 GnRH-a 100μg 和（或）hCG 6 000~ 10 000IU 扳机，35~36h 后取卵或结合激素变化情况决定取卵时机。

自然周期方案最大的优点是可获得自然成熟的卵子，同时具有自然激素诱导的子宫内膜环境，为胚胎种植提供良好的条件，且不存在卵巢过度刺激与多胎妊娠的危险，并节省经费。其缺点是可能随时出现 LH 峰，导致卵泡早排风险增多或需要紧急安排取卵，从而影响获卵率，干扰胚胎培养室工作安排。

8. 改良自然周期

对自然周期 IVF 进行了一些改变。当出现优势卵泡后，予以小剂量 Gn（不超过 150IU/d）促进卵泡发育及 GnRH-ant 预防早发 LH 峰及卵泡早排。

改良自然周期最大限度地保留了自然周期的优点，同时提高了获卵率和降低周期取消率，克服了无法决定和控制取卵时间的缺点。

9. 高孕激素状态下卵巢刺激方案

包括黄体期卵巢刺激方案和卵泡期高孕激素状态下卵巢刺激方案。

10. 黄体期卵巢刺激方案

黄体期卵巢刺激方案适用于肿瘤患者进行放化疗前保存生育力，缩短等待时间，以及暂不行胚胎移植的常规卵巢刺激患者及卵巢储备低下患者。对于反复在卵泡期卵巢刺激无果而在黄体期有窦卵泡生长者，可行黄体期卵巢刺激以增加获卵数。

患者排卵或取卵后 3d，B 超检查提示最大卵泡直径 <8mm，开始给予来曲唑 2.5~5.0mg/d 或氯米芬 50mg/d 口服，同时注射 Gn。B 超监测卵泡生长发育情况及化验血液中 FSH、LH、P、E2 水平。当至少 3 个优势卵泡直径 ≥ 18mm 或优势卵泡直径 ≥ 20mm 时，使用短效 GnRH-a 100μg 和（或）hCG 6 000IU 扳机，36~38h 后取卵，而后全胚冷冻待继后周期再行冻胚移植。

11. 卵泡期高孕激素状态下卵巢刺激方案

卵泡期高孕激素状态下卵巢刺激方案指早卵泡期添加外源性孕激素联合 Gn 进行卵巢刺激。月经第 2~3 天查看双侧卵巢卵泡情况及检测激素水平，E2<70pg/mL，卵泡 ≤（4~5）mm，开始给予甲羟孕酮 8~10mg/d 口服；同时给予 Gn 刺激。后续定期进行 B 超检查及监测血液中 FSH、LH、P、E2 的变化。当至少有 3 个卵泡直径 ≥ 18mm 或优势卵泡直径 ≥ 20mm 时，使用 hCG 6 000IU 扳机，36~38h 后取卵，并进行全胚冷冻。

七、卵母细胞的体外成熟

（一）卵母细胞的成熟机制

卵母细胞成熟包括核成熟和细胞质成熟。卵母细胞核成熟意味着第一次减数分裂的重新启动，并进展到减数分裂中 II 期（MII 期）。这个过程包含了减数分裂恢复、生发泡破裂（germinal vesicle breakdown，GVBD）、染色质凝聚、纺锤体形成、染色体分离和第一极体释放，并进入第二次减数分裂阻滞期直到受精。卵母细胞的细胞质成熟包括细胞器的代谢结构变化，确保受精成功和胚胎的早期发育。体内卵母细胞成熟是一个复杂的过程，它通过激素信号、与周围体细胞的相互作用以及转录因子调节基因表达来调控。

1. 卵母细胞第一次减数分裂阻滞

卵母细胞长期处于第一次减数分裂阻滞阶段又称双线期停滞，直至 LH 峰的出现。卵母细胞内高水平的环磷酸腺苷（cyclic adenosine monophosphate，cAMP）使成熟促进因子（maturation promoting factor，MPF）处于失活状态，维持着减数分裂的阻滞（图 8-8）。

cAMP 的产生有以下三种调节机制：

（1）卵泡膜细胞、壁颗粒细胞和卵丘颗粒细胞均能产生 cAMP。雌激素的作用不仅升高卵丘–卵母细胞复合体（cumulus oocyte complex，COC）中 cAMP 的水平，还能提高壁颗粒细胞中 cAMP 的水平，增加了卵母细胞和卵丘细胞之间缝隙连接的渗透性，改变了缝隙连接蛋白 Cx43 的分布，调节 cAMP 从卵丘细胞进入卵子。

（2）卵母细胞通过 Gs-GPR-ADCY 级联反应也可产生 cAMP，主要是由于 Gs 蛋白与受体结合激活了 ADCY。卵母细胞膜上的 Gs 蛋白偶联受体（如 Gs protein-coupled receptor 3，GPR3）是维持 Gs 蛋白活性的重要因素，同时也维持了高水平的 cAMP。

（3）cGMP 抑制 PDE3A 的水解活性。C 型钠尿肽（c-type natriuretic peptide，CNP）是卵泡液中天然存在的卵母细胞减数分裂抑制因子，由壁颗粒细胞分泌到卵泡液中。其受体为具有鸟苷酸环化酶活性的钠尿肽受体 2（natriuretic peptide receptor 2，NPR2），主要在卵丘颗粒细胞上表达。CNP 与 NPR2 结合后促使颗粒细胞产生 cGMP 再通过缝隙连接进入卵母细胞。cGMP 能够抑制卵母细胞中特异表达的磷酸二酯酶 3A（PDE3A）的水解活性，抑制 cAMP 的水解，维持了卵母细胞内高浓度的 cAMP 水平。

这三种方式共同作用最终将卵母细胞阻滞在第一次减数分裂前期的双线期。

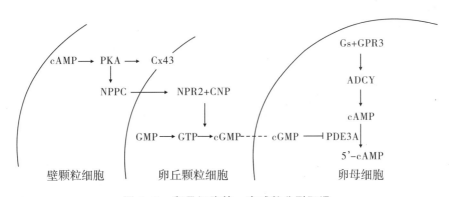

图 8-8　卵母细胞第一次减数分裂阻滞

2. 卵母细胞第一次减数分裂恢复

LH 峰出现后，卵母细胞第一次减数分裂恢复，这一过程涉及卵母细胞内信号通路的调控，引起排卵前卵泡的生理变化。壁颗粒细胞上的 LH 受体（LH-R）的数量远高于卵丘细胞。因此，LH 激活壁颗粒细胞诱导表皮生长因子（epidermal growth factor，EGF）的表达。EGF 样因子与卵丘颗粒细胞上的受体结合后，卵丘颗粒细胞中的丝裂原活化蛋白激酶（mitogen activated protein kinase，MAPK）立即被激活。MAPK 激活通过间隙连接蛋白 Cx37 磷酸化，关闭了细胞间缝隙连接，细胞通讯中断，阻碍了 cGMP 的输送，使减数分裂恢复。此外，LH 峰通过激活 EGF 受体（EGFR），使卵丘颗粒细胞的 NPR2 失活，激活 cGMP 的水解磷酸二酯酶 PDE5，诱导卵泡内的 cGMP 水平下降，导致向卵母细胞输送 cGMP 减少。

此时，卵丘细胞快速表达透明质酸合成酶（hyaluronic acid synthase 2，HAS2），分泌有黏液弹性的富含透明质酸（hyaluronic acid，HA）的细胞外基质（extracellular matrix，ECM）。这一过程促使卵丘细胞扩张，阻断了 cAMP 在缝隙连接中的转运。低水平的 cAMP 导致 MPF 的激活，从而使卵母细胞减数分裂恢复。卵母细胞在合成 HA 的同时还会分泌可溶性生长因子，如生长分化因子 -9（growth differentiation factor 9，GDF-9）、骨形态发生蛋白 15（bone morphogenetic protein 15，BMP-15）和 BMP-6。这些生长因子诱导了 HAS2 基因表达并与 FSH 发挥协同作用，促使卵丘细胞的扩增（图 8-9）。

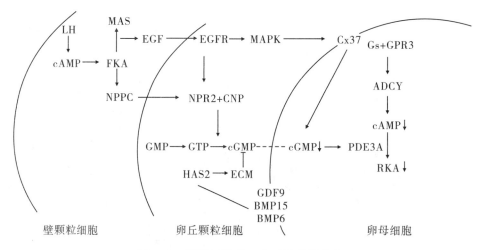

图 8-9　卵母细胞第一次减数分裂恢复

（二）卵丘细胞的功能

随着卵泡的发育成熟，卵泡腔中的颗粒细胞逐步分化成壁颗粒细胞和卵丘细胞两种亚群，其中壁颗粒细胞逐步发育成卵泡壁。卵丘细胞在卵母细胞发育过程中起着关键作用，能够启动代谢途径和旁分泌通讯，将营养物质供给卵母细胞。这一过程能帮助刺激 GVBD，引导卵母细胞发育到 MⅡ 期。此时卵丘细胞发散呈放射状，这也是卵母细胞成熟的形态学标志。卵子被排出卵巢后，卵丘细胞松散地围绕在卵母细胞周围，继续支持卵母细胞在卵巢外的发育。卵丘细胞上的相关基因表达、分子和信号可以间接反映卵母细胞发育成熟的状态，是衡量卵母细胞质量的指标。

利用转录组学方法从卵母细胞及其周围的卵丘细胞中获得了大规模的基因表达数据。目前筛选到的生物标记物包括：与卵母细胞成熟、受精和胚胎发育正相关的生物标记物 GREM1、GDF9、VCAN、COX2；与妊娠结局正相关的生物标记物 DPP8、HIST1H4C、UBQLN1、CALM1、NRP1、PSMD6 和负相关标记物 TOM1；线粒体代谢相关基因 $FDX1$、$AIFM2$；缝隙链接及细胞周期相关基因 $GJA1$、$GJA4$、$CCND2$、$CCNA2$、$CCNB2$；卵母细胞成熟及质量相关生物标记物上调因子 EFEMP1 和 FDX1，下调因子 GJA1 和 CCND2 等。这些因子的预测效果如何还需要进行更深入的研究，但为阐明卵母细胞成熟的各基因功能和相互作用提供了线索。

（三）卵母细胞体外成熟的相关物质

卵母细胞成熟过程在体内和体外存在差异。体内成熟过程中，尽管每个生理周期会有一个卵泡获得优势并发育为窦卵泡，但在卵母细胞的排卵期 LH 峰出现之前，卵泡内完全发育的卵母细胞仍会停留在 GV 期。体外成熟过程中，从小窦卵泡中取出的未成熟卵母细胞在体外自发地开始核成熟。这种自发成熟导致卵母细胞 - 卵丘细胞缝隙连接的过早破裂，使相关卵丘细胞代谢物丢失，包括 mRNA、蛋白质、底物等一些促使受精和胚胎发育的营养物质。这可能是体外成熟培养的卵母细胞的生殖潜能普遍低于 IVF 卵母细胞的主要原因。

研究人员在体外培养系统中添加与卵母细胞成熟相关物质，可以模拟体内成熟过程，保持缝隙连接，暂停或阻止自发的核成熟。

1. FSH 和 LH

卵泡发育和卵母细胞成熟的动力是促性腺激素。FSH 是最早发现的卵泡成熟刺激素。而 LH 在体内作为促排卵和卵母细胞成熟的天然启动剂，被证明可以促进未成熟卵母细胞的成熟。因此在 IVM 培养系统中添加 FSH 和 LH 被证明可以提高卵母细胞发育能力。

2. 生长因子和细胞因子

由颗粒细胞的旁分泌通路分泌的生长因子和细胞因子有利于卵母细胞体外成熟。

（1）表皮生长因子（EGF）。动物研究表明，EGF 可以在功能上替代 FSH 在减数分裂恢复中的作用，并可以提高卵母细胞核成熟率。因此，在 IVM 培养系统中添加 EGF 可以与 FSH 发挥协同作用，改善卵母细胞的核成熟和细胞质成熟。

（2）生长分化因子 9（GDF-9）。GDF-9 是转化生长因子 β（transforming growth factor β，TGF-β）超家族成员，它在颗粒细胞和卵泡膜细胞的生长，以及卵母细胞的分化和成熟中具有重要作用。动物研究显示，在 EGF 和 FSH 存在的情况下，额外添加 GDF-9 对卵母细胞活性有积极影响。IVM 系统中添加 GDF-9 可以显著提高卵母细胞成熟率、卵裂率和囊胚形成率。

（3）胰岛素样生长因子 1（IGF-1）。IGF-1 广泛参与生长激素的调节，也在胚胎发育中发挥作用。动物研究中，IGF-1 可以刺激颗粒细胞，有利于卵母细胞成熟。

（4）脑源性神经营养因子（brain-derived neurotrophic factor，BDNF）。BDNF 能促进小鼠卵母细胞第一极体的产生和胚胎的体外发育。在 IVM 模型中，BDNF 能特异性地促进牛卵母细胞的细胞质成熟，而不影响核成熟，并能提高牛早期胚胎的发育能力和后续发育潜力。

3. 维生素

维生素可以影响胚胎的葡萄糖代谢水平。动物研究表明，添加水溶性维生素肌醇能促进胚胎培养中胚泡的膨胀。此外，在最低必需培养基中添加维生素有利于卵母细胞成熟和发育。

4. 氨基酸

必需氨基酸和（或）非必需氨基酸在蛋白质合成中发挥着重要作用，还可作为渗透剂、细胞内缓冲液、重金属螯合物和能量来源，被称作生理调节剂。必需氨基酸和（或）非必需氨基酸是哺乳动物体外胚胎发育和卵母细胞 IVM 培养基中常见的补充物。研究表明 IVM 培养系统中的氨基酸有利于卵母细胞成熟。

5. cAMP 调节剂

cAMP 与维持卵母细胞减数分裂阻滞有关。动物研究显示，将 cAMP 的类似物双丁酰环磷酸腺（dBcAMP）添加到 IVM 系统中能够提高正常受精率和囊胚形成率。在 IVM 培养基中添加 cAMP 调节剂 Forskolin 可显著提高 GV 期卵母细胞的发育能力。

6. CNP

C 型钠尿肽（CNP）与其受体 NPR2 在维持卵母细胞减数分裂阻滞中发挥重要作用。IVM 前使用 CNP 预处理可提高动物卵母细胞质量，所成胚胎的卵裂率、囊胚形成率均显著增加。

有关人卵母细胞 IVM 培养体系的研究较少。卵母细胞的体外培养条件（培养液成分和培养体系）是影响卵母细胞质量的重要因素。我国的研究人员在人卵母细胞 IVM 培养系统中添加了 EGF、IGF-1 和 BDNF 三种因子，发现它们都能显著提高卵母细胞的成熟率，但能否提高受精率和囊胚形成率仍需要大样本的数据研究。

八、取卵手术

（一）术前准备

（1）手术时间。注射 hCG 后 34~36h 后进行。

（2）术前检查。术前 3d 内检查白带常规和血常规，术前一天进行阴道冲洗；手术日在围穿刺期使用抗生素预防感染。手术当日晨测体温、脉搏和血压。

（3）术前准备。排空膀胱，精神紧张者术前 30min 肌内注射哌替啶 50mg。对一些疼痛较敏感的患者可采用静脉麻醉。

（二）手术过程

1. 手术操作步骤

（1）患者取膀胱截石位。

（2）用 0.9% 生理盐水擦洗外阴、阴道、宫颈，并用生理盐水冲洗干净手套上的滑石粉或使用无粉手套。

（3）使用专用避孕套保护超声探头，安装穿刺架，B 超确认双侧卵巢位置，卵泡数目及大小，注意周围大血管分布。

（4）使用专用的带有强回声针头的穿刺针取卵，常用的有单腔和双腔两种，如使用双腔管则需接冲洗卵泡的装置。

（5）暴露欲穿刺卵泡的最大切面，B 超引导下自阴道穹隆进针，超声屏上可显示针尖的强回声影，超声监视下沿穿刺线由近至远依次穿刺所有卵泡，抽吸负压 100~120mmHg。

（6）卵泡在卵巢内为圆形或椭圆形无回声影，转动探头使卵泡在穿刺线上，将针迅速刺入卵泡中心，同时开始负压吸引，随着卵泡液抽出，卵泡迅速缩小消失。卵泡液大体观分为三部分：第一部分为透明、淡黄、量较多；中间部分稍浑浊，呈淡红色；最后的部分为少量血性液体，表明颗粒细胞和卵冠丘复合体已脱落，卵泡膜细胞层的血管已暴露。

（7）穿刺完毕，退出 B 超探头，检查阴道穿刺点，发现活动性出血后用纱布压迫止血，1h 后去除。监测患者的血压、心率正常后，观察 30min 至 1h 离院。

2. 取卵手术注意事项

（1）手术操作人员按常规手术要求更衣、消毒。在整个操作过程中，除注意无菌操作外须特别注意无毒操作。除了穿刺针和卵泡收集管，应避免任何其他物品直接或间接接触卵泡液，应彻底冲洗干净无菌手套上的滑石粉。

（2）穿刺时必须小心谨慎，避开盆腔血管、膀胱等脏器。认清卵巢的界限。

特别要注意不能误将髂内静脉或肠管当作卵泡，造成误穿。仔细观察肠管有无蠕动，而髂内静脉在转动超声探头时会显示为长管状，可以准确鉴别。如果在取卵过程中穿刺经过巧克力囊肿，应立即更换穿刺针及试管。卵巢非赘生性囊肿、输卵管积液与巧克力囊肿均应在取卵完成后再行穿刺。

（3）由于卵子对光线及温度敏感，因此消毒后应将灯光关闭、术前用恒温试管架预热。

（4）取卵室和实验室应在一起或相连，取出的卵泡液应马上传递给实验室人员进行卵子的收集。

九、未成熟卵子的体外培养

卵子体外成熟（in vitro maturation，IVM）技术是将从未经药物刺激或低剂量药物刺激的卵巢中获得未成熟生发泡期（germinal vesicle，GV 期）卵母细胞，模拟体内成熟环境，在体外培养成熟，使其具有受精、发育成胚胎能力的技术。

IVM 技术在临床上主要应用于多囊卵巢综合征（PCOS）不孕患者以及在常规 IVF 治疗过程中出现卵泡发育停滞或卵巢刺激不良反应的患者。此外，还有一些因乳腺癌、卵巢癌等不能接受促排卵治疗或希望保存生育力及不愿意接受促排卵治疗的患者等，IVM 技术为此类患者提供了新的选择。

（一）IVM 临床方案

1. 自然周期

（1）月经周期规则。月经第 2~3 天采用阴道 B 超了解子宫及双侧卵巢情况，排除卵巢囊肿，计数窦卵泡数。月经第 6~9 天采用阴道 B 超监测排除主导卵泡，通常于月经第 9~11 天，卵泡直径 <10mm 时采卵。采卵前 36h 肌内注射 hCG10 000IU。

（2）月经稀发或闭经。口服或肌内注射孕激素 5~7d，撤血。月经第 2~4 天采用阴道 B 超了解子宫及双侧卵巢情况，排除卵巢囊肿，计数窦卵泡数。月经第 6~9 天采用阴道 B 超监测，排除主导卵泡，通常于月经第 10~14 天卵泡直径 <10mm 时采卵。采卵前 36h 肌内注射 hCG 10 000IU。

2. 卵巢刺激方案

月经或性激素撤血第 3~5 天采用氯米芬 50~100mg/d × 5d 和（或）人类绝经期促性腺激素（human menopausal gonadotropin，hMG）75~150U/d × 5d 促排卵治疗，无优势卵泡发育，卵泡直径 ≤ 10mm；或长方案常规 IVF-ET 治疗周期，采用卵泡刺激素（FSH）和（或）hMG 促排卵，卵泡发育迟缓（促排卵 3d，卵泡直径增加 ≤ 1mm），且窦卵泡较多，无优势卵泡发育，最大卵泡直径 ≤ 12mm，子宫内膜厚度 ≥ 6mm，给予 hCG 10 000IU，注射 36h 后行取卵术。

（二）未成熟卵母细胞的采集

hCG 注射后 36h 在阴道 B 超引导下行未成熟卵母细胞抽吸术。使用常规或 18~19G IVF 取卵针在 7.5kPa（约 56mmHg）负压下进行。为防止抽吸液凝血，在 10mL 无菌试管内放置 2mL 抗凝预热的冲洗液（含 2IU/mL 肝素），将抽吸的含卵冠丘复合体的卵泡液收集于此试管中。在取卵过程中，需勤换试管，以防凝血。

（三）IVM 技术存在的问题

与体内成熟卵相比，IVM 主要存在成熟率低、受精率低、胚胎质量差等问题。主要问题是体外培养过程中如何保持卵子生理结构和功能的完整性；其次是如何使卵母细胞的细胞核和细胞质同步发育成熟。要解决以上问题需要进一步了解卵母细胞发育的分子调控机制，完善体外培养条件，在培养基中添加未成熟卵子发育所必需的细胞因子和能量物质，并建立一套标准来准确判断卵母细胞的成熟度。寻找更适合卵子体外成熟的培养基；深入研究卵子发育成熟的特点，解决卵子细胞质和细胞核成熟不同步的问题；提高 IVM 后胚胎的质量。

（四）IVM 相关因素

1. IVM 培养介质

目前关于人卵母细胞的成熟机制仍不十分明确，与体内卵母细胞成熟体系相比，体外成熟卵母细胞主要存在培养液和培养环境的差异。培养液对 IVM 成功与否起着决定性作用。商业化 IVM 培养基有组织培养基 199（tissue culture medium 199，TCM199）、最小必需培养基（minimum essential medium，MEM）、Waymouth MB、Ham's F-12 等。随着 IVM 培养技术的发展和应用，IVM 培养液也逐步改善和优化，培养液中可加入其他营养成分如促性腺激素（hMG）、雌孕激素和表皮生长因子（EGF）、胰岛素样生长因子 -1（IGF-1）等细胞因子，以及丙酮酸、谷氨酸等，促进未成熟卵子体外成熟，提高 IVM 临床妊娠率。在卵母细胞体外成熟过程中，丙酮酸是主要的能量来源。培养基成分不同影响卵母细胞的体外成熟率。卵母细胞核成熟的不同时期丙酮酸的消耗和乳酸的产生不同。

目前多数研究表明 IVM 培养过程中过多的活性氧（reactive oxygen species，ROS）导致的氧化应激是影响 IVM 结局的重要因素。通过 DNA 损伤、线粒体改变、脂质过氧化及蛋白氧化修饰等影响未成熟卵胞核与胞浆成熟，从而降低后续胚胎发育潜能。卵母细胞在代谢过程中不断地产生 ROS，且体外操作使卵母细胞暴露于光、空气等环境更易产生 ROS，而又无足够的抗氧化剂。因此，在 IVM 培养基中添加抗氧化剂或降低 IVM 的氧环境，维持 IVM 培养基内促氧化剂和抗氧化剂的平衡是体外抗氧化应激，提高 IVM 最关键、也最棘手的问题。

2. IVM 培养环境

目前，人未成熟卵子的体外培养环境主要为 37℃，100% 湿度、（5%~6%）CO_2+ 空气 /（5%~6%）CO_2+5%O_2+（89%~90%）N_2。即两种类型培养箱：常规培养箱［（5%~6%）CO_2+ 空气（20%O_2）］和三气培养箱［（5%~6%）CO_2+5%O_2+（89%~90%）N_2］。有研究报道，高氧环境下易产生过多的活性氧（ROS）导致氧化应激，对卵子成熟、受精及胚胎发育有损伤作用。而人类未成熟卵在5%O_2 和20%O_2 环境下均可成熟、受精及发育至囊胚。大量动物实验研究显示5%O_2 环境比20%O_2 环境更有利于未成熟卵体外成熟和胚胎发育。目前，多数体外研究得出，相对于 20%O_2 环境，5%O_2 环境更有利于 IVM。那么，可能更适宜的氧浓度或者动态氧浓度更有利于 IVM 妊娠率的提高。另外，未成熟卵母细胞卵冠丘复合体通过自分泌和旁分泌信号通路及缝隙连接介导的信号通路在卵母细胞减数分裂阻滞与恢复、胞核与胞浆的成熟及受精后胚胎发育中起重要作用。因此，有待于进一步从完整的 COC、被覆部分颗粒细胞的卵母细胞和裸卵分别探索 IVM 的最适氧环境。

3. IVM 培养时间

对于未成熟卵母细胞体外培养时间的长短，目前尚无定论。卵母细胞发育成熟过程在体外主要观察到卵母细胞核成熟过程。有明显特征的核成熟时期主要为生发泡期（CV 期）、生发泡破裂期（germinal vesicle breakdown，GVBD 期）、第一次减数分裂中期（MⅠ期）、第二次减数分裂中期（MⅡ期）。当卵母细胞发育至 MⅠ和 MⅡ期时，卵母细胞核已成熟并停止于 MⅡ期等待受精。未成熟卵母细胞周期来源不同，体外成熟时间也不相同。

来源于 IVF 刺激周期的 GV 期卵母细胞经历 GVBD 期恢复减数分裂需约 12h，GV 期发育至 MⅡ期，约需 30h；而来源于未促排卵治疗的 GV 期卵母细胞体外成熟培养 12h，仍见完整的生发泡，由 GV 期发育至 MⅡ期需要 42~48h。

增加体外成熟时间可获得相对较高的成熟率。由于临床上获取的未成熟卵母细胞发育相对不一致，所以卵母细胞成熟的时间也不一致。通常采取体外培养后24h、36h、48h 及 72h 观察。分别将体外成熟的卵母细胞进行受精，而仍未成熟的卵母细胞继续 IVM 培养。而不同的卵母细胞体外成熟时间对卵母细胞受精后的进一步发育产生影响。卵母细胞体外成熟时间为 48~52h，较体外成熟时间 24~30h 的卵裂率和囊胚形成率显著降低，而体内成熟卵母细胞优质囊胚率显著高于体外成熟卵母细胞。说明随着体外成熟时间的延长，卵母细胞发育潜能逐渐减低，反而使卵子失去了最佳受精时机。

4. 取卵时机

取卵时机一直被认为会影响 IVM 的最终结局。研究表明，人类卵子在继续减数分裂和完成 IVM 的能力上存在卵泡大小依赖性，在未发生卵泡优势化前，随着卵母细胞直径增大，其恢复和完成减数分裂的能力也逐步提高。但当主卵泡达 14mm 时取卵，所获卵子的成熟率和受精率均大大下降。因此，目前自然周期或者小剂量刺激周期卵母细胞体外成熟培养时，趋向于在早、中卵泡期开始进行卵泡监测，在卵泡直径 ≤ 10mm，尚未发生优势化时取卵，否则同批募集的部分卵泡可能已启动闭锁程序，从而降低卵母细胞 IVM 的成熟率。因此深入了解卵子发育的调节机制决定最佳取卵时机，对提高卵母细胞 IVM 成功率有重要意义。考虑到小卵泡胞浆成熟通常落后于细胞核的成熟，可在注射 hCG 10 000IU 后 24~36h 取卵，使细胞核与细胞质之间的成熟差距缩小。

（五）IVM 的安全性

通过对牛卵母细胞体外成熟的研究发现，其 IVM 后代常出现雄性比例增加、自然流产率升高、体能下降以及巨大后代综合征等问题。然而，在已报道的通过 IVM 技术出生的人类婴儿中并未发现畸形或巨大后代综合征，但是 IVM 技术仍不能完全保证胎儿的正常发育。此外，有研究认为，体外成熟培养对卵母细胞的纺锤体和染色体形态有一定的不良影响，而且取卵妇女年龄太大或未成熟卵体外培养时间太长，都会影响纺锤体的稳定性，从而导致非整倍体的发生。

研究发现，经过体内或体外成熟的人卵母细胞在纺锤体形态、细胞器分布、皮质颗粒分布、线粒体形态等方面无显著差异。但是，也有研究结果显示经体外成熟的卵母细胞在细胞器功能、分布和基因表达方面与体内成熟卵母细胞有所不同。IVM 助孕随访结果表明，IVM 技术不会增加妊娠风险、产科并发症及新生儿异常，但经 IVM 技术出生的婴儿数仍相对较少，IVM 的临床应用及安全性仍需要大样本的观察研究，以使 IVM 技术更好、更安全地服务于患者。

十、IVM 技术要点

（一）IVM 技术用于生育力保存

卵子体外成熟（IVM）技术是将未成熟卵丘 - 卵母细胞复合体从窦卵泡中取出，在特定的体外培养体系中培养成熟。IVM 作为一项辅助生殖前沿技术，除了适用于卵巢功能差和多囊卵巢综合征（PCOS）患者，还适用于雌激素依赖的肿瘤患者放化疗前的生育力保护。

对于肿瘤患者来说，冻存 IVM 技术培养的卵母细胞以用于生育能力保存有以下优点：

（1）避免使用昂贵的促排卵药物和避免频繁的超声卵泡监测。

（2）由于 IVM 技术不需要促性腺激素刺激，且从决定生育力保存搭配进行取卵手术可以不超过 48h。而常规 IVF 周期所需时间长，需要药物刺激。对于无法推迟放化疗时间的肿瘤患者来说，IVM 技术是保存其生育力的一个很好的选择。

未成熟卵母细胞也能从卵巢活检标本中获取。在卵巢组织活检时，有时可发现若干窦卵泡。为了最大限度地保存生育能力，胚胎学家可以使用注射器从卵泡中取出未成熟的卵母细胞，进行 IVM 培养。目前，利用这一策略从肿瘤患者的卵巢组织中获得的卵母细胞，IVM 培养已经形成了可利用的胚胎。现将胚胎冷冻保存，待患者病情稳定，再行胚胎复苏移植，已经有成功活产的病例报道。此外，对于妊娠期间患有肿瘤的女性，在进行剖宫产手术时，可以从卵巢中吸出未成熟的卵母细胞以保存生育能力。

（二）IVM 所需的仪器、试剂和耗材的准备

1. 仪　器

（1）冷冻仪器：液氮罐。

（2）IVF 仪器：IVF 工作站（带恒温加热板）、培养箱［CO_2 或三气（6% CO_2、5%O_2、89%N_2）］、体式显微镜等。

2. 试　剂

（1）卵子洗涤液，如商品化 G-MOPs-Plus，Vitrolife 公司。

（2）IVM 培养液的配制：TCM199+20% 血清 +75IU FSH+10IU hCG+0.05mg/mL 青霉素 +0.075mg/mL 链霉素。

取卵前一天准备 IVM 培养皿，不可盖矿物油，于 37℃的 CO_2 培养箱中平衡过夜。

3. 耗　材

（1）气体：高纯 CO_2（≥ 99.999%）或三气混合器。

（2）培养皿和吸管：70μm 尼龙滤网，60mm 和 35mm 培养皿，巴斯德吸管（内径 160~180mm），37℃恒温热台。

（三）收集未成熟卵丘 – 卵母细胞复合体和 IVM 培养

（1）在 37℃恒温操作台上，将 70μm 尼龙滤网在卵子洗涤液中湿润，放于 60mm 皿中。

（2）将抽取的卵泡液直接倒入滤网中，过滤出卵丘 – 卵母细胞复合体（COC）。

（3）再将滤网置于含有卵子洗涤液的 60mm 皿中，清洗掉卵泡液中的红细胞，直至液体变透亮为止。

（4）体视显微镜下用巴斯德吸管一边冲洗一边从滤网中吸出全部的 COC，确保无遗漏。

（5）体视显微镜下仔细寻找并捡拾 COC。

（6）将 COC 在卵子洗涤液中充分洗涤，转移至 IVM 培养液中培养 28~40h。

（7）拆除颗粒细胞，观察卵子成熟情况，如果卵子成熟则行卵细胞质内单精子注射（ICSI），若未成熟则继续培养，每 4h 观察卵子成熟情况。

IVM 周期的实验室步骤比 IVF 周期更为复杂，技术要求更高。因此，要求胚胎学家需接受相关培训，且要明确 IVM 周期中胚胎实验室的最佳条件，以便改善临床结局。

（四）卵细胞质内单精子注射（ICSI）技术

1. ICSI 所需的仪器、试剂和耗材的准备

（1）主要仪器：倒置显微镜、恒温热板、显微操作系统、培养箱（CO_2 或三气）。

（2）试剂：聚乙烯吡咯烷酮（polyvinylpyrrolidone，PVP），用于减慢精子速度便于精子制动，还需要卵子洗涤液、矿物油。

（3）培养皿的制备

ICSI 皿的制备：在 50mm ICSI 皿的顶端做 2 个 10μL PVP，在中央用 10μL PVP 做 1 个长滴，在长滴的左右两边各做 4 个 5μL 的配子缓冲液微滴（ICSI 皿 1），覆盖 4.0mL 矿物油，置于 37℃ 培养箱内备用（图 8-10）。

用卵裂培养液和矿物油制备卵裂培养皿，于 ICSI 前一天于 37℃ 的 CO_2 培养箱中平衡过夜。

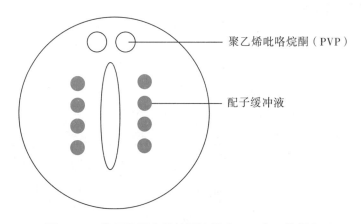

聚乙烯吡咯烷酮（PVP）

配子缓冲液

图 8-10　卵细胞质内单精子注射（ICSI）皿的制备

2. ICSI 的主要步骤

（1）打开显微镜、显微操作系统及载物台、热台，确保操作系统三维控制都恢复至原有的可控操作范围内，可以平稳、舒适地进行操作。

（2）装针。装针时应尽量排去油压显微注射系统适配器管道内的气泡。

（3）调针。在4倍物镜下调整持卵针和注射针的角度与位置，使两者针头相对并与载物台平行。再切换至10倍、20倍物镜下检查操作针的移动范围。

（4）将MⅡ卵转入ICSI操作皿的卵子洗涤液微滴内，10倍物镜下调节显微镜焦距使操作皿内微滴的边缘清晰可见。将注射针降入ICSI操作皿干净的PVP液滴中，调节显微镜使注射针清晰可见，同时吸入少量PVP进入注射针。

（5）精子制动。在20倍物镜下，将注射针移入含有精子的PVP中，选择形态、活力正常的精子，吸入注射针内，转入干净的PVP微滴中制动。将注射针在精子尾部中段或下段轻压，迅速回拉，使注射针划过精子尾部，使细胞膜破裂，精子制动。将精子先尾后头吸入注射针内。

（6）注射。在20倍物镜下，降下持卵针，并轻轻拨动卵子，使第一极体位于12点或6点位置，固定卵子。调节显微操作针和卵膜至同时清晰。将精子推至注射针尖处，于3点钟处垂直穿过透明带，并继续进针至卵母细胞中心或越过中心位置（卵母细胞直径的50%~75%），轻微回吸卵胞质，当胞质和精子出现快速回流时，提示卵膜已破，立即停止回吸，将精子和尽量少的PVP缓慢注入卵子胞质内，缓慢退出注射针。退出注射针后，调节持卵针负压，释放卵子。

（7）重复上述步骤至所有的MⅡ卵子都注射完毕，将卵子转移至卵裂培养皿中，培养16~18h后观察受精情况。

（8）ICSI后的受精卵按照常规操作进行培养、冷冻保存等。

（五）IVM的安全性

IVM技术可以保存肿瘤患者的生育力，但IVM技术在动物模型及人类中使用的长期后果我们还知之甚少。与常规IVF周期相比，IVM成功较不稳定，妊娠率较低。IVM技术将未成熟卵从小窦卵泡中分离出来，在体外培养时间长，因此IVM的影响难以同胚胎培养的影响区分开来。目前有关IVF和ICSI子代的多胎、自然流产、低体重、儿童生长障碍等风险已有报道。有研究者认为，子代影响与受精后的胚胎培养环境有关，与卵母细胞的成熟条件无关。但不容忽视的是，IVM技术导致卵母细胞自然成熟环境受到干扰，容易出现细胞核与细胞质发育不同步的现象，增加了卵子异常发生概率。

临床上通过IVM技术分娩的子代样本量较少，无法对长期健康状况进行研究。目前的研究数据表明，IVM出生后代与常规IVF/ICSI相比，其多胎率、出生体重和先天性畸形发生率均无显著差别，但IVM的子代安全性仍需要长期的追踪随访和大样本的数据统计分析。

基因组印记（genomic imprinting）是一种特殊的表观遗传机制，它在配子发育过程中对等位基因特异性印记，使父源或母源等位基因特异性表达。DNA甲基化和组蛋白乙酰化是两个主要的表观遗传标记。卵母细胞成熟是卵母细胞发育和分化的关键时期，在此期间卵母细胞基因组发生表观遗传重编程。而卵母细胞的生长和成熟容易受到环境因素的影响。人卵母细胞在体外成熟是否存在缺陷，体外的培养条件是否诱导表观遗传改变，目前仍然存在争议。动物模式数据显示，IVM并不会显著改变牛和羊卵母细胞的 DNA 甲基化水平。IVM 对卵母细胞组蛋白修饰的研究较少，小鼠的研究表明 IVM 下调了组蛋白乙酰转移酶（GCN5）和组蛋白去乙酰化酶1（HDAC1）的表达，而乙酰组蛋白 H3 的水平没有明显变化。但人类中 IVM 的子代安全问题仍没有明确的答案，还需要更多的研究来探索 IVM 形成的囊胚、胎儿和胎盘组织中印迹基因的表达，以及 DNA 甲基化水平和组蛋白乙酰化影响。

IVM 虽然是一种新兴的技术，但由于对肿瘤患者生育力保存的及时性、安全性和药物作用的温和性，容易被患者接受。随着对卵母细胞成熟机制的不断解读和对 IVM 培养条件的进一步改进，IVM 卵母细胞的成熟率、受精率、妊娠率将不断提高。基因诊断技术的发展也让 IVN 异常卵子形成的胚胎被诊断出来，IVM 子代的健康也将得到保障。

十一、低温冷冻的生物学原理

（一）冷冻保护剂

冷冻保护剂（cryoprotectant，CPA）能够在冷冻和复苏过程中保护细胞，使细胞充分脱水、减少冰晶形成，减弱高渗透环境对细胞的冷冻损伤，主要分为渗透性冷冻保护剂、非渗透性冷冻保护剂以及其他新型冷冻保护剂。

1. 渗透性冷冻保护剂

渗透性冷冻保护剂通常为水溶性，冷冻时可通过细胞膜快速进入细胞内，稀释溶液中溶质的浓度、减少细胞内外渗透压差异，又称为细胞内冷冻保护剂。常见的渗透性冷冻保护剂有二甲亚砜、乙二醇、丙二醇、丙三醇（甘油）。

（1）二甲亚砜（dimethyl sulfoxide，DMSO）。二甲亚砜分子式为 $(CH_3)_2SO$，分子量为78.12，常温下无色无味、色透明、液体状。DMSO 是最早用于人类胚胎的冷冻保护剂。高浓度、长时间暴露于 DMSO 会对细胞产生毒性，对卵母细胞的纺锤体伤害较大。目前用于人分裂期胚胎的玻璃化冷冻。

（2）乙二醇（ethylene glycol，EG）。乙二醇的分子式为 $C_2H_6O_2$，分子量为62.07，常温下为无色、无臭、有甜味的液体。EG 对细胞的渗透性较好，渗透速率较快，从而缩短冷冻时间。EG 是目前较常用的玻璃化冷冻保护剂。

（3）丙二醇（1,2-propandiol, PROH）。丙二醇的分子式为 $C_3H_8O_2$，分子量为 76.08。人卵母细胞对 PROH 的渗透速率较 DMSO 更快，从而缩短了冷冻的平衡时间，减少了细胞毒性。

（4）丙三醇（甘油）。丙三醇的分子式为 $C_3H_8O_3$，分子量为 92.09，性黏稠，是人类最早发现的冷冻保护剂，广泛应用于工业和医学领域。丙三醇在人卵母细胞中的渗透速率较慢，冷冻效果较差，但在精子冷冻中，能够维持水合蛋白结构的稳定性，具有很好的抗冻效果。

2. 非渗透性冷冻保护剂

非渗透性冷冻保护剂又称细胞外冷冻保护剂。冷冻时，其由于分子量大，不能穿过细胞膜，却能提高细胞外溶质的渗透压，加速细胞内的水分渗出，减少冷冻时的冰晶形成。通常为一些小分子糖类，如乳果糖、葡萄糖、蔗糖等，其中蔗糖广泛应用于胚胎及卵母细胞的冷冻保存。

蔗糖（sucrose）的分子式为 $C_{12}H_{22}O_{11}$，分子量为 342，为白色晶体，是由一个葡萄糖和一个果糖分子或 50% 葡萄糖和 50% 果糖组成的双糖。蔗糖在冷冻保护剂中能够使卵母细胞脱水，加速渗透性冷冻保护剂的渗透。复苏液中也常含有蔗糖，能够维持水分与渗透性冷冻保护剂的交换速率，维持适当的细胞膨胀体积，减轻细胞的物理性损伤。

3. 其他冷冻保护剂

冷冻复苏液中，还可以添加其他的大分子物质，如聚蔗糖（ficoll）、聚乙烯吡咯烷酮（PVP）等。也能起到维持渗透压、降低透明带的物理性损伤。目前聚蔗糖应用于密度梯度离心液和胚胎的玻璃化冷冻液中。

4. 冷冻保护剂的影响

目前还没有关于冷冻保护剂对人卵母细胞的遗传毒性和长期影响的研究，但在动物中，PROH 和 DMSO 会影响卵母细胞的染色体或纺锤体功能。PROH、DMSO 和 EG 还会影响卵母细胞的 DNA 甲基化比率，具有遗传毒性。与新鲜卵子相比，玻璃化冷冻后的卵子形成的胚胎，组蛋白去乙酰化酶 1（HDAC1）的表达发生改变。

选择 ICSI 后未受精的人卵母细胞为研究对象，发现慢速冷冻和玻璃化冷冻均能改变卵母细胞的基因表达谱。

（二）低温冷冻对卵母细胞的影响

1. 低温冷冻对纺锤体的影响

参与卵母细胞减数分裂的纺锤体具有双极化结构，由反相平行的微管组成。微管的负端集中在纺锤体两极（spindle pole），正端与动粒（kinetochore）相连接排列在纺锤体赤道面上。

纺锤体微管对低温、渗透压、冷冻保护剂等均较为敏感。与慢速冷冻相比，卵母细胞的玻璃化冷冻使其体积恢复更快，并使纺锤体结构保存得更完好，更能维持纺锤体的正常功能。尽管卵母细胞的纺锤体在冻融后能够再生，但纺锤体恢复的"窗口期"并不是无限的。冷冻后，纺锤体恢复的最佳时间取决于冷冻保存方法、冷冻前卵母细胞质量、患者年龄、纺锤体评估方法，并在物种间具有种属差异。一旦超过"窗口期"，纺锤体的双极化结构就会逐渐破坏，将会导致染色体移位。纺锤体是卵母细胞冷冻过程中最易受损的细胞结构。冷冻引起的纺锤体功能异常，使染色体不分离或异常分离，可导致非整倍体率的增加。

2. 低温冷冻对染色体的影响

在低温保存过程中，一些物理和化学因素会对 DNA 结构产生潜在影响，其中渗透压的变化会导致染色体畸变率增加。高渗透应激还可能导致 DNA 损伤，抑制 DNA 的损伤修复功能，导致染色体畸变，其中 DNA 双链断裂（double-strand breaks，DSBs）被认为是所有 DNA 损伤中最致命的。而卵母细胞在冷冻保护剂中所处的高渗透压环境使得 DSBs 的频率增加。这主要是因为高渗透压导致细胞收缩，引起离子强度增加、大分子拥挤、染色质致密以及细胞核基质的物理扭曲，提高 DNA 链的机械压力，增加 DNA 双链断裂的概率。此外，高渗应激还可增加自由基的形成，导致 DSBs。

在真核生物中，染色体结构蛋白分为组蛋白和非组蛋白。染色体结构蛋白与 DNA 结合构成了染色质。染色质结构的存在是确保 DNA 稳定性、发挥 DNA 功能的重要机制。与其他蛋白质一样，在冻融过程中低温、离子交换不平衡和 pH 波动都会引起组蛋白和非组蛋白的结构和功能变化，从而影响染色质结构和 DNA 功能。

除了核基因组外，卵母细胞还有以线粒体 DNA（mito chondrial DNA，mtDNA）为代表的核外基因组。在进化过程中，线粒体基因组中的核苷酸替换率比核基因组高 10 倍。线粒体基因组缺乏保护性的组蛋白，比核基因组更容易受到损伤。此外，低温保存会导致活性氧（ROS）的过量产生，这也是 mtDNA 损伤的重要因素。

多数常染色体异常通常是"致命的"，可导致胚胎停育、自然流产或死胎。我们要更加关注低温冷冻对染色体造成的"亚致死"损伤，这种损伤可以传递给后代，甚至可能引起家族遗传。

3. 低温冷冻对 DNA 碎片率的影响

临床上 DNA 碎片率可以评估人精子冷冻后的效果，但是很少应用于人卵母细胞的冷冻效果。TUNEL 试验显示，在慢速冷冻和玻璃化冷冻后，人卵母细胞的 DNA 碎片数未见增加。但动物研究显示，促排卵方案、冷冻保护剂种类、冷冻载杆装载的液体量、冷冻液中的暴露时间等都会影响卵母细胞 DNA 碎片率。由于关于超低温保存的研究通常是由低温生物学领域的专家在动物样本上进行的，而在临床实践中精子、卵母细胞等的冷冻保存是由临床胚胎学家进行，低温生物学专家和胚胎学家在研究时采用的冷冻保存的标准和程序有所偏差，可能导致卵母细胞冷冻后的 DNA 碎片率的研究结论有差异，因此，低温生物学专家和胚胎学家的多学科合作十分有必要。

（三）卵母细胞的冷冻方法

1. 程序化冷冻

程序化冷冻是早期卵母细胞冷冻的常用方法。其基本过程是将卵母细胞放入含有一定浓度的渗透性冷冻保护剂的冷冻液中初步脱水；再放入含有渗透性和非渗透性冷冻保护剂的冷冻液中进一步脱水；随后按照电脑设置的降温程序（可借助程序化冷冻仪）逐渐降温（0.2℃~2.0℃/min）至 -80℃左右，使细胞进一步脱水浓缩，促使细胞外冰晶形成，保存入液氮。可以看出，卵母细胞经程序化冷冻后，细胞内液最终也达到玻璃化状态。

2. 玻璃化冷冻

玻璃化冷冻是将卵母细胞放入含有更高浓度冷冻保护剂的冷冻液中，通过快速降温使细胞内外均达到玻璃化状态，且无冰晶形成。与程序化冷冻相比，玻璃化冷冻大大简化了冷冻过程，避免了冰晶对细胞膜的损伤，且无需昂贵的程序化冷冻仪。目前市面上的 IVF 实验室多采用玻璃化冷冻方法冷冻人类卵母细胞、分裂期胚胎和囊胚，其冷冻结局优于程序化冷冻。

玻璃化冷冻对冷冻保护剂的要求较高，既要保证冷冻保护剂的黏滞性，又要避免高浓度冷冻保护剂的毒性损伤。此外快速的降温速率和更小的液体装载体积也是实现细胞玻璃化状态的关键。

十二、卵母细胞的冷冻

（一）冷冻所需的仪器、试剂和耗材的准备

1. 仪　　器

（1）冷冻仪器。液氮罐。

（2）体外受精（IVF）仪器。IVF 工作站（带恒温加热板）、培养箱（CO_2 或三气）、体式显微镜、计时器。

2. 试　　剂

（1）冷冻试剂，包括乙二醇（EG）、二甲亚砜（DMSO）、蔗糖。

• 洗涤液（WS）：羟乙基哌嗪乙硫磺酸缓冲液（HEPES）缓冲的人类输卵管液（HTF）+ 白蛋白（12g/dL）。

- 平衡溶液（ES）：7.5%EG+7.5%DMSO+WS。
- 玻璃化溶液（VS）：15%EG+15%DMSO+0.5mol/L 蔗糖 +WS。

（2）培养试剂，包括卵子洗涤液、受精液、配子及胚胎培养液、IVM 培养液等。目前市面上有商品化的受精液（G-IVF-Plus，Vitrolife 公司）、卵子洗涤液（G-MOPs-Plus，Vitrolife 公司）、配子及胚胎培养液（G1-Plus，Vitrolife 公司）。

（3）其他试剂，包括透明质酸酶、培养用矿物油等。

3. 耗 材

（1）气体：高纯 CO_2（ ≥ 99.999%）或三气混合器。

（2）培养皿和吸管：60mm 和 35mm 培养皿、巴斯德吸管（内径 160~180mm）。

（3）其他：载杆、冷冻支架。

（二）卵母细胞的准备

1. 去除颗粒细胞

卵母细胞冷冻需脱去颗粒细胞，这个过程称"剥卵"，一般在取卵后 1~2h 进行，不应过早剥卵以免损伤卵母细胞。

用原口径巴斯德吸管将卵丘 - 卵母细胞复合体移入已预热的透明质酸酶中，冲洗吸打 30s，以脱去外层的颗粒细胞。将卵子移入卵子洗涤液微滴中，再换商用剥卵针连续轻柔吹打，边吹吸边更换新的微滴，直至脱去颗粒细胞，使卵母细胞"裸露"出来。最后将卵母细胞转移至配子及胚胎培养液中，于 37℃、6% 的 CO_2 培养箱中培养。

2. 卵子成熟度观察

生发泡期（GV 期）卵母细胞的细胞核较大，称为生发泡。细胞质略有不均匀，中心呈颗粒状，颜色稍深。减数分裂 I 中期（M I 期）卵母细胞的生发泡消失，细胞质色浅，未见第一极体。减数分裂 II 中期（M II 期）卵母细胞为成熟卵母细胞。第一极体出现，细胞质色浅且颗粒均匀。闭锁卵母细胞为退化细胞，细胞形状不规则，细胞质呈深色，可含有任何形式的细胞核。

（三）卵母细胞的玻璃化冷冻

（1）在 50mm 培养皿做：WS 微滴 1 个；ES 微滴 3 个（ES1、ES2、ES3），各 20μL；卵子洗涤液与 ES1、ES2 成等边三角形排列。配制 3 个 VS 液滴（VS1、VS2、VS3），每滴 20μL，见图 8-11。

（2）将卵母细胞首先移至 WS 微滴内，计时 1min；将 WS 与 ES1 连线桥接，计时 2min；在 WS 与 ES1 连线的中点与 ES2 再次连线，计时 2min；将卵子移至 ES3 液滴，计时 5min。

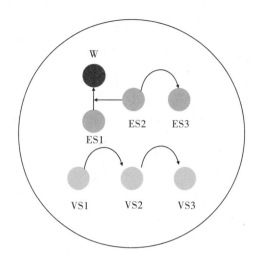

图 8-11　卵母细胞冷冻皿

（3）将卵母细胞从 ES3 中移至 VS 液滴，依次漂洗数次，直至最后 1 个 VS 液滴停留。在 VS 液中的总时间需控制在 90~120s。

（4）装载载杆，吸取卵母细胞，将载杆放在体式镜视野下，装载体积小于 2μL。

（5）将载杆立即投入液氮中，再装入麦管套和支架，投入液氮罐中保存。

（四）未成熟卵母细胞的冷冻

玻璃化冷冻法也可应用于冷冻保存 IVM 周期的卵母细胞。理论上，未成熟卵母细胞的冷冻保存有两种方法：①未成熟卵母细胞先经 IVM 培养为成熟卵母细胞再冷冻；②直接冷冻未成熟的 GV 期卵母细胞，待后期解冻后再经 IVM 培养成熟。这两种方法都有各自的优缺点。

MⅡ期卵母细胞中含有维持正常减数分裂的纺锤体。纺锤体微管被认为在低温下极易冷冻损伤，造成纺锤体功能障碍，增加非整倍体的风险。因此，在 MⅡ期卵母细胞的玻璃化冷冻和复苏过程中，存在影响减数分裂纺锤体功能的潜在风险。而 GV 期卵母细胞在低温冷冻时比 MⅡ期卵母细胞更加稳定，主要是由于 GV 期的卵母细胞没有对低温敏感的纺锤体，且 GV 期卵母细胞的核膜结构在低温下能保护染色质。

此外，在低温冷冻时，MⅡ期卵母细胞不需要卵丘细胞的附着，而 GV 期卵母细胞则需要卵丘细胞，以便在解冻或升温后，通过缝隙连接获得卵母细胞成熟和进一步胚胎发育所需的营养物质和调节分子。但是 GV 期卵母细胞的冷冻需要注意两个问题：一是由于卵母细胞和卵丘细胞的体积不同，在冷冻液中平衡的最佳暴露时间和冷冻保护剂浓度也有所不同，因此很难为这两种细胞提供最佳冷冻保存条件；二是带有卵丘细胞的 GV 期卵母细胞处于高渗冷冻保护剂中，会使卵母细胞和卵丘细胞收缩，导致冷冻保存期间卵母细胞和卵丘之间的缝隙连接中断。因此，对于未成熟卵母细胞的冷冻而言，仍需要探索更合适的冷冻方法和冷冻保护剂。

十三、卵母细胞的解冻

（一）卵母细胞的玻璃化解冻

（1）制作卵母细胞培养皿。卵子解冻前，用受精培养液在 35mm 培养皿中制作 10 个 25μL 微滴，覆盖矿物油 2.5mL，置于 37℃、6%CO$_2$ 培养箱平衡过夜。

（2）解冻试剂，包含解冻液（TS）、稀释溶液（DS）和洗涤液（WS）。

- TS：1mol/L 蔗糖 +WS。
- DS：0.5mol/L 蔗糖 +WS。
- WS：HEPES 缓冲的 HTF+ 白蛋白（12g/dL）。

（3）解冻时，先将玻璃化解冻试剂室温复温 30min。将 0.5mL TS 加入双圈培养皿中，置 37℃培养箱中预热 10min。准备 1 块 4 孔板，在 1~4 号孔中依次加入：0.25mL TS+0.25mL DS、0.5mL DS、0.25mL DS+0.25mL WS 和 0.5mL WS（图 8-12）。

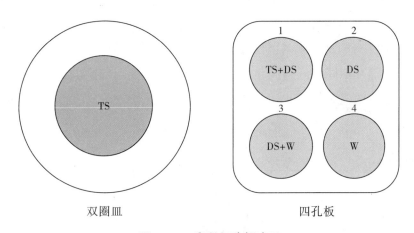

双圈皿　　　　　　　　四孔板

图 8-12　卵母细胞解冻皿

（4）以开放式载杆为例，从液氮中取出载杆，将装载卵子端快速放入已预热的 TS 液中，体式镜下确认卵母细胞滑入液体中，停留 1min，此步骤在 37℃工作台上操作。

（5）在室温工作台上，依次将卵母细胞移入 TS+DS、DS、DS+WS 和 WS 中，每孔各 2min。

（6）转移至卵母细胞培养皿微滴中，在 3~5 个微滴中漂洗后培养 2~3h，即可行 ICSI 受精。

（二）卵母细胞解冻后的质量评估

卵母细胞透明带完整，细胞质结构完整、透亮无变色且卵周间隙较小即认为卵子存活。筛选出 MⅡ 期卵母细胞行体外受精，而 GV 期和 MⅠ 期卵母细胞则转移至 IVM 液中体外成熟培养。

MⅡ 期卵母细胞的纺锤体对冷冻保护剂较为敏感，在冷冻和解冻过程中极易受到损伤。而 GV 期和 MⅠ 期的未成熟卵母细胞还没有纺锤体结构，因此在冻融过程中避免了多倍性和非整倍性的发生。未成熟卵母细胞冻融后再行成熟培养对 IVM 技术提出了很高的要求。IVM 后形成的 MⅡ 卵母细胞概率以及这些卵子的受精效果是目前面临的技术问题。

（三）卵母细胞解冻后的远期影响

卵母细胞的内部结构和性质决定其在早期发育过程中的重要功能。由于卵母细胞体积大、含水量高，在冷冻保存过程中容易受到损伤。冷冻保存还会引起卵母细胞透明带增厚、损坏减数分裂纺锤体等风险。有研究显示，冻融后的卵母细胞形成胚胎的活产率与新鲜胚胎相似，但卵母细胞的冷冻保存时间与妊娠率关系的研究报道较少，还没有关于长期冷冻保存卵母细胞的非整倍体风险和子代随访的报道。而且，冷冻解冻对卵母细胞基因组的影响及其对后代可能产生影响的数据也非常有限。低温保护剂及不同的低温保存机制（慢速冷冻和玻璃化冷冻）对 DNA 完整性、甲基化以及基因表达的影响也迫切需要进行更多、更深入的研究。

参考文献

[1] 谢幸，孔北华，段涛.妇产科学.第 9 版.北京：人民卫生出版社，2018.

[2] 梁晓艳.辅助生殖临床技术实践与提高.北京：人民卫生出版社，2018.

[3] 罗丽兰.不孕与不育.第 2 版.北京：人民卫生出版社,1998.

[4] Motta PM, Makabe S, Nottola SA. The ultrastructure of human reproduction. I. The natural history of the female germ cell: origin, migration and differentiation inside the developing ovary. Hum Reprod Update, 1997, 3: 281–295.

[5] Motta PM, Nottola SA, Makabe S. Natural history of the female germ cell from its origin to full maturation through prenatal ovarian development. Eur J Obstet Gynecol Reprod Biol, 1997,75:5–10.

[6] Abir R, Orvieto R, Dicker D, et al. Preliminary studies on apoptosis in human fetal ovaries. Fertil Steril, 2002, 78: 259–264.

[7] Lintern-Moore S, Peters H, Moore G. P, et al. Follicular development in the infant human ovary. J Reprod Fertil, 1974, 39:53–64.

[8] Gougeon A. Dynamics of follicular growth in the human: a mode from preliminary results. Hum Reprod, 1986, 1: 81–87.

[9] McGee EA, Hsueh AJ. Initial and cyclic recruitment of ovarian follicles. Endocr Rev, 2000, 21: 200–214.

[10] Baerwald AR, Adams GP, Pierson RA. Ovarian antral folliculogenesis during the human menstrual cycle: a review.Hum Reprod Update, 2012,18: 73–91.

[11] Van Deerlin PG, Cekleniak N, Coutifaris C, et al. Evidence for the oligoclonal origin of the granulosa cell population of the mature human follicle. J Clin Endocrinol Metab, 1997, 82: 3019–3024.

[12] Sánchez F, Smitz J. Molecular control of oogenesis. Biochim Biophys Acta,2012,1822:1896–1912.

[13] Young JM, McNeilly AS. Theca: the forgotten cell of the ovarian follicle. Reproduction, 2010, 140: 489–504.

[14] Kim AM, Vogt S, O'Halloran TV, et al. Zinc availability regulates exit from meiosis in maturing mammalian oocytes. Nat Chem Biol,2010,6:674–681.

[15] Beall S, Brenner C, Segars J. Oocyte maturation failure: a syndrom of bad eggs. Fertil Steril, 2010, 94: 2507–2513.

[16] Messinis IE, Messini CI, Dafopoulos K. Novel aspects of the endocrinology of the menstrual cycle. Reprod Biomed Online, 2014, 28:714–722.

[17] Filicori M, Cognigni GE, Tabarelli C, et al. Stimulation and growth of antral ovarian follicles by selective LH activity admninistration in women. J Clin Endocrinol Metab, 2002, 87: 1156–1161.

[18] Del CF, Sierralta W, Kohen P, et al. Features of natural and gonadotropin-releasing hormone antagonist-induced corpus luteum regression and effects of in vivo human chorionic gonadotropin. J Clin Endocrinol Metab, 2007,92: 4436–4443.

[19] 曹云霞 . 人类生育力保存 . 北京：人民卫生出版社，2015.

[20] Suzuki N, Yoshioka N, Takae S, et al. Successful fertility preservation following ovarian tissue vitrification in patients with primary ovarian insufficiency. Hum Reprod, 2015, 30: 608–615.

[21] Chung K, Donnez J, Ginsburg E, et al. Emergency IVF versus ovarian tissue cryopreservation: decision making in fertility preservation for female cancer patients. Fertil Steril, 2013, 99: 1534–1542.

[22] 陈子江 , 刘嘉茵 . 多囊卵巢综合征基础与临床 . 北京：人民卫生出版社 , 2009:260–276.

[23] 梁晓艳 . 辅助生殖临床技术实践与提高 . 北京：人民卫生出版社 , 2018.

[24] Cha KY, Chian RC. Maturation in vitro of immature human oocytes for clinical use. Human Reproduction Update, 1998,4:103–120.

[25] Hussein TS, Thompson JG, Gilchrist RB. Oocyte-secreted factors enhance oocyte developmental competence. Dev Biol, 2006, 296:514–521.

[26] Kong DL, Jiao GZ, Li H, et al. Effects of glucose metabolism during in vitro maturation on cytoplasmic maturation of mouse oocytes. Sci Rep, 2016, 6: 20764.

[27] Mao L, Lou H, Lou Y, et al. Behaviour of cytoplasmic organelles and cytoskeleton during oocyte maturation. Reprod Biomed Online, 2014,28:284–299.

[28] Yuan B, Liang S, Kwon JW, et al. The role of glucose metabolism on porcine oocyte cytoplasmic maturation and its possible mechanisms. Plos One, 2016,11:e0168329.

[29] Gilchrist RB, Luciano AM, Richani D, et al. Oocyte maturation and quality: role of cyclic nucleotides. Reproduction, 2016,152:R143–157.

[30] Chian RC, Cao YX. In vitro maturation of immature human oocytes for clinical application. Methods in Molecular Biology, 2014,1154:271.

[31] 孙莹璞，向文佩. 人类卵子学. 北京：人民卫生出版社，2018: 57–90.

[32] 黄国宁. 辅助生殖实验室技术. 北京：人民卫生出版社，2014: 115–166, 175-197.

[33] Luke B, Brown MB, Missmer SA, et al. Assisted reproductive technology use and outcomes among women with a history of cancer. Hum Reprod, 2016, 31:183–189.

[34] Noyes N, Labella P, Grifo J, et al. Oocyte cryopreservation: a feasible fertility preservation option for reproductive age cancer survivors. J Assist Reprod Genet, 2010, 27:495–499.

[35] Loren AW, Mangu PB, Beck LN, et al. Fertility preservation for patients with cancer: American Society of Clinical Oncology clinical practice guideline update. J Clin Oncol, 2013, 31:2500–2510.

[36] Hyman JH, Sokal-Arnon T, Son WY, et al. Live birth of twins after performing early hCG administration as a modification of natural cycle in vitro fertilization, in a women with decreased ovarian reserve. Arch Gynecol Obstet, 2015, 291:219–222.

[37] Son WY, Dahan MH, Monnier P, et al. Early hCG administration as an alternative prevention strategy of ovarian hyperstimulation syndrome during an IVF cycle. Minerva Ginecol, 2017, 69:207–209.

[38] Creux H, Monnier P, Son WY, et al. Immature oocyte retrieval and in vitro oocyte maturation at different phases of the menstrual cycle in women with cancer who require urgent gonadotoxic treatment. Fertil Steril, 2017, 107:198–204.

[39] Abir R, Ben-Aharon I, Garor R, et al. Cryopreservation of in vitro matured oocytes in addition to ovarian tissue freezing for fertility preservation in paediatric female cancer patients before and after cancer therapy. Hum Reprod, 2016,31:750–762.

[40] Conti M, Franciosi F. Acquisition of oocyte competence to develop as an embryo: integrated nuclear and cytoplasmic events. Hum Reprod Update, 2018, 24:245–266.

[41] Zhang M, Su YQ, Sugiura K, et al. Granulosa cell ligand NPPC and its receptor NPR2 maintain meiotic arrest in mouse oocytes. Science, 2010, 330:366–369.

[42] Richani D, Gilchrist RB. The epidermal growth factor network: role in oocyte growth, maturation and developmental competence. Hum Reprod Update, 2018, 24:1–14.

[43] Egbert JR, Shuhaibar LC, Edmund AB, et al. Dephosphorylation and inactivation of NPR2 guanylyl cyclase in granulosa cells contributes to the LH-induced decrease in cGMP that causes resumption of meiosis in rat oocytes. Development, 2014, 141:3594–3604.

[44] Yokoo M, Kimura N, Sato E. Induction of oocyte maturation by hyaluronan-CD44 interaction in pigs. J Reprod Dev, 2010, 56:15–19.

[45] Vigone G, Merico V, Prigione A, et al. ranscriptome based identification of mouse cumulus cell markers that predict the developmental competence of their enclosed antral oocytes. BMC genomics, 2013, 14:380.

[46] Sánchez F, Lolicato F, Romero S, et al. An improved IVM method for cumulus-oocyte complexes from small follicles in polycystic ovary syndrome patients enhances oocyte competence and embryo yield. Hum Reprod, 2017, 32:2056–2068.

[47] Vanhoutte L, Nogueira D, De Sutter P. Prematuration of human denuded oocytes in a three-dimensional co-culture system: effects on meiosis progression and developmental competence. Hum Reprod, 2009, 24:658–669.

[48] Berwanger AL, Finet A, El Hachem H, et al. New trends in female fertility preservation: in vitro maturation of oocytes. Fut Oncol, 2012, 8:1567–1573.

[49] Fasano G, Dechène J, Antonacci R, et al. Outcomes of immature oocytes collected from ovarian tissue for cryopreservation in adult and prepubertal patients. Reprod Biomed Online, 2017, 34:575–582.

[50] Prasath EB, Chan ML, Wong WH, et al. First pregnancy and live birth resulting from cryopreserved embryos obtained from in vitro matured oocytes after oophorectomy in an ovarian cancer patient. Hum Reprod, 2014, 29:276–278.

[51] Uzelac PS, Delaney AA, Christensen GL, et al. Live birth following in vitro maturation of oocytes retrieved from extracorporeal ovarian tissue aspiration and embryo cryopreservation for 5 years. Fertil Steril, 2015, 104:1258–1260.

[52] Ben-Haroush A, Abir R, Sapir O, et al. Aspiration of immature oocytes during cesarean section for fertility preservation. J Matern Fetal Neonatal Med, 2017, 30:2112–2114.

[53] Cil AP, Bang H, Oktay K. Age-specific probability of live birth with oocyte cryopreservation: an individual patient data meta-analysis. Fertil Steril, 2013, 100:492–499.

[54] Cuiling L, Yaoyao Z, Xiaoying Z, et al. Current perspectives on in vitro maturation and its effects on oocyte genetic and epigenetic profiles. Science China Life Sciences，2018, 61: 633–643.

[55] Julia H, Felix M, Patrick A, et al. Extended in vitro maturation affects gene expression and DNA methylation in bovine oocytes. Molecular Human Reproduction, 2015, 21(10):770–782.

[56] Hu W, Marchesi D, Qiao J, et al. Effect of slow freeze versus vitrification on the oocyte: an animal model. Fertil Steril, 2012, 98:752–760.

[57] Liang Y, FuXW, Li JJ, et al. DNAmethylation pattern inmouse oocytes and their in vitro fertilized early embryos: effect of oocyte vitrification. Zygote, 2014, 22:138–145.

[58] Li JJ, Pei Y, Zhou GB, et al. Histone deacetyltransferase1 expression in mouse oocyte and their in vitro-fertilized embryo: effect of oocyte vitrification. Cryo Lett, 2011, 32:13–20.

[59] Monzo C, Haouzi D, Roman K, et al. Slow freezing and vitrification differentially modify the gene expression profile of human metaphase II oocytes. Hum Reprod, 2012, 27:2160–2168.

[60] Martı́nez-Burgos M, Herrero L, Megı́as D, et al. Vitrification versus slow freezing of oocytes: effects on morphologic appearance, meiotic spindle configuration, and DNA damage. Fertil Steril, 2011, 95:374–377.

[61] Tamura AN, Huang TT, Marikawa Y. Impact of vitrification on the meiotic spindle and components of the microtubule-organizing center in mouse mature oocytes. Biol Reprod, 2013, 89:112.

[62] Bromfield JJ, Coticchio G, Hutt K, et al. Meiotic spindle dynamics in human oocytes following slow-cooling cryopreservation. Hum Reprod, 2009, 24:2114–2123.

[63] Ciotti PM, Porcu E, Notarangelo L, et al. Meiotic spindle recovery is faster in vitrification of human oocytes compared to slow freezing. Fertil Steril, 2009, 91:2399–2407.

[64] Asgari V, Hosseini SM, Ostadhosseini S, et al. Time dependent effect of post warming interval on microtubule organization, meiotic status, and parthenogenetic activation of vitrified in vitro matured sheep oocytes. Theriogenology, 2011, 75:904–910.

[65] Sharma RK, Azeem A, Agarwal A. Spindle and chromosomal alterations inmetaphase II oocytes. Reprod Sci, 2013, 20:1293–1301.

[66] McCarthy MJ, Baumber J, Kass PH, et al . Osmotic stress induces oxidative cell damage to rhesus macaque spermatozoa. Biol Reprod,2010,82:644–651.

[67] McCarthy MJ, Baumber J, Kass PH, et al . Osmotic stress induces oxidative cell damage to rhesus macaque spermatozoa. Biol Reprod, 2010, 82:644–651.

[68] Martı́nez-Burgos M, Herrero L, Megı́as D, et al. Vitrification versus slow freezing of oocytes: effects on morphologic appearance, meiotic spindle configuration, and DNA damage. Fertil Steril, 2011, 95:374–377.

[69] Sharma GT, Dubey PK, Chandra V. Morphological changes, DNA damage and developmental competence of in vitro matured, vitrified-thawed buffalo（Bubalus bubalis）oocytes: a comparative study of two cryoprotectants and two cryodevices. Cryobiology, 2010, 60:315–321.

[70] Son WY, Chung JT, Gidoni Y, et al. Comparison of survival rate of cleavage stage embryos produced from in vitro maturation cycles after slow freezing and after vitrification. Fertil Steril, 2009, 92:956–958.

[71] Coticchio G, Dal Canto M, Mignini Renzini M, et al. Oocyte maturation: gamete-somatic cells interactions, meiotic resumption, cytoskeletal dynamics and cytoplasmic reorganization. Hum Reprod Update, 2015, 21:427–454.

[72] Suzuki J, Garcia Cerrudo E, El-Hayek S, et al. Vitrification of germinal vesicle（GV）stage oocytes physically disrupts contact with the surrounding cumulus cells. Hum Reprod, 2014, 29（Suppl. 1）:i22.

[73] Cuiling L, Yaoyao Z, Xiaoying Z, et al.Current perspectives on in vitro maturation and its effects on oocyte genetic and epigenetic profiles. Sci China Life Sci, 2018, 61(6): 63–643.

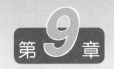

卵巢组织移植术

一、冻融后卵巢组织的活力评价和预测

（一）冷冻后卵巢组织的活力评价

卵巢组织培养效果的评价决定了是否冻融后移植，主要是从卵巢皮质中各级卵泡形态来判断冻融效果以及移植后的功能恢复情况。

卵泡的存活率是反映卵巢组织在冷冻复苏过程中受到损害程度的重要指标，冻融后卵巢组织内卵泡能否继续生长发育更是评价冻融方案是否成功的关键。冻融后的卵巢皮质组织可经机械分离或酶解分离出单个卵泡或卵子，在特定的培养液中培养一段时间后，置于显微镜下观察各卵泡的生长发育情况，包括卵泡和卵子的直径大小、颗粒细胞的形态和层数，以及卵泡腔和透明带的形成等，也可通过测定培养液中雌激素的含量推知培养物的生长情况，之后再进行组织学检查（图 9-1）。

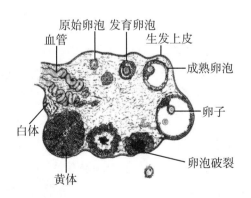

图 9-1 卵巢组织的外观

形态学观察：镜下观察卵泡体积的变化，通过目镜测微尺测量卵泡直径的改变，来判断卵泡的生长发育情况。

135

（二）冻存卵巢组织的细胞凋亡检测

1. TUNEL 末端标记法检测凋亡卵泡

大量研究表明，冷冻方法不当可启动细胞凋亡过程，也有研究表明，细胞的迟发性死亡通过有别于坏死的凋亡途径发挥作用。因此，检测冻存卵巢组织细胞的凋亡相关蛋白可以作为验证冻存程序是否科学、合理的一个依据。末端脱氧核苷酸转移酶介导的缺口末端标记法（terminal-deoxynucleotidyl transferase mediated nick end labeling，TUNEL）检测凋亡细胞无种属特异性和器官组织特异性，人和动物组织内的凋亡细胞均会被显示。

2. 人卵巢 Bc1-2、Bax、Caspase-3 免疫组织化学检测

凋亡相关基因及蛋白的检测也有助于判断卵巢组织的凋亡发生情况。Bcl-2 通常被认为是凋亡抑制因子，而 Bax 为凋亡诱导因子，其表达的状态能调节细胞增殖和凋亡的平衡。Caspase-3 是哺乳动物细胞凋亡的关键蛋白酶，只有细胞凋亡时才被激活为有活性的 Caspase-3。通过对人卵巢组织凋亡相关蛋白的检测，可以为冻存卵巢组织的存活状态及发育潜能提供相关证据。以一抗为兔抗人 Bcl-2/Bax/Caspase-3 单克隆抗体，二抗为山羊抗兔 IgG，采用免疫组化 SABC（strept avidin-biotin complex）法，阴性对照以人血清磷酸盐缓冲液（PBS）代替一抗，操作步骤严格按照说明书进行。

免疫组织化学检测：用免疫组化方法检测卵巢组织血管内皮生长因子（VEGF）和 CD34 阳性细胞的表达情况，可以判断卵巢组织培养的效果。在抗原修复阶段，VECF 采用 EDTA 缓冲液（pH=9.0）微波中火加热修复 20min。CD34 采用 0.01mmo/L 柠檬酸缓冲液（pH=6.0）高压抗原修复 3min，均自然冷却至室温。常用抗稀释比例为鼠抗人 VEGF（1:75），鼠抗人 CD34 抗体（1:100），其他步骤与常规免疫组化步骤类似。

VECF 和 CD34 阳性表达细胞为组织细胞胞浆内和胞膜有棕黄色颗粒沉着，染色明显高于对照组。血管内皮生长因子采用半定量判断方法，根据阳性面积判断结果：无表达，计 0 分；<25% 为轻度表达，计 1 分；25%~50% 为中度表达，计 2 分；>50% 为强表达，计 3 分。CD34 是血管内皮细胞特异性标志，参照 Weidner 的判断标准进行微血管计数，任何染成棕黄色的单个内皮细胞或内皮细胞群只要与周围结缔组织分界清楚，则作为一个微血管计数。是否有血管腔不作为计数微血管的必要条件，分支血管结构只要不相连也视为一个微血管，但血管管腔面积 > 8 个红细胞或血管周围有平滑肌包绕的较大血管不纳入计数范围。先在 100 倍镜下选择 5 个微血管密集区（热区），然后在 400 倍镜下计数热区微血管数目，取 5 个视野微血管平均值作为微血管密度。傅锦媚等的研究发现，人卵巢组织不同方法冷冻复苏后培养前后

间质细胞中均见血管内皮生长因子成斑片状弱表达，培养 2d，血管内皮生长因子表达和微血管密度均增加并达到峰值，并发现新型玻璃化冷冻法对卵巢组织血管内皮生长因子表达及微血管生成的影响更少。另外，免疫组化检测血小板内皮细胞黏附分子 –1（platelet endothelial cell adhesion molecule 1，PECAM–1）的含量也可以用来判断卵巢组织体外培养后的血管再生能力。通过免疫染色对培养卵巢组织中增殖性细胞核抗原（poliferating cell nuclear antigen，PCNA）及抗米勒管激素（AMH）的表达情况也可以对卵巢组织的培养情况进行评价，获得卵泡发育潜能的相关信息。

（三）电子显微镜观察

电子显微镜观察卵巢结构的目的是直观地了解冷冻对卵巢组织的超微结构有无损伤，判断冻存卵巢组织的冷冻保存效果。

二、冻存卵巢组织的体外培养

卵巢组织体外培养可以将冻存卵巢组织中的多个原始卵泡分离收集起来，不需要对患者进行卵巢移植手术，尤其是对肿瘤化疗的患者，可避免癌细胞转移，对于保存其生殖能力有着巨大的优势。另外，卵巢组织可通过体外培养的方法提高异体卵巢移植的利用效果（图 9-2）。

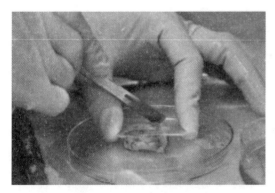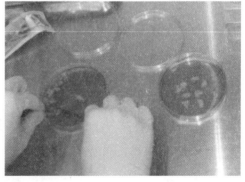

图 9-2　冻存卵巢组织的体外培养

（一）冻存卵巢组织的复苏

卵巢组织复温的过程是冷冻的反过程，保证组织存活的关键是尽可能提高复温速率，以避免胞内冰晶再结晶和细胞瞬间膨胀等造成的细胞伤害。目前，不同冷冻方法的复温大多采用 37℃水浴或室温下快速复温法，即将内含冻存组织及冻存液的冷冻保护容器从液氮中取出后，直接置于 37℃水浴中至组织完全融解，或先置于室温下最长至 30s，待表面液氮蒸发后再置于 40℃水浴中至组织完全融解，再按浓度梯度逐渐置换冷冻保护剂。快速复温法可防止再结晶并降低复温过程可能对细胞及组织造成的损害。

1. 慢速冷冻卵巢组织的复苏

用 EG 作为主要冷冻保护剂冷冻的卵巢组织片，其解冻过程可以在 0.75mol/L EG+0.2mol/L 蔗糖的 PBS 液，0.1mol/L 蔗糖的 PBS 液，及 PBS 液中逐级再水化过程实现冷冻保护剂的置换。用二甲亚砜（DMSO）作为冷冻保护剂冷冻的卵巢组织片，其解冻液为 1.0mol/L DMSO+0.1mol/L 蔗糖，0.5mol/L DMSO+0.1mol/L 蔗糖，和 0.1mol/L 蔗糖，解冻在室温（25℃）下进行，每步需平衡 3min。解冻液使用前在室温放置 30min 使其达到室温。

冷冻卵巢组织的解冻多采用快速复温法，若解冻卵巢组织是为了进行卵巢组织移植，则解冻过程最好在移植手术室附近，以便解冻后迅速递上手术台。解冻卵巢组织时要提前准备 37℃的水浴缸，并将盛有卵巢组织的冷冻麦管或冷冻管从液氮中取出，若有外套管可以去掉外套管，室温空气中短暂停留后置入 37℃的水浴中，需要 2~3min，边摇动边观察冷冻块融解的情况，至完全与冷冻管壁脱离后，用无菌纱布擦干冷冻管外周的水，将冷冻卵巢组织置入梯度解冻液，室温下每种液体停留 10min，卵巢组织解冻过程最好能在摇台上进行，以便卵巢组织中冷冻保护剂和液体之间的快速交流。按浓度梯度溶液置换冷冻保护剂，此方法可防止再结晶减少复温过程对细胞及组织造成的损害。

2. 玻璃化冷冻卵巢组织的复苏

玻璃化冷冻卵巢组织的解冻所需溶液有：解冻液 1（0.5mol/L 蔗糖 + 基础液）、解冻液 2（0.25mol/L 蔗糖 + 基础液）、解冻液 3（0.125mol/L 蔗糖 + 基础液）和基础液。根据所用冷冻载体的不同，玻璃化冷冻解冻过程略有差异，但均不影响最终的冷冻效果。开放式方法载体冷冻的卵巢组组织可以迅速倒入培养皿中，液氮挥发后，立即放入 38℃的 PBS 液中，待组织条中的冰融化后，依次置于室温下的解冻液 1、解冻液 2、解冻液 3 和基础液中各 5min；也可以将冷冻组织直接置于预热至 37℃、含体积分数 20% 牛血清的 1.0mol/L 活性蔗糖中，停留 5min，然后按浓度梯度依次洗脱冷冻保护剂。更简单的方法是将冷冻管直接插入室温水浴 2~3min，待冰晶融化后移入含 1.0mol/L 蔗糖、20% 人血白蛋白（HSA）的 PBS 中，室温 10min，PBS 冲洗 3 遍，移入含 5% HSA 的 Earle 平衡盐溶液（Earle's balanced salt solution，EBSS）中完成复苏，但仅适用于密封的冷冻装置。若卵巢组织的解冻是为了卵巢组织移植，则解冻时间最好为医生准备好移植的前 30min，移植医生可以等几分钟，尽量不要让卵巢组织在非冷冻状态下放置太久。将解冻后的卵巢组织以最快的速度送进手术室，移植前的培养时间不超过 10min。卵巢移植手术进行时最好有卵巢组织冷冻的操作人员在场，以核对并提供卵巢组织相关信息。

（二）冻存卵巢组织的培养

1. 冻存卵巢组织培养的意义

卵巢组织培养是在维持完整的卵泡与基质间的相互关系，以及颗粒细胞与卵母细胞间的联系的基础上，促进卵母细胞发育的一种方法，成为探索新鲜或冻存卵巢组织中卵泡生长发育的重要研究手段。有研究报道，卵巢培养后可降低免疫原性，经培养的组织有利于移植后生长发育，移植后存活率高、生长快，这就使得体外培养成为提高移植后存活率的一个重要环节。卵巢组织体外培养无需分离卵泡，可避免由于使用酶解或机械分离方法造成的卵泡损伤及由此带来的卵泡发育潜能下降，而且可维系卵母细胞及其支持细胞间的间隙联系，提供一个类似体内的内环境，以支持卵泡的生长、发育和成熟，认为是卵泡培养的最佳方式。培养过程中卵巢组织要小且组织片尽可能薄，以保证通过扩散就能满足卵泡生长的营养代谢需求；而且可降低坏死的发生。有研究通过对比不同的细胞外基质组成、铺层浓度和组织大小对卵巢组织体外培养的影响，发现采用稀释的细胞外基质铺层培养立方体状卵巢组织，更有利于卵泡存活，而细胞外基质的组成对卵泡生长无影响。分别用 2mL 和 30mL 体积的培养液培养卵巢组织，研究者认为采用较大体积培养液并结合振荡的方法培养卵巢组织可促进新生血管形成，形态正常卵泡比率增加。

2. 卵巢组织培养液的选择

离体的卵巢组织或卵泡没有血供，其营养主要由培养液提供，所以培养系统的选择对培养组织的活性至关重要。常用的基础培养液有 α-MEM（modified eagle medium）、组织培养液（tissue culture medium，TCM-199）、Ham's F-10、Waymouh 和 EBSS 等，其中 α-MEM 更有利于卵泡生长。另外常需要添加蛋白质、胰岛素、细胞因子等，100IU/mL 青霉素和 100IU/mL 链霉素也常规用于体外培养液中。培养通常在 5%CO_2、95% 空气、饱和适度的 37℃培养箱内，通常培养 7d。

近年建立了无血清培养系统，在培养液中加入人血清白蛋白（HSA）代替血清，可促进卵泡发育，减少卵泡闭锁。卵巢组织体外培养还受多种内分泌激素和生长因子的调控。研究表明，在培养液中加入 1% 胰岛素转铁蛋白硒（insulin transferrin selenium，ITS）可降低卵泡闭锁率。Depalo 等进行卵巢组织体外培养 28d，发现加用 FSHI 组的卵巢组织内可观察到原始卵泡、初级卵泡、次级卵泡及窦前期卵泡，并有雌二醇分泌。认为培养基中加入 FSHI 是卵泡和卵母细胞发育的基本条件，而加入 LH 可导致卵泡闭锁。另有研究认为，表皮生长因子（EGF）可通过刺激不同阶段卵泡的卵母细胞生长和颗粒细胞增殖促进卵泡发育和卵泡窦腔形成。Telfer 等体外培养卵巢组织 6d，分离窦前卵泡后在 V 型培养皿中继续培养，发现激活素 A

可加快卵泡生长速度，体外培养 4d 即可见窦腔形成。也有研究认为在无血清培养系统中添加碱性成纤维细胞生长因子（basic fibroblast growth factor，bFGF）可促进始基卵泡体外发育，分泌雌激素。

（三）卵泡的体外培养

卵巢的结构和功能单位是卵泡，体外培养小卵泡或卵母细胞是研究卵泡或卵母细胞发生、发育的重要方法。

原始卵泡的体外培养仍存在许多困难：①卵巢组织结构致密，卵泡分离困难，降低了卵泡的活力，并丧失了卵泡正常生长和分泌雌激素必需的卵泡膜细胞，影响卵泡在后期培养过程中的发育潜能；②卵泡发育周期较长，从窦前卵泡到成熟卵泡约需 85d 或 3 个月经周期；③成熟卵母细胞体积较大，损伤机会增加，目前尚处于研究阶段。迄今为止，仅有关于小鼠始基卵泡体外培养生出后代的报道，关于人窦前卵泡体外培养获得卵母细胞的方法尚不成熟。人卵泡分离困难，发育周期较长，目前研究卵泡体外培养的焦点在卵泡生长而不是卵母细胞的质量上。

1. 卵泡的分离

人类卵巢组织富含胶原纤维，结构致密，采用单纯机械分离费力且耗时，亦不能得到理想的效果。近年来研究者多联合使用温和酶解技术（IA 型胶原酶）和机械分离方法分离卵泡，即先将卵巢组织用胶原酶消化，使组织变疏松，所含的基质蛋白脱落，卵泡轮廓清晰，在短时间内完成分离过程。与单纯酶或机械分离法相比，分离卵泡活力较好，如今已被广泛应用。具体步骤如下。

（1）用眼科剪将卵巢组织尽量切碎，或用组织切片机将卵巢皮质片切成 0.5mm 长的小块，将组织块放入含有 1mg/mL（0.1%）IA 型胶原酶（432U/mg），8kU/mL 或 0.01% DNase 的组织培养液（如 Leibovitz's L-15medium）中，37℃培养箱或水浴箱中孵育 60~120min，期间可以轻轻摇动或者用吸管反复吹打以协助消化。

（2）在酶解过程，每 30min 将组织移入新的培养皿中，将未消化完全的组织块放回含有胶原酶的器皿中进一步消化，也可将消化完全并用含 10% 胎牛血清（fetal bovine serum，FBS）的杜氏磷酸盐缓冲溶液（Dulbecco's phosphate-buffered saline，DPBS）中止的消化试管内容物在 4℃、50g 离心力下离心 10min，弃上清。

（3）必要时将消化后组织用含有抗生素的培养基洗两遍，再用 27G 胰岛素针在体式镜下分离组织，在 40 倍体式镜下寻找卵泡，并用纤细的玻璃管转移到新的培养皿中，反复洗三遍以尽可能去掉组织培养液及酶。

机械分离法主要用于较大的卵泡，在 50 倍体式镜下用 1mL 空针针头分离卵巢组织中的可见卵泡，挑出形态完整的卵泡，并用吸管将其转移至 4 孔器皿中，若需要培养，则上述过程中均需在无菌条件下进行。

2. 卵泡的培养方法

（1）传统卵泡培养方法。目前卵巢组织的基础培养液有改良伊格尔培养液（Dulbecco modification Eagle's medium，DMEM）、TCM199，EBSS 等，其中 DMEM 效果较好，较为常用。添加物包括卵泡刺激素（FSH）、胰岛素、生长因子、丙酮酸等。培养液中还需添加血清，但是血清除了提供卵泡生长的营养外，也存在抑制卵泡生长的物质，因此，近年来逐步建立了无血清培养体系，用牛血清蛋白或人血白蛋白代替血清。较常用的培养体系为 DMEM 中加入 FSH、胰岛素转铁蛋白硒（ITS）、牛血清蛋白（bovine serum albumin，BSA）或人血清白蛋白（HSA）、生长因子。生长因子包括表皮生长因子（EGF）、胰岛素样生长因子（IGF）、转化生长因子 13（TGF-13）、半胱氨酸等。Fabbri 等认为在卵巢组织冻融后体外培养体系中 FSH 和半胱氨酸是促进卵泡生长必不可少的物质，并且经过 32 周的培养获得了窦前卵泡。有研究发现在卵巢组织体外培养时，搅动培养液对培养结果是有益的。

20 多年来，研究者一直努力尝试建立一套适合原始卵泡正常生长至成熟的窦卵泡的体外培养系统，1989 年 Eppig 等用胶原灌注胶进行体外培养小鼠卵泡获得的成熟卵母细胞产下后代。2004 年 Scott 等的研究发现，人类卵巢组织间质及正常的空间解剖结构的维持对于卵泡的生长分化十分重要，二维培养模式无法保证卵母细胞与周围细胞之间的充分交流，难以实现胞浆及胞核的成熟，卵母细胞与周围颗粒细胞之间的缝隙连接对于共享旁分泌因子及将特定的氨基酸运送给卵母细胞至关重要。同样，旁源性分泌也有助于调节颗粒细胞的增殖及代谢过程。目前大多数研究者使用的是一种嵌入式培养系统，它与普通的培养系统主要的区别是嵌入式培养小皿，此类小皿底部有一种特殊材料制成的薄膜，可供小分子物质自由穿过，能使组织更均匀且更容易进行物质的交换，并且一定程度上保证组织的空间立体结构。

目前，研究者多将卵泡置于胶原处理过的多孔膜上或置于用多聚赖氨酸或油覆盖的微滴中进行培养，限制颗粒细胞的游走。在体式显微镜下选取含圆形或椭圆形卵母细胞、单层颗粒细胞排列整齐的原始卵泡、初级卵泡及无颗粒细胞层的裸卵，用吸管将卵泡转移至上述培养微滴中，每滴 1~2 个卵泡，置于 37℃、5% CO_2、饱和湿度的培养箱中培养，每 24h 换液 1 次，培养 24h，镜下观察完整卵泡的情况。以基膜完整、卵母细胞形态规则为卵泡生长正常，以基膜破损、颗粒细胞脱出、卵母细胞形态不规则或消失为卵泡闭锁。卵泡培养 24h 后溢出的形态正常的裸卵继续培养。

（2）卵泡三维培养模式的建立。目前，三维培养模式逐渐代替二维培养。但对三维培养模型有更高的要求，首先，最重要的一点是用于培养的生物材料必须是无毒的，保证培养过程中细胞的活性；其次，培养材料具有一定的弹性，既要满足卵泡生长发育的空间需要，又能阻止在培养过程中卵母细胞与周围细胞发生分离。除此以外，还要保证卵泡与周围环境中气体的交换、营养的扩散和代谢废物的排出。另一方面，在自然状态下为细胞生长提供必需的细胞外基质（ECM）对组织生长很重要，ECM 可以调控细胞的生长、分化及分泌活动，并且是许多种类细胞生长必需的，常用的培养用细胞外基质包括鼠尾胶原、ECM 胶、多聚左旋赖氨酸、人工基底膜、明胶、琼脂糖、琼脂和血浆凝块等。人类卵巢组织体外培养时常在嵌入式的培养小皿中加入各种支持生长的 EGM。最常用的细胞外基质 ECM 是 Matrigel，Matrigel 是从小鼠肿瘤细胞中提取的一种可溶性胶原成分，成分复杂不固定，用于人类卵巢组织的体外培养，必然带来一些安全性方面的顾虑，也会影响基础研究对各种物质作用的研究分析。以下介绍几种三维培养模式的模型。

• 原位培养：体外培养卵巢组织片作为原位培养的一种模式目前尚未成功。虽然始基卵泡在这种情况可以生长，但很难跨过窦前卵泡阶段。将人类始基卵泡或窦前卵泡培养为一个成熟卵母细胞的研究仍然处于早期阶段，这一领域的突破将依赖于建立一个充分的三维培养系统以保证正常卵泡的形态并能延长培养时间。

• 基质内卵泡培养：凝胶已经被应用于各种动物模型的卵泡培养。卵泡要么被完全包裹在三维凝胶中，要么在一个凝胶膜中生长，而凝胶膜的两侧均浸入液体内以模拟体内三维环境。用于组织工程的凝胶有水凝胶，如琼脂糖、海藻酸钙和透明质酸，这些均来源于天然的多聚体，还有化学合成的多聚体，如聚乙二醇和聚乙烯醇。有些凝胶含有胶原蛋白或者胶原蛋白与 ECM 蛋白。这些基质的生理学特征允许卵泡的正常生长发育。目前将卵泡包裹进行三维立体培养应用最广的是来自褐藻的藻酸盐，藻酸盐在钙离子交连存在的情况下形成凝胶，这样可使卵泡在生理状态下生长。Pangas 等于 2003 年最早将这一培养系统应用于 12d 的小鼠的窦前卵泡培养，经过 10d 的培养，光镜和电镜的研究结果显示，藻酸盐没有影响卵母细胞和颗粒细胞的正常生长。Min Xu 等利用海藻酸钠作为三维支架培养冷冻解冻后卵巢皮质分离的卵泡，最终获得了窦前卵泡和成熟卵母细胞。为了进一步模拟体内卵泡的生长环境，将 ECM 分子与藻酸钙连接制成一种合成的 ECM，也被用于卵泡培养。

• 藻酸钙埋置培养的操作方法：将商品化的海藻配制成 1%（w/v）的溶液并高压消毒，用吸管将取好的卵泡放入 20μL 海藻酸钠溶液中，为了形成水珠状，将含有卵泡的海藻酸钠溶液轻轻滴入 0.1mol/L 的氯化钙（$CaCl_2$）烧杯中。将卵泡吸出并在培养基中洗涤 3 遍，然后分别进行培养。

（3）非凝胶培养系统。三维培养虽然有其优点，但在将卵泡放入凝胶和从凝胶中取出的过程都还存在问题，会导致一个健康卵泡丢失，因此人们也在尝试可以代替三维培养而无须将卵泡包裹的方法，如在轨道试管内进行悬浮卵泡培养，或者利用滚瓶系统等，但这些均没有获得好的培养结果。为了防止卵泡沉到管壁底部而必须保持的旋转速度给卵泡带来的切应力导致卵泡退化。

（4）卵泡的微流体培养。微流体培养环境对卵泡的生长至关重要，既要尽可能地模拟人体内卵泡生长的环境，又要保证卵泡各种结构的正常位置，以不影响卵泡的正常发育进程。为此，学者们设计了各种模型来完善微流体培养环境，如用微型孔为卵泡提供支撑，用阀门和微型泵为卵泡提供与体内相似的连续的液体流。合成的 ECM 与微流体培养系统将成为成功实施卵泡冷冻的关键。

三、卵巢组织移植与全卵巢移植

卵巢组织冷冻是生育力保存的一种方式，但最终目的是将其应用到需要的人群中，尤其是卵巢功能缺失的患者，如先天性卵巢缺如或功能不全，因恶性肿瘤曾接受过放化疗、性腺切除的患者。与冷冻卵子的应用相比较，卵巢组织移植既能恢复一定的生育能力，也能恢复一部分内分泌功能。

（一）卵巢组织移植

1. 自体卵巢组织移植

自体卵巢组织移植是指将自体新鲜或冷冻保存后解冻的卵巢组织再移植回本人体内的卵巢移植方式，移植过程不涉及相关血管的吻合。自体卵巢组织移植是目前最常用的卵巢移植方法。

卵巢组织可开腹或腹腔镜下切取获得。由于并非所有放化疗后的患者均发生卵巢早衰，部分放化疗后的卵巢功能有可能自然恢复，因此在原位要保留部分或一侧卵巢。将切下的卵巢组织修剪成厚度仅 1~2mm 的卵巢皮质块（cortical strip）。切片时注意厚度，一方面，厚度较薄利于移植后卵巢组织快速血管化，减少缺血时间，使卵巢功能更快恢复；另一方面，如果进行卵巢组织冻存有利于提高冷冻效率，使卵巢组织得到更好的保护。可选择新鲜或冻融卵巢组织进行移植，按移植部位不同可分为原位移植和异位移植。

卵巢组织原位移植可在开腹或腹腔镜下进行。一种方法是在卵巢白膜上横向（与卵巢纵轴垂直）切开 3~5mm 宽的切口，用钝性分离法在卵巢皮质下形成腔隙，将新鲜或解冻的卵巢皮质块植入腔隙中，再缝合卵巢切口；另一种方法是在正式移植前 7 天进行第一次腹腔镜手术，在一侧卵巢门下方做一个腹膜囊并纵向切开左侧卵巢，对腹膜囊及卵巢切口边缘进行凝血处理，可帮助诱导此区域血管生成，有利于移植卵巢更早恢复血供；移植日行第二次腔镜手术，将数个或数十个卵巢皮质块植入卵巢切口及腹膜囊中。两种方法移植术后患者可自然妊娠或通过辅助生殖技术获得妊娠。

卵巢组织异位移植部位包括前臂皮下、乳房下、腹直肌筋膜下、腹壁皮下、耻骨上区等。可将切取的卵巢修剪后直接进行异位移植。异位移植保存了卵巢组织的内分泌功能，但要恢复生育功能，则只能依靠体外受精胚胎移植技术。一些研究结果发现，异位移植卵巢产生的卵母细胞质量可能会受到伤害，原因除了冻融损伤及缺血影响外，异于盆腔环境的皮下温度及血流也可能影响卵母细胞质量。此外，异位卵巢的黄体缺乏充分支持以获得旺盛生长并分泌足够量的相关激素，包括雌激素、孕激素。

原位卵巢移植可以使患者恢复自然生育能力，但手术过程较为复杂，手术风险较高，并且移植物在盆腔内临床观察较为困难，如果移植物出现异常，取出相对麻烦。异位移植手术相对简单，便于观察，但不能恢复患者的自然生育能力，须依靠辅助生殖技术且可能存在一定问题。对癌症患者行卵巢组织自体移植，如果肿瘤细胞已进入卵巢，则存在肿瘤细胞发生移植转移的风险。各种肿瘤组织，如宫颈癌、淋巴瘤、乳腺癌、白血病等在肿瘤各期转移到卵巢的可能性存在明显差异，需区别考虑。到目前为止，虽然尚未发现移植后卵巢肿瘤复发，但卵巢冻存前及解冻后移植前必须进行卵巢组织多点活检及病理组织学检查。如果可能存在癌细胞随移植卵巢组织发生转移种植风险，无论风险大小，卵巢组织异位移植应该较原位移植更可取。

2. 同种异体卵巢组织移植

同种异体卵巢组织移植是指在不同女性个体之间（一方为供者，另一方为受者）进行的卵巢组织移植，如供者与受者是单卵双生姐妹，则称为同基因卵巢组织移植（isologous vascularized ovary transplantation）。同种异体可以移植新鲜或冻融的卵巢组织，移植过程不涉及相关血管的吻合。卵巢组织的同种异体移植较人体其他重要器官移植可能存在以下优势：卵巢的始基卵泡更能耐受缺血；卵巢的免疫原性更低或刺激免疫反应的能力更小；不必终生使用免疫抑制剂，在完成生育目的或到达更年期年龄后可以停止。尽管卵巢组织移植不会危及生命，但受者需要长期接受免疫抑制剂治疗，尤其对于癌症康复或长期缓解的卵巢接受者，在目前的医疗条件下，仍无法广泛接受卵巢组织移植。因此，目前同种异体卵巢移植的数量极少，并且主要集中在同卵双生姐妹之间或进行过骨髓移植（BMT）的女性（姐妹）之间，此为同基因卵巢组织移植，移植后不需要使用免疫抑制剂。国内报道了首例单卵双胎间的卵巢组织移植手术，供者为 30 岁的妹妹，生育力正常，将其卵巢皮质剪切成厚约 1mm 大小的 2cm×1cm 的皮质片，移植 2 片给患有卵巢早衰的姐姐。受者在移植术后 108d 恢复月经，血清卵泡刺激素（FSH）和黄体生成素（LH）水平逐渐下降，表明受者的生育能力有望恢复。这一手术的成功实施也为国内卵巢早衰的治疗开辟了一条新途径。

（二）全卵巢移植

1. 自体全卵巢移植

自体全卵巢移植是指将自体新鲜或冻融的全卵巢（一般含卵巢动静脉）以吻合血管的方法再移植回本人体内的卵巢移植方式。

对于宫颈癌等术后需进行放疗的患者，切取一侧带血管蒂的卵巢进行异位移植；如果是卵巢病变，多数情况下是一侧卵巢发生较早期癌变而另一侧卵巢正常，或是一侧为交界性肿瘤而另一侧需做预防性切除，此时将无病变侧的卵巢带血管蒂切取后进行异位移植。异位移植的部位包括乳房下（腋窝）、上臂、前臂、腹直肌下等，卵巢最终均置于相应部位皮下。显然，吻合血管的卵巢移植术较不离断血管的卵巢移位术要复杂得多，持续时间长，创伤也大，尤其是进行双侧卵巢移植。因此，对于无需行盆腔放疗的患者，仅行卵巢移位术即可，而对于术后需行盆腔放疗的患者，可行一侧卵巢移植，另一侧行卵巢移位术。

2. 同种异体全卵巢移植

同种异体全卵巢移植是指在不同女性个体之间（一方为供者，一方为受者）进行吻合血管的全卵巢移植。如果供者与受者是单卵双生姐妹，则可称为同基因全卵巢移植。

同基因全卵巢移植后受者无需应用免疫抑制剂。Silbler 等报道了一例患者，37 岁，13 岁月经初潮，15 岁开始绝经。因拒绝激素替代治疗出现严重的骨质疏松，遂行同种异体全卵巢移植术。切取其同基因孪生供者卵巢时，尽可能在其起始处夹住漏斗骨盆韧带以获得最长的血管蒂，切取标本置于 4℃保存液中，在手术显微镜下解剖分离出 1 根卵巢动脉及 2 根卵巢静脉；同时，在受者漏斗骨盆韧带起始处夹住并在靠近卵巢处切断，然后用 9-0 及 10-0 线采用间断缝合法分别吻合卵巢静脉与动脉。移去微血管夹后，可见移植卵巢血流恢复。移植后 100d 继发闭经后首次月经来潮，月经周期 27（18~39）d。此后，在移植第 158 天，受者血 FSH 值为 7.4IU/L，B 超检查显示移植卵巢中存在发育卵泡。2008 年 Silber 等报道该患者在第 11 次规律月经周期来潮前（移植后 427d）获得自然妊娠（血 hCG 174mIU/mL），妊娠 40 周后分娩一女婴，母婴身体状况均良好。

从 20 世纪 70 年代末到 21 世纪初，我国有数例同种异体血管吻合卵巢异位移植报道。此类卵巢移植的适应证包括因卵巢肿瘤，如黏液性囊腺瘤、滤泡囊肿、畸胎瘤切除术，有的为前后两次手术后卵巢功能完全丧失，出现严重绝经综合征而激素替代疗效不佳，或限于当时医疗条件没有较好的激素替代药物及方案；原发闭经、条索性腺（染色体异常为 45，XO）或为预防癌变切除发育异常的卵巢（染色体异常为 45，XO/46，XY）；男性假两性畸形染色体为 46，XY，右腹股沟处硬结为睾丸组织，为预防癌变予以切除；腹腔内未见性腺组织、输卵管正常、幼稚子宫。供者多为无血缘关系的子宫肌瘤患者，需做子宫及一侧附件切除。切取一侧带有较长血管蒂的卵巢为移植物，除一例供受者的血型不同外，其他供受者的血型均相同且对抗免疫试验或淋巴细胞交叉配合实验阴性。近期患者还做了 HLA 组织相容试验。移植部位多为腹股沟部皮下，可供卵巢动静脉吻合的血管有腹壁下（浅）动脉、股深动脉、旋髂深动脉及大隐静脉、腹壁下（浅）静脉。供受者血型不同的一例在移植术后 5d 因排斥反应伤口肿胀裂开、移植物逐渐坏死，其他患者移植术后卵巢均有一定功能。同种异体移植成功的关键是术中移植卵巢要充分低温灌洗；选择便于吻合的血管并根据血管直径选择合适的显微吻合方法，并在吻合后进行抗凝治疗确保吻合口通畅、不形成血栓；移植前供受体的血型必须相同、组织配型相容，选择强效低毒的免疫抑制剂，卵巢同种异体移植排斥反应较肾脏等明显小，免疫抑制剂使用剂量小，副作用也相应较小。

3. 全卵巢移植相关问题

（1）全卵巢移植的益处。无血管吻合的卵巢组织移植只能在有限的时间段内发挥生殖和内分泌功能，原因包括以下两个方面，一是较小卵巢组织块内只能含有一定数目的卵泡；二是卵巢移植后移植物不能即刻恢复血液供应，因此移植物在重建血供前均需经历一段局部缺血损伤时期，在此期间不仅会造成大量卵泡丢失，也会对卵巢基质造成损伤。有研究人员提出采用带血管蒂卵巢移植可能有助于解决上述问题。因为在理论上，移植后卵巢组织经历的缺血时间越短，对卵泡的损伤就越小。因此，采用血管吻合术可使移植后卵巢即刻恢复血供，从而缩短局部缺血时间，延长移植后卵巢寿命。

（2）全卵巢移植成功的影响因素。供受者的吻合血管确定、解剖分离与吻合方法，在动物实验方面，Milenkovic 等在体视显微镜下采用大鼠进行带血管蒂卵巢的切取研究，具体步骤如下：充分暴露腹主动脉及下腔静脉，对其侧支血管及腹主动脉 / 下腔静脉主干上下端进行结扎（上端为左、右侧肾脏血管分支处稍上方，下端为平路血管分支水平稍上方）；在腹主动脉下腔静脉尾侧结扎处（靠近髂血管起始处）上方分别做一个切口，然后在腹主动脉切口处插入一根导管并固定，导管连接至一个压力灌输装置用于灌注肝素醋酸溶液，使卵巢血液由下腔静脉尾侧切口处流出；然后用两把钛金属夹夹住右侧子宫角远侧部分，并在两个钛金属夹之间离断卵巢动脉的子宫分支血管；最后将结扎的双侧腹主动脉 / 下腔静脉侧支血管、卵巢动脉子宫支分别离断，完整的卵巢及其血管树结构被分离、切取下来。

研究者在 1990 年进行了大鼠同种异体卵巢输卵管移植的研究。选择 SD 大鼠作为卵巢供体，以右侧卵巢、输卵管、右宫角及其血管为移植物，在卵巢动静脉起始处上下方适当位置游离并结扎腹主动脉、下腔静脉及其分支，并切断分支。在右宫角切口处结扎切断并行的子宫血管，在下腔静脉及主动脉远侧端结扎线稍上方分别离断下腔静脉并剪开腹主动脉前壁，将一平头针插入腹主动脉扎紧。用肝素平衡液冲洗移植物血管系统，下腔静脉离断处流出的冲洗液清亮时拔出针头。在冲洗针头结扎线上方离断主动脉，于卵巢动静脉起始处上方切断腹主动脉及下腔静脉，将右侧卵巢输卵管右宫角连同其血供系统整片游离，用纱布包裹放入平衡液冰块中保存。选择 Wistor 大鼠作为卵巢移植受体，选择一段长约 2cm 的腹主动脉及下腔静脉，于其两端游离，结扎其间所有分支，用两把微血管钳在两端游离处阻断血流，将移植物包于纱布中，并放在移植部位，用平衡液冰块减轻热缺血。端侧吻合移植物与受鼠的腹主动脉及下腔静脉。移植物缺血时间为 50~60min。再切除两侧附件及子宫，但右侧只切除宫角，保留宫体与移植物宫角吻合。研究共进行了 18 例移植，其中 9 例为对照组，9 例为用药 (环孢素) 组，用药组受鼠在术前 8~10h 腹腔注射环孢素，术后继续用环孢素 8d。结果对照组中无一例移植物存活，用药组中有 2 例移植物存活且 1 例在术后与雄鼠合笼后妊娠分娩出 3 只幼鼠。结果认为带血管吻合的卵巢移植，其免疫排斥反应较无血管吻合更为明显，环孢素短期应用对抑制免疫排斥反应有一定效果。

在兔类动物的研究中，将新西兰白兔的卵巢动静脉在冷冻管中保存，解冻后将卵巢动静脉与腹壁下动静脉用 10-0 尼龙线进行端 – 端吻合。Chen 等在手术放大镜下进行了 12 只白兔解冻卵巢自体异位移植手术 (手术控制在 30min 内完成)，结果发现实验组中 10 只白兔的卵巢功能得以恢复，表明了带血管蒂卵巢移植的可行性。

在早期进行的羊类动物实验中，将绵羊整个卵巢与其血管蒂 (卵巢动脉末端是主动脉的部分片段以方便吻合) 移植到羊颈部与颈血管进行吻合。由于有主动脉片段用于吻合，此术式不大可能用于外科临床。随着显微外科技术的发展，将美利奴羊的卵巢血管蒂解剖分离出 2~3cm，但不带主动脉片段，将卵巢移植到腹壁部位，卵巢动静脉直接与腹壁下动静脉进行显微血管吻合。随访移植的 5 个卵巢中有 3 个移植物存活，可见吻合血管通畅，无坏死征象。

需要指出的是，上述动物卵巢血管较迂曲且直径较小，显微血管吻合难度增加，人类卵巢血管直径较大，血管显微吻合难度比动物小。

在人体中，开腹或腹腔镜下于骨盆漏斗韧带与圆韧带之间剪开阔韧带，切口向外延向输卵管，解剖出输尿管后，剪开阔韧带后叶，向颅侧尽可能高地解剖出卵巢蒂和输尿管到腰肌及髂血管以上；用两把血管钳夹住子宫卵巢韧带及输卵管峡部近端，于两钳间切断，将卵巢蒂用 3 把血管钳夹住，钳夹位置尽可能高，留出超过 5~6cm 的血管蒂，于近端的两钳间切断；将切取下的带蒂卵巢输卵管迅速置于标本袋中，通过耻骨上近中腹部切口取出腹腔，交给已在手术中由显微外科医生及生物学家组成的第二组进行处理。应留取尽可能长的卵巢血管蒂利于在合适位置吻合血管和放置卵巢。

供受者间供吻合的血管口径匹配程度是决定移植成功的重要因素之一。供受者之间进行端 - 端血管吻合术需要满足特定的条件，即吻合的两条血管直径比率需控制在一定范围内，通常不能超过 1:1.5。多项体外游离移植研究表明，小血管中存在特种类型的血流动力学机制，比较各种微血管吻合方法，端 - 端血管吻合术能显著降低血栓发生风险，进而获得最高的血管通畅率（patency rate）。手术中注意事项包括：先离断子宫卵巢韧带，最后离断漏斗骨盆韧带以减少缺血时间；尽量使用锐性分离及缝扎血管，避免使用电凝造成血管壁热损伤导致卵巢干燥；尽可能向近端结扎离断卵巢血管，以便获得更长、更粗的血管；离断卵巢血管前将标本袋置于盆腔适当位置以利于标本迅速移入，拟拿出标本袋的 trocar 直径应为 10mm 而不是 5mm，以避免移出标本时对卵巢及血管的挤压。

（3）卵巢冻存（ovarian cryopreservation）。将卵巢置于 4℃环境中，首先在手术显微镜下解剖分离卵巢蒂血管，用含肝素的生理溶液灌洗卵巢，排出其中全部血液，约需 20min，再用冷冻液灌洗 5min，然后将卵巢置于装有冷冻液的冷冻瓶中，采用慢冷冻方法冻存，最后置于 -196℃液氮中保存。长期以来，冷冻液充分扩散进入较大组织块中的困难以及血管内结冰造成血管损伤导致带血管蒂的全卵巢冻存效果较差。近年来，采用冷冻保护液卵巢灌注、慢速冷冻、快速解冻（蔗糖浓度渐降的解冻液灌注及浸润卵巢）的方法，终于获得了解冻后卵巢组织成分包括卵泡、小血管、基质细胞等的高存活率，证明了带血管蒂的全卵巢冻存的可行性。目前尚需更多的研究进一步改进卵巢冻融方法。此外，仍需注意进行血管吻合卵巢移植后，一旦血管吻合口血栓形成，整个卵巢功能就会全部丧失，因此有学者建议在全卵巢切取冻存时，最好同时冻存对侧卵巢部分皮质组织以免发生意外。

四、卵巢组织移植后功能学检测

冻存卵巢组织移植后的功能学检测即对移植后卵巢的功能检测，即卵巢分泌性激素保持女性性征的能力，以及排卵并生育的能力。获得正常的性周期及妊娠并分娩是卵巢功能恢复的最好证明，组织学检查由于涉及伦理问题，在人类卵巢移植的临床应用过程不容易获得，相关研究仅为卵巢组织异种移植后的相关动物实验的资料。

（一）卵泡发育和储备能力检测

1. 血清学检测

（1）垂体 – 卵巢激素。通过对血清中雌二醇（E2）、孕酮、睾酮、FSH 及 LH 等激素浓度的测定和比较，获得一个移植前后卵巢内分泌功能恢复的量化指标。通常在卵巢组织移植后 E2 水平升高，而 FSH 及 LH 水平下降，甚至可以完全恢复正常卵巢功能。周剑利等在大鼠冷冻卵巢组织自体异位移植后 4 周和 8 周测定血清雌孕激素水平，移植术后 4 周时 3 组激素水平差异相比有统计学意义（$P<0.05$），而移植术后 8 周时 3 组激素水平差异已无统计学意义（$P>0.05$）。血清雌孕激素水平是反映卵巢功能恢复的最直接指标。Isachenko 等将冷冻 5 年的卵巢组织自体移植后 5 个月内重新建立了正常的月经周期，17β – 雌二醇由 9pg/mL 升至 330pg/mL，超声检测显示月经过后在移植卵巢部位发现了优势卵泡。Andersen 等将冷冻卵巢组织自体移植给 5 位患者，8~10 周后围绝经期综合征症状逐渐减轻，14~25 周均恢复月经，E2、FSH 和 LH 均能正常调节卵巢功能，仅两例患者有轻度波动。

（2）抑制素（inhibin，INH）。抑制素为异二聚体肽类激素，分为 A、B 两种类型。INH 主要由卵巢的颗粒细胞分泌，有反馈抑制垂体 FSH 分泌的作用。INH A 主要由优势卵泡和黄体分泌，其分泌曲线与雌激素一致；INH B 主要由中小窦卵泡分泌，只有一个在早中卵泡期的分泌高峰，反映本周期早期窦卵泡数目和活性，为卵泡储备下降的最早指标，比基础 FSH 和 E2 更直接、更灵敏。

（3）抗米勒管激素（AMH）。有学者利用 AMH 的表达鉴定深低温保存卵巢组织的效果，认为 AMH 适合作为原始卵泡发育功能评价的标准，对于含有大量原始卵泡的卵巢组织保存尤为重要。针对 12 名卵巢组织移植后妇女行 AMH 监测，发现 AMH 测量数值未超过 11ng/mL，在两例未检测到 AMH 的患者中发生了自然妊娠和分娩。由于移植的卵巢组织数量有限，对于反映小卵泡储备和颗粒细胞分泌功能的 AMH 的监测意义尚有待进一步研究。

2. 形态学检测

（1）肉眼观察。可直接对移植部位的卵巢组织存活物的数量、大小、质地、形态进行观察、描述和计算。超声检测可以辅助发现卵巢移植部位优势卵泡的生长发育，超声检查宜在检测到 E2 升高后进行。

（2）组织学检测。取移植后卵巢组织进行组织学检测的方法也可以离体评价移植后效果。

• 常规石蜡切片，将体积为 1~2mm³ 的卵巢组织浸入 Bouin 固定液中固定 24h，然后用浓度依次升高的乙醇逐级脱水，并用二甲苯进行透明，最后用石蜡包埋。其冲洗、乙醇脱水、浸蜡、切片、裱片等过程同其他组织常规石蜡切片。通常将卵巢组织制作为 4~5μm 厚的切片。

• HE 染色，即苏木素 - 伊红染色（hematoxylin-eosin staining，HE 染色），石蜡切片经二甲苯脱蜡、由高到低的梯度乙醇处理后，用苏木素染色并水洗，烟酸乙醇处理后充分蓝化，再用伊红染色，用 70%、80%、90%、95%、100% 梯度乙醇逐级脱水，每步数秒钟，再用二甲苯透明后，中性树胶封片，倍镜下观察。

• 免疫组织化学检测，卵泡增殖可以通过免疫组织化学方法进行检测，免疫组化检测的抗原有增殖性细胞核抗原（PCNA）ki-67，与卵泡早期发育相关的生长因子如生长分化因子（growth differentiation factor-9，GDF-9）、c-kit、kit ligand（KL）等也常用于检测卵泡的发育情况。常用的一抗有兔抗人 Ki-67 IgG（1∶100）、鼠抗人 c-kit IgG（1∶100）和羊抗人 GDF-9 1gG 多克隆抗体（1∶100）。常用的二抗有羊抗兔、羊抗鼠、兔抗羊等。依据所要检测抗原的不同，一抗和二抗与组织抗原的反应时间略有不同，通常一抗的反应条件为 4℃，12h 或过夜，二抗的反应条件为 20~60min，其他步骤同常规免疫组化实验步骤。

阳性判断：细胞核内着深棕色区域为抗原表达区，细胞核中有棕色颗粒者为阳性细胞，卵母细胞或者仅有一个颗粒细胞有阳性染色时即为 PCNA 阳性细胞。这些抗原的检测也可以作为预测移植卵巢组织活性或者卵泡发育潜能指标。

（二）阴道脱落细胞检查

阴道上皮细胞作为卵巢激素的靶细胞，对雌性激素高度敏感，在雌、孕激素的影响下上皮形态会出现周期性变化。在动物实验中，卵巢组织移植术后从第 5 天起，每天同一时间进行阴道涂片观察，以了解脱落细胞类型。判断移植后是否恢复了内分泌功能。当涂片中有 90% 的细胞为角化细胞时视为动情周期恢复，记录动情周期恢复的时间和动情周期维持的情况。动物动情周期可分为以下五期：

（1）间情期：大量有核白细胞，上皮细胞少，核有不同程度的退化现象。

（2）动情前期：有核白细胞体积增大，呈圆形，另有少量有核未角化上皮细胞。

（3）动情期：几乎全是无核的角化细胞，没有白细胞。

（4）后情一期：出现成团或成片的角化细胞，有极少的白细胞。

（5）后情二期：角化细胞减少，出现有核的上皮细胞，白细胞增多，体积小。

周剑利等对大鼠卵巢组织冷冻保存和自体移植后形态与功能进行研究，观察卵巢组织移植后的动情周期恢复情况，卵巢移植术后每天行阴道脱落细胞涂片，乙醇固定，绍氏（Shorr）染色，根据角化细胞比例了解动情周期的情况。发现新鲜组和冷冻组首次恢复动情周期的天数分别为 8.72d（s=1.69）和 18.15d（s=2.48），差异有统计学意义（$P<0.01$）。该方法主要用于动物实验研究。

五、卵巢组织移植的影响因素

冻融后人卵巢组织移植技术是伴随年轻女性癌症患者对保留生育力的迫切需要而发展起来的一项技术，它将卵巢组织冷冻技术和自体卵巢移植技术相结合，具有广阔的临床应用前景。自 2004 年首例冷冻保存卵巢组织移植术后健康婴儿的出生，证实了该技术的临床可行性，但该技术目前尚不成熟，临床成功率不高，移植后卵巢的寿命和功能受多种因素影响。

（一）冷冻保存技术

组织细胞常温下的基本生命活动为新陈代谢，随环境温度降低可降低细胞代谢过程直至停止，从而延长组织细胞的活性，这是长期冷冻保存组织细胞的基本原理。但冷冻及解冻过程本身会伴随组织细胞的损伤，而冻融技术对人卵巢组织中卵母细胞、颗粒细胞、间质组织和血管保存的完整程度将直接影响卵巢组织移植后卵泡发育能力及功能的恢复。

卵巢组织的冷冻效果与冷冻保护剂类型、浓度、冷冻速度、脱水时间和卵巢组织大小等有密切关系。成功的冷冻保存需要添加冷冻保护剂以避免冷冻过程中所造成的细胞损伤，但许多冷冻保护剂自身又存在细胞毒性，其毒性由自身化学特性、在外界暴露时间和外界温度所决定，现多采用以二甲基亚或丙二醇为主的渗透性冷冻保护剂结合蔗糖为主的非渗透性冷冻保护剂，以降低其细胞毒性。

卵巢组织的冷冻方法也是影响冷冻效果的重要环节，目前主要有慢速程序化冷冻和超快速玻璃化冷冻两种技术。两者的主要区别包括冷冻速率和冷冻保护剂的使用浓度。程序化慢速冷冻方法应用较早，可以同时进行多个样本的冷冻，多项研究报道它对于卵巢组织冷冻中始基卵泡的保存具有满意的效果，但需要昂贵的仪器，耗时长，液氮消耗量大，而且无法避免冰晶造成的细胞损伤。

玻璃化冷冻法则是近年提出的超快速冷冻方法，通过高浓度的保护剂，使溶液黏度极度增加，并通过超快速降温，使细胞内液由液态直接变为无结构的玻璃样非晶化状态的一种冷冻方法。它避免了细胞内冰晶的形成，从而不易产生细胞膜和细胞器的损伤，它比程序化冷冻更经济、简便，更重要的是它避免了细胞内冰晶的形成。因此，在卵巢组织深低温保存中，玻璃化冷冻具有逐渐取代程序化慢速冷冻的潜在优势，但对于人类卵巢组织的玻璃化冷冻，研究资料较少，尤其对于如何建立标准的玻璃化冷冻方案尚需更多的深入研究。

此外，卵巢组织块厚度对于冷冻效果也有影响，组织块太厚会影响冷冻保护剂的渗透，不能充分发挥冷冻保护剂的作用；太薄则易造成卵泡破坏过多，并且容易产生无法临床使用的组织块。因此，目前对组织的处理大多裁剪为厚度约 1mm，表面积 $1\sim10mm^2$ 大小。

（二）移植后缺血再灌注损伤及血管再生

移植后缺血再灌注损伤是造成移植物损伤的重要因素，在缺血再灌注过程中，氧自由基诱导脂质过氧化，导致细胞膜损伤和线粒体功能下降。内源性抗氧化物分子能够部分中和局部缺血过程中产生的氧自由基，但难以抵抗过量氧自由基的损伤，通过添加外源性抗氧化物可以抑制过量氧自由基的损伤从而保护器官。在小鼠卵巢组织腹膜内移植的过程中，局部给予抗氧化物褪黑素和土霉素对于减少移植后卵巢组织的坏死有明显效果。另有报道使用抗氧化剂维生素 E 在移植前对移植部位注射可明显提高移植后卵泡存活率。Kim 等认为维生素 C 可减少牛卵巢局部缺血过程中的原始卵泡和间质细胞的凋亡，且发现间质细胞对于局部缺血损伤比原始卵泡更敏感，卵巢组织与维生素 C 一起孵育 4h 可防止细胞凋亡，24h 后则无此效果。虽然多项报道提示外源性抗氧化剂可通过抑制过量氧自由基的损伤提高卵巢组织移植后的卵泡存活率，但抗氧化剂在体内和体外应用的安全性问题尚需进一步深入研究。

卵巢组织移植后能否迅速建立起充分的血液供应是移植成败的关键，移植后局部缺血损伤导致的卵泡耗竭是损害移植组织发育能力及功能恢复的关键因素。移植过程造成的早期卵泡损失远比冻存过程多，其程度与移植物局部缺血缺氧的持续时间有关。卵巢皮质移植在无血管吻合术的情况下实施，其组织的血液灌注依赖于新血管的形成。移植组织重新灌注所需时间对于卵泡存活和移植物功能持续时间至关重要，如果血管再生时间过长可造成移植卵巢组织不可逆性损伤。移植物在移植前给予外培养，并添加血管生长因子，如血管内皮生长因子（VEGF）、转化生长因子（TGF）等，达到有效浓度后维持一定作用时间，可以诱导新血管形成，从而减少移植后局部缺血缺氧的发生。

（三）卵巢局部调节因素

现代分子生物学证实，卵巢功能除受下丘脑—垂体—卵巢轴控制外，卵巢本身还存在许多局部调节因子，如胰岛素样生长因子（IGF）、表皮生长因子（EGF），转化生长因子（TGF）等，它们共同形成了卵巢的自分泌、旁分泌系统。有报道称多种生长因子，如成纤维细胞生长因子（fibroblast growth factor，FGF）、TGF、血管内皮生长因子（VEGF）等，均参与了组织内新血管的重建，但对于卵巢组织移植后其自分泌、旁分泌系统的功能恢复重建目前尚不清楚。此外，卵巢皮质的基质和卵泡膜外层平滑肌中有丰富的自主神经纤维及神经末梢，它们对排卵也有重要作用。卵巢切除过程中会损伤这些神经末梢，移植后不能建立正常的神经联系，可影响移植后排卵功能。促红细胞生成素（erythropoietin，EPO）也可提高移植组织的存活率，促进造血祖细胞的分化，防止细胞凋亡。因此，需进一步深入研究多种生长因子在卵泡发育、新血管重建和生育力恢复中的作用及其相互调节作用，为通过卵巢组织移植后生长因子的干预调节，为卵泡发育能力及功能的恢复奠定理论基础。

（四）受体体内激素水平

卵泡的生长与成熟是通过 FSH 和 LH 作用于颗粒细胞和卵泡膜细胞，并通过旁分泌、自分泌和胞内分泌及一系列信息传递和调节机制完成的。卵巢缺如或卵巢早衰患者，血清中 FSH 水平较高，可刺激移植卵巢中卵泡生长发育。供体年龄及受体体内激素水平对卵巢移植后卵泡生长成熟有着重要意义。在卵巢组织移植过程中，促性腺激素的处理时间和处理部位对卵泡的存活具有重要的调节作用。研究表明，在移植前后给予促性腺激素可增加移植卵巢组织内生长卵泡的数量。促性腺激素可上调 VEGF 表达，促进新血管重建，有利于女性生育能力的恢复。在有严重联合免疫缺陷病（severe combined immunodeficiency disease，SCID）的大鼠模型中，人卵巢组织移植后，FSH 的刺激对于维持卵泡的长期发育非常重要。而对于未移植前的卵巢组织，提高内源性促性腺激素的分泌虽然可以增加生长卵泡的比例，但却消耗了移植组织中原始卵泡的储备数量。给予 GnRH 激动剂来减少内源性促性腺激素水平并不能阻止卵泡的消耗，甚至严重阻碍了正常卵泡的发育。因此内源性和外源性促性腺激素的作用对于移植组织效果不同。人们采用许多方法来调节激素对卵巢组织的作用，发现人卵巢组织异位移植后，将 FSH 皮下注射 7d，可促进新血管形成。Donnez 等建议移植前将 GnRH 拮抗剂与雌孕激素片剂共同使用可降低内源性促性腺激素水平。目前，在人类卵巢组织移植之前或之后的激素处理及受体体内激素水平状态尚无统一标准及有效程序，不同实验结果之间也存在较大差异，需要更合理的实验设计来明确。

（五）移植部位

根据移植部位的不同，可将卵巢组织自体移植分为原位移植和异位移植。最佳移植部位的选择对于保证卵巢的存活和功能起着重要作用。理想的移植部位应该安全、简便，能快速建立血供，减少移植组织缺血缺氧时间，并且方便卵泡监测和后期实施辅助生殖技术。动物实验常见的移植部位有卵巢囊内、肾被膜下、肌肉内、颈部及腹部皮下以及腹膜内。人体实验的移植部位有前臂皮下、腹直肌／腹直肌前间隙、乳房后间隙及残存卵巢等。皮下组织部位表浅、操作方便、便于监测、创伤轻微，但不同研究得到的移植效果差别较大。Okaty 等将卵巢组织分别移植至 2 例患者的前臂皮下，术后卵巢功能恢复持续时间分别为 21 个月和超过 2 年，取得较理想的临床结果。但值得注意的是，研究提示皮下移植时移植物周围细胞的丢失会破坏卵泡和卵母细胞的完整性，推测可能是由于皮下组织部位浅表，易受到物理因素（如外界环境温度、压力）变化的影响，此外，从皮下移植卵巢组织中获得的卵母细胞在受精及胚胎发育潜能方面存在缺陷。肾脏血供丰富，含丰富的内皮生长因子，而且肾被膜下被认为是一个免疫缺陷区，有利于移植物的存活。多数研究表明，肾被膜下移植物回收率和卵泡存活率明显高于皮下移植。由于肾被膜下空间有限，并不适合进行体积较大的卵巢组织移植，并且利用辅助生殖技术收集成熟卵泡较为困难，限制了肾被膜下作为移植部位的应用。卵巢原位移植操作较皮下移植更为复杂，但靠近输卵管，若移植效果良好，可能自然受孕，利用辅助生殖技术收集成熟卵泡也较为容易，临床报道的自体卵巢移植后健康婴儿的出生大部分都采用了原位移植方法。目前人类卵巢自体移植中原位及异位移植的有效性和实用性尚未完全阐明，虽然理论上原位移植在卵泡发育和恢复生育功能上更有优势，但对最佳移植部位选择尚需深入探讨比较。

（六）临床因素

临床因素也能影响移植后卵巢组织寿命，如冷冻保存之前的化疗、冷冻保存时患者的年龄、曾经的促性腺药物治疗史和卵巢组织取材大小等因素。卵巢组织移植前的化疗处理可引起皮质损伤，影响移植后新血管的重建，诱发移植组织纤维化发生，最终导致移植后卵泡的消耗丢失。有报道血管损伤和皮质纤维化均与化疗诱发的卵泡丢失现象有关，但这些因素和移植卵巢寿命间的关系不易被确定，尚需更多的研究加以明确。对于癌症患者来说，卵巢移植结合冷冻技术无疑为保存生育力带来了新的希望。尽管育龄期妇女中大多数癌症不会向卵巢转移，但卵巢移植仍然存在着一定风险。一些年轻乳腺癌患者具有 *BRCA* 基因突变，可能导致同时存在原发性卵巢癌。在血液系统肿瘤和神经母细胞瘤患者中，重新将组织植入癌症患者体内可能会重新诱发癌症的发生。因此，利用先进的临床检测手段如 CT、骨髓穿刺涂片和基因芯片分析，并加强移植前患者的筛选对于该技术的安全实施尤为重要。

六、总　结

总之，随着冷冻保存技术、移植技术、辅助生殖技术等的发展，卵巢组织移植技术将成为解决女性生殖及内分泌问题的最有效途径之一。但就目前的发展状况来看，该技术的影响因素众多，还存在许多亟待解决的问题，如无规范、标准的冷冻程序和冷冻效果评定方法，缺乏有效避免局部缺血损伤的方法，无法控制卵巢组织移植后卵泡的丢失，缺乏激素处理的标准程序，移植后卵巢功能的恢复情况无法预测，是否存在移植后肿瘤细胞再生的危险性等。因此，深入研究和探讨卵巢组织移植的相关影响因素，提高移植后卵泡的存活率和卵巢组织的内分泌功能，有助于女性生殖医学的基础研究，并可加快卵巢移植技术临床实用化的进程。

参考文献

[1] David A, Dolmans MM, van Langendonckt, et al.Immuno-histochemical localization of growth factors after cryopreservation and 3 weeks' xenotransplantation of human ovarian tissue. Fertil Steril, 2011, 95:1241–1246.

[2] Gougeon A. Dynamics of follicular growth in the human: amodel from preliminary results, Hum Reprod, 1986, 1:81–87.

[3] Keros V, Xella S, Huhenby K, et al. Vitrification versus controlled-rate freezing in eryopreservation of human ovarian tissue. HumReprod, 2009, 24:1670–1683.

[4] Donnez J, Dolmans MM. Cryopreservation and transplantationof ovarian tissue. Clin Obstet Gynecol, 2010, 53:787–796.

[5] Erst E, Bergholdt S, Jorgensen JS, et al. The first woman togive birth to two children following transplantation of frozen/thawed ovarian tissue. Hum Reprod, 2010, 25:1280–1281.

[6] Chen CH, Chen SG, Wu Cl, et al. Autologous heterotopietransplantation of intact rabbit ovary after frozen banking at-196 degrees C. Fertil Steril, 2006, 86(4 Suppl): 1059–1066.

[7] Desai N, Abdelhafen F, Calabro A, et al. Three dimensionalculture of fresh and vitrified mouse pre-antral follicles in ahyaluronan-based hydrogel: a preliminary investigation of anovel biomaterial for in vitro follicle maturation. Reprod BiolEndocrinol, 2012, 10:29.

[8] Oktem O, Alper E, Balaban B, et al. Vitrified human ovarieghave fewer primordial follicles and produce lessantimullerian hormone than slow-frozen ovaries. Fertil Steril, 2011, 95:2661–2664.

[9] Oktay K, Buyuk E, Zaninovic N, et al. Embryo developmentafter heterotopic transplantation of cryopreservedovarian tissue. Lancet, 2004, 363 :837–840.

[10] Donnez J, Dolmans MM, Demylle D, et al. Livebirth after orthotopic transplantation of cryopreserved ovarian tissue. Lan-cet, 2004, 364:1405–1410.

[11] Oktay K. Successful human. ovarian autotransplantation tothe upper arm. Cancer, 2005, 103(9):1982–1983；author reply 1983.

[12] Siber SJ, Grudzinskas G, Gosden RG. Successful pregnancyafter microsurgicaltransplantation of an intact ovary. N EnglJ Med, 2008, 359:2617–2618.

[13] Donnez J, Dolmans MM, Squifet J, et al. Live birth after allografting of ovarian cortex between monozygotic twins withTurner syndrome(45, XO/46, XX mosaicism) and discordant ovarian

function. Feril Steril, 2011, 96:1407.1411,

[14] Oktay K. Ovarian tissue cryopreservation and transplantation: preliminary findings and implications for cancer patients. Hum Reprod Update, 2001, 7(6):526–534.

[15] Demeestere I, Simon P, Emiliani S, et al. Orthotopic andheterotopic ovarian tissue transplantation. Hum Reprod Update, 2009, 15:649–665.

[16] Bedaiwy MA,Falcone T. Ovarian tissue banking for cancerpatients:reduction of post-transplantation ischaemic injury:intact ovary freezing and transplantation. Hum Reprod, 2004, 19:1242–1244.

[17] 王燕蓉 . 女性生育力体外保存技术 . 银川 : 宁夏人民出版社，2007.

[18] 李云秀，马艳萍，李永刚，等 . 不同冷冻方案对人类卵巢组织形态学的影响 . 中国优生与遗传杂志，2011，19:101–103.

[19] 刘爱华，周平，魏兆莲，等 . 不同卵巢组织冷冻方法对保存女性生育力的研究 . 生殖医学杂志，2009，18:357–360.

[20] 傅锦媚，汪燕，肖准，等 . 不同冷冻方法对人卵巢组织血管内皮生长因子表达及血管形成的影响 . 中国组织工程研究与临床康复，2010，14:233–236.

[21] 赵婷，叶大风 . 女性癌症患者卵巢组织冷冻库的研究现状 . 中国妇幼健康研究，2006，17:544–546.

[22] 严杰，乔杰 . 保存女性生育力技术研究进展 . 中国优生与遗传杂志，2010，5:140–144.

[23] 字彬，周灿权 . 人类卵巢组织条厚度对超低温冷冻效果影响的研究 . 生殖医学杂志，2011，20:136–140.

[24] 张云山，罗丽兰，陈实，等 . 大鼠卵巢输卵管移植实验研究 . 中华器官移植杂志，1993，14:106–108.

[25] 陆利萍，密慧萍，胡似苹，等 . 同种异体卵巢输卵管原位移植术的手术配合 1 例 . 实用护理杂志，2002，18:65–66.

[26] 陈诵芬，张舒，周宁，等 . 同种异体卵巢移植术治疗两性畸形的探讨 . 中国优生与遗传杂志，1995，3:91–93.

[27] 朱家恺，张志英，黄承达，等 . 吻合血管的卵巢异体移植 . 显微外科，1980，3:200–203.

第 10 章

胚胎冷冻技术

一、受精与胚胎的形成

受精（fertilization）是指获能的精子与次级卵母细胞在输卵管壶腹部相遇，结合形成受精卵的过程。受精多数发生在排卵后 24h 内。受精卵在输卵管向子宫腔的移动过程中，不断进行有丝分裂，此过程称为卵裂（cleavage）。卵裂所形成的细胞称为卵裂球（blastomere），也称胚胎。

（一）受精卵的形成

精液射入阴道后，精子离开精液经过宫颈管、子宫腔进入输卵管腔，在此过程中精子获能（capacitation），即精子顶体表面糖蛋白降解，顶体膜结构中胆固醇和磷脂比率及膜电位发生变化，顶体膜的稳定性降低。精子获能的过程大约需要 7h。

卵子从卵巢排出，经输卵管伞部进入输卵管，在输卵管内与获能的精子相遇。精子头部有一个特有的细胞结构，称为顶体。顶体像帽子一样包裹在精子细胞核上，它由顶体内膜、顶体内含物、顶体外膜三部分组成。顶体中含有丰富的水解酶，最主要的是顶体酶。顶体酶分布于顶体内膜上，以一种胰蛋白酶原形式储存在顶体内。当获能精子与卵子相遇后，顶体外膜破裂，顶体酶原释放并激活，溶解卵子外围的放射冠和透明带，称为顶体反应（acrosome reaction，AR），为精卵结合提供条件。只有发生顶体反应的精子才能与次级卵母细胞融合，AR 是精子穿过透明带、精子质膜和卵子质膜融合的前提。

人类成熟卵母细胞透明带是环绕卵母细胞外层、由糖蛋白组成的一个圆环状结构。它是卵母细胞的糖蛋白"外衣"，保护脆弱的卵子和胚胎不受外界伤害。透明带是由颗粒细胞分泌的透明带蛋白（zona pellucid，ZP），由 ZP1、ZP2、ZP3 和 ZP4 组成。ZP1、ZP3 和 ZP4 参与诱导精子发生顶体反应，ZP3 为诱导顶体反应的最主要蛋白；ZP2 主要和已经发生了顶体反应的精子结合，可能是精子的次级结合受体，参与顶体反应下游信号的激活。

精卵质膜融合后，卵母细胞质中的皮质颗粒开始向卵质膜移动及融合，卵质膜下的皮质颗粒向卵周间隙胞吐各种酶，皮质颗粒胞吐的过程称为皮质反应。皮质颗粒酶通过修饰初级精子受体 ZP3 和使次级精子受体 ZP2 变性，使透明带失去结合精子的能力，从而可以阻止多精受精的发生。透明带结构发生改变的过程称为透明带反应（zona reaction）。精子进入卵子后，卵子迅即完成第二次减数分裂形成卵原核，卵原核与精原核融合，核膜消失，染色体相互混合，形成二倍体的受精卵（zygote），完成受精过程。

（二）胚胎的形成及着床

合子即原核崩解消失后，细胞分裂过程启动。早期胚胎的分裂速度以天为单位，在形成受精卵的第 1 天和第 2 天，大概每天卵裂 1 次。以后每 12~18h 进行一次卵裂（即有丝分裂）。

受精后 50h 为 8 个细胞阶段，至受精后 72h 分裂为 16 个细胞的实心胚，称为桑葚胚（morula）。桑葚胚细胞发挥分泌功能，液体在细胞间隙聚集，随着细胞间液的增多，胚胎内形成一个腔隙结构——囊胚腔，这表示胚胎发育进入了囊胚阶段。受精后第 4 天早期囊胚进入宫腔。随着囊胚腔液的逐渐增多，囊胚腔及囊胚不断增大，同时细胞数目也不断增多，使囊胚体积增大，也使包裹在囊胚外面的透明带逐渐变薄。最后，囊胚突破透明带成功孵出。

囊胚有内细胞团和滋养层组成。内细胞团也称"成胚细胞"，以后发育成原始内胚层和外胚层。原始内胚层最后发育为"羊膜囊"。原始外胚层以后将会发育形成三个胚层，即外胚层、中胚层和内胚层，将来发育为胎儿的各种组织。

滋养层是指环绕在囊胚最外层的一层细胞，包括细胞滋养层和合体滋养层。细胞滋养层位于内侧，由可分化为绒毛膜、胎盘及合体滋养细胞的多潜能干细胞组成。合体滋养层位于滋养层的最外层，与囊胚植入子宫内膜有关。

大约在受精后第 6~7 天，胚胎植入子宫内膜的过程称为着床。受精卵着床必须具备的条件有：①透明带消失；②囊胚细胞滋养细胞分化出合体滋养细胞；③囊胚和子宫内膜同步发育且功能协调；④体内分泌足量的雌激素和孕酮。成功着床需要由黄体分泌的雌、孕激素支持的子宫内膜具有容受性。子宫内膜仅在极短的窗口期允许受精卵着床。

二、胚胎的发育

生命起源于受精卵的形成，从受精卵发育为一个新个体要经历复杂的演变过程。包括细胞的增殖、分化、远距离迁移以及组织的展开、卷折、组织诱导等现象，进而形成各种组织和器官，这些变化有严密的规律，并具有精确的时间顺序与空间关系。

受精后 8 周（妊娠 10 周）内的人胚称为胚胎，是器官分化、形成时期。在此过程中，胚胎不仅初具人形，而且胚盘的三胚层分化发育，形成各器官系统的雏形。此时可区分出胚胎的头、面、颈、躯干，胎膜和胎盘也在此时期发育形成。

（一）原肠和脊索的形成

受精卵形成囊胚后，囊胚继续发育、分化，形成具有原始肠管的胚胎，称为原肠胚（gastrula）。之后，胚胎细胞迅速增长分化为不同的胚层，胚胎体形以及主要器官系统的雏形建立，成为一个结构复杂的有机体。

原肠形成包括原条形成与脊索形成。原条（primitive streak）的组成有原沟、原褶、原结和原凹。

囊胚的内细胞团在着床期间，会自行重新排列，分化为两层细胞。上方一层柱状细胞称为上胚层（又称原始外胚层，epiderm layer），下方一层较小的立方细胞称为下胚层（又称内胚层，endoderm），由上、下两个胚层细胞紧密相贴构成的椭圆形细胞盘称为二胚层胚盘。随后，在外胚层近绒毛膜侧出现羊膜腔。内胚层的周缘向下延伸形成卵黄囊。卵黄囊的顶（内胚层）和羊膜腔的底（外胚层）紧密相贴构成的二胚层胚盘是胚体发生的原基。此时的囊胚腔内可见一些散在的来自细胞滋养层的细胞，称为胚外中胚层。

随着各胚层开始分化，胚盘开始卷折，从圆形变为卵圆形，其中一端宽大为头端，另一端狭窄为尾端。原条开始形成于胚盘的尾端，原条的细胞以后逐渐在上、下胚层之间形成另一个细胞层，即中胚层（胚内中胚层）。上胚层细胞不断增生迁移，在上胚层形成一个下陷的原沟（primitive groove）。原沟深部的细胞不断增殖并在上、下胚层之间向胚盘周边扩展迁移，一部分细胞在上、下胚层之间扩展形成中胚层，另一部分进入下胚层，并逐渐置换下胚层，形成内胚层。内胚层（endoderm）、中胚层（mesoderm）形成以后，上胚层改称外胚层（ectoderm）。

原条有诱导周围组织分化的作用，相当于胚盘的组织中心，它决定了胚胎的中轴。原条的头端略膨大，为原结（primitive node），原结是脊索的发生处。原结的细胞陷向深面并逐渐在内、外胚层之间形成一条细胞索，称脊索（notochord）。原结中央出现的沟和凹，分别称为原沟和原凹。原凹胚盘头端的外胚层细胞形成头突，以后参与演化为脊索（图 10-1）。

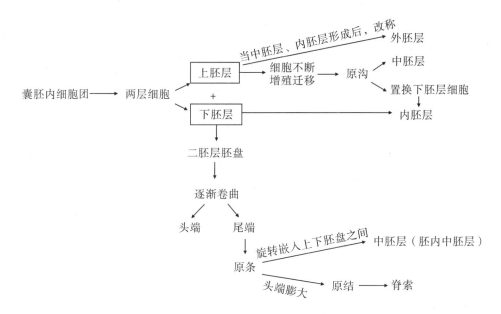

图 10-1　原肠和脊索的形成

脊索对早期胚胎有支持作用，它是脊柱的原基，以后会逐渐退化，最后只形成椎间盘中央的髓核（nucleus pulposus）。其形成的意义除了确定前后纵轴外，也是神经管及头部形成的诱导物（inducer）。

在发育过程中，脊索完全形成后，原条就完全消失。若原条细胞残留，在人体骶尾部可分化形成由多种组织构成的畸胎瘤。在脊索头侧和原条尾侧各有一个内、外胚层直接相贴、没有中胚层的圆形区薄膜，分别称口咽膜和泄殖腔膜，以后形成口腔和肛门的部位。脊索可诱导其上方外胚层增厚形成神经板，进而形成神经沟及神经褶，神经褶在背中线愈合形成神经管。神经管头端与尾端尚未闭合的孔称前、后神经孔，于第 4 周末全部闭合。总之，胚盘上原条的出现与退缩标志着中胚层的形成与三胚层胚盘的建立。

（二）胚体的形成与三胚层的分化

1. 胚体的形成

胚体的形成伴随三胚层的形成和分化，胚盘边缘向腹侧卷折形成头褶、尾褶和左右侧褶，扁平型胚盘逐渐变为圆柱形胚体。胚盘卷折主要是各部分的生长速度差异引起，如外胚层的生长速度快于内胚层，胚盘中轴的生长速度快于其边缘部，使外胚层包于胚体外表，内胚层卷到胚体内部。头端由于脑和颜面器官的发生，胚盘头尾方向的生长速度快于左右方向。由于头侧的生长速度快于尾侧，胚胎两侧边缘则卷折到胚体腹侧并逐渐靠拢，最终在成脐处会聚，因此胚盘形成头大尾细的圆柱体。

妊娠第 4~8 周，胚胎已初具人形。主要器官和系统的原基已形成，扁平胚盘逐渐演变为头大尾小的圆柱形胚体。因为此时期的胚胎发育对外界环境的影响十分敏感，在某些有害因素的作用下较易发生先天畸形，所以此期是胚胎发育的关键时期。

• 妊娠 4 周末：圆桶形胚体，头、尾端向腹侧弯曲，胚盘与体蒂可辨。

• 妊娠 5 周末：上肢芽和下肢芽出现。

• 妊娠 6 周末：手板和足板形成。

• 妊娠 8 周末：胚胎初具人形，能分辨出眼、耳、鼻、口、手指及足趾，各器官正在分化发育，心脏已形成，B 超检查可见原始心管搏动。

2. 三胚层的分化

三胚层形成后，随即开始分化形成各个器官的原基。

（1）外胚层的分化。主要分化为中枢神经系统的脑和脊髓以及松果体、神经垂体和视网膜等。原肠生成后，脊索及其两旁的轴旁中胚层将覆盖于其上的外胚层，诱导形成神经管。神经管的前端膨大将分化为脑，后部则分化为脊髓。此外，松果体、神经垂体和视网膜等也由神经管外胚层分化而来。位于体表的表面外胚层将分化为皮肤的表皮及其附属器以及角膜上皮、晶状体、内耳膜迷路、腺垂体、口腔、牙釉质、鼻腔及肛门的上皮等。

在神经沟闭合为神经管的过程中，在神经管的左、右背外侧会形成神经嵴（neural crest）。神经嵴以后将分化为周围神经系统的神经节及其他构造，如色素细胞、肾上腺髓质部以及参与头部骨骼与肌肉的形成。在发育过程中，若神经管头端不闭合则形成无脑儿，后端不闭合或闭合不全，则形成脊髓裂。

（2）中胚层的分化。中胚层分化成在表皮与消化管上皮之间的器官和组织，如皮肤的真皮、肌肉、骨骼、循环系统、消化和呼吸系统上皮下的组织结构、泌尿和生殖系统，以及全身的结缔组织。中胚层形成以后，在脊索两侧由内向外依次分为三部分：轴旁中胚层、间介中胚层和侧中胚层，分散存在的中胚层细胞则成为间充质。

• 轴旁中胚层（paraxial mesoderm）：紧邻脊索的中胚层细胞增殖较快，形成两条纵列的细胞索即为轴旁中胚层，将来分化为真皮、中轴骨骼及骨骼肌，其外侧为间介中胚层，最外侧为侧中胚层。

• 间介中胚层（intermediate mesoderm）：位于轴旁中胚层与侧中胚层之间，分化为泌尿、生殖系统的主要器官。

• 侧中胚层（lateral mesoderm）：是最外侧的中胚层部分，左右侧中胚层在口咽膜的头侧汇合为生心区。侧中胚层由于中间出现腔隙而分为两层，紧贴外胚层的中胚层称体壁中胚层，将分化为体壁的骨骼、肌肉和结缔组织等；围绕在内胚层周围的中胚层称脏壁中胚层，包在原始消化管的外面，将分化为消化、呼吸系统管道壁的肌肉组织和结缔组织等。两层之间的腔称原始胚内体腔，以后分化为心包腔、胸腔及腹腔。分散的间充质则分化为部分结缔组织、肌肉组织和血管等。

（3）内胚层的分化。随圆柱形胚体形成的同时，内胚层卷折形成原始消化管，为消化和呼吸系统的原基。原始消化管将分化为消化管、消化腺、下呼吸道和肺的上皮组织，以及胸腺、膀胱和阴道、中耳、甲状腺、甲状旁腺等的上皮组织。

三、胚胎冷冻方法

（一）胚胎的程序化冷冻

程序化冷冻又称平衡冷冻或慢速冷冻。其原理是将胚胎放入含有一定浓度的冷冻保护剂的冷冻液中，缓慢降温（0.2℃~2.0℃/min）至 -80℃~-35℃，在降温过程中形成细胞外冰晶，胚胎逐渐脱水。程序化冷冻技术应用已久，除可以冷冻卵裂期胚胎和囊胚，还可应用于原核期的胚胎冷冻。

程序化冷冻方法包括以下几个步骤：

（1）将胚胎放入含有渗透性冷冻保护剂的溶液中平衡、脱水。

（2）再将胚胎放入含有渗透性冷冻保护剂和非渗透性冷冻保护剂的溶液中再次平衡、脱水。

（3）采用程序化降温仪，将胚胎及冷冻液缓慢降温至 -80℃，此时胚胎进一步脱水。

（4）为促使细胞外冰晶形成，在降温过程中需要使用"植冰"技术。

（5）最后将胚胎放入液氮中保存。

"植冰"技术是当温度下降至冷冻液冰点及以下的温度时（-7℃~-5℃）。可采用人工方法诱发细胞外冰晶形成的操作，例如，将止血钳在液氮中彻底冷却，然后迅速在冷冻容器上接触数秒。"植冰"部位要远离胚胎，冰晶形成可以看到冷冻液变成白色，再将容器放回冷冻仪，此时冰晶会逐渐从"植冰"点扩散至整个溶液。"植冰"后，冰晶逐渐增多，冷冻液浓度也逐渐增大，从而使细胞充分脱水。

（二）胚胎的玻璃化冷冻

1. 简 介

玻璃化冷冻又称非平衡冷冻，采用了更高浓度的冷冻保护剂，配合快速降温使细胞内液充分脱水浓缩后达到玻璃样固体状态，即玻璃化状态。玻璃化状态没有冰晶结构，可以避免对细胞的物理化学损伤。

相较程序化冷冻而言，玻璃化冷冻有诸多优点：首先，玻璃化冷冻无需专用的冷冻仪，不用考虑设备故障造成的损失，也降低了仪器的维护成本；其次，玻璃化冷冻的操作时间短，可以节省人力，但是对人员的技术要求较高；最后，文献报道显示卵母细胞和分裂期胚胎 / 囊胚采用玻璃化冷冻方法更有优势。

近年来，尽管玻璃化冷冻广泛应用于胚胎和囊胚冷冻中，但由于冷冻保护剂的浓度高，存在着对胚胎安全性的顾虑，仍然需要长期跟踪随访数据。此外，冷冻载体的成本较高，目前还没有一种足够简单、安全、低廉的载体能够应用到玻璃化冷冻中。

2. 玻璃化冷冻步骤

（1）冷冻前准备。准备 50mm 培养皿，定时器，镊子，巴斯德吸管，玻璃化冷冻试剂（如商品化胚胎玻璃化冷冻试剂盒，日本加藤），载杆，冷冻支架，液氮等。

（2）从冰箱中取出玻璃化冷冻试剂，室温复温 30min。

（3）以日本加藤玻璃化冷冻试剂盒为例，取 1 个 50mm 培养皿，做 2 个平衡液（ES）微滴（ES1：50μL；ES2：150μL），其下方做一个冷冻液（VS）长滴（200μL），如图 10-2。

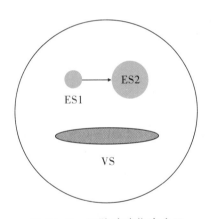

图 10-2　胚胎玻璃化冷冻皿

（4）从培养箱内取出胚胎，将胚胎移入 ES1 中，漂洗去胚胎培养液。将漂洗后的胚胎移入 ES2 的表面，使其自然下沉，静置 7~10min。体视镜下观察胚胎卵裂球，先出现皱缩再逐渐膨大到原有体积的 80% 以上时，即达到平衡状态。迅速将胚胎移入 VS 中。

（5）胚胎在 VS 中移动 3~5 个位置，洗净 ES，此过程总计用时约 30s。

（6）装载载杆，装载体积小于 2μL。

注意：胚胎在 VS 液中滞留时间控制在 60s 内，因 VS 含有毒性，操作时间延长可能会对胚胎产生不良影响。

（7）将载杆立即投入液氮中，再装入麦管套和支架，投入液氮罐中保存。

（三）影响胚胎冷冻效果的因素

尽管冷冻技术在不断改进，仍然会有一部分胚胎在冷冻过程中可能发现不可逆的损伤甚至死亡。影响胚胎冷冻效果的因素有以下几个方面。

1. 胚胎质量

根据胚胎培养的形态学分级，优质胚胎要比一般胚胎抵抗冷冻损伤的能力更强，发育潜力更好。胚胎卵裂球均等性、胚胎碎片率等因素也影响冷冻效果。目前的研究表明卵子体外成熟（IVM）与体外受精（IVF）胚胎对冷冻的耐受能力没有差别，但仍需更多的研究数据支持。

2. 女方因素

女方的年龄会影响卵子和胚胎的质量，胚胎冷冻的存活率和完整性与年龄呈负相关。此外，女性的卵泡刺激素（FSH）水平与卵巢储备功能均会影响胚胎的冷冻效果。

3. 冷冻保护剂和冷冻流程

冷冻保护剂对胚胎和囊胚的发育有一定的毒性，随浓度和作用时间的不同而不同。冷冻保护剂应选择高效且低毒甚至无毒型，因此要充分了解冷冻保护剂的原理和毒性剂量。不同分裂期的胚胎和囊胚所需要冷冻保护剂的剂量、种类和作用时间也不同，冷冻方案要有针对性。

4. 冰晶的影响

冰晶是胚胎冷冻损伤的最大因素之一。因为细胞内的水在 $-30℃ \sim -40℃$ 很容易形成冰晶，冷冻和复苏都要经历这个温度区间。因此要避免大冰晶的形成和重结晶。程序化冷冻时，高效的"植冰"技术十分重要，植冰过大容易造成胚胎降温过于迅速。温度的上升和下降速率对胚胎会有显著的影响。

目前，有关胚胎冷冻过程中的机制研究尚不完全，胚胎冷冻损伤的分子机制还需深入研究，冷冻胚胎的子代安全性仍需要长期的随访和评估。

四、胚胎的解冻与培养

（一）胚胎的玻璃化解冻流程

1. 准备工作

（1）培养液准备。冷冻胚胎复苏的前一天，用囊胚培养液（如 G2-Plus，Vitrolife 公司）和矿物油制作囊胚培养皿，置于 $37℃$、$6\% CO_2$ 培养箱内平衡过夜。

（2）核对患者病历及胚胎室记录等信息是否一致，包括姓名、性别、年龄、病历号、冷冻位置、胚胎冷冻日期、冷冻数目、麦管颜色等。

（3）解冻当天需准备：工作台（$37℃$ 和室温）、巴斯德吸管（内径 160~

180mm）、四孔板、玻璃化解冻试剂、定时器、双圈皿、镊子和液氮槽等。

2. 解冻过程

（1）以日本加藤的玻璃化解冻试剂盒为例，解冻日从冰箱取出试剂盒，室温复温30min。将0.5mL TS加入双圈皿内圈，置37℃培养箱中预热10min。准备4孔板，在1~3号孔中依次加入释释液（DS）、洗涤液1（W1）和洗涤液2（W2），各0.5mL，见图10-3。

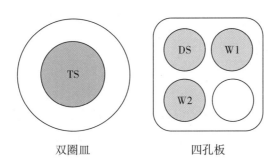

双圈皿　　　　　　　　四孔板

图 10-3　解冻过程。TS：解冻液；DS：稀释液；W1：洗涤液1；W2：洗涤液2

（2）从液氮中取出载杆，将装载胚胎端快速放入已预热的解冻液（TS），体式镜下确认胚胎滑入液体中，停留1min，此步骤在37℃工作台上操作。

（3）在室温工作台上，依次将胚胎移入DS、W1和W2中，时间分别为3min、5min、5min。

（4）将胚胎转移至预平衡的囊胚培养皿中，在3~5个微滴中漂洗后，再移至新的微滴中。显微镜下观察复苏胚胎的存活情况，放回培养箱内继续培养，等待移植。

（二）复苏胚胎的评估

复苏后胚胎的形态观察是最直接快速判断胚胎复苏后是否存活的指标。胚胎内卵裂球存活要求细胞大小正常、细胞膜清晰、胞质折光性较好，未见细胞解体、皱缩或过度膨胀等情况。复苏后要详细记录卵裂球形态完整性和卵裂球损伤比例，有≥50%的卵裂球存活则表示胚胎存活。

从复苏到移植的这段时间，胚胎继续培养，以观察其发育能力。卵裂期培养可以考虑过夜培养（12h以上），观察胚胎的卵裂球数目是否增加，或达到细胞融合（compact）状态。而囊胚通常在解冻后15min就可以观察到囊胚腔轻微增大，1h后基本可以看到囊胚腔明显扩张。

复苏胚胎的种植能力是判断胚胎冷冻复苏效果的最优临床意义的指标。但是胚胎着床受到诸多因素的影响，包括内膜情况、移植技术等。文献报道显示复苏后完整存活的胚胎比部分存活的胚胎的着床能力明显增高。

五、解冻胚胎移植内膜准备

1. 自然周期方案

自然周期方案适用于排卵正常，月经周期规律患者。不使用任何药物刺激子宫内膜，仅通过 B 超监测卵泡发育及内膜厚度，排卵后用孕激素转化内膜，排卵后 3d 解冻胚胎移植。移植后给予孕激素进行黄体支持。该方案最符合患者的自然生理状态，药物性价比高、安全。但其局限性在于对患者的基础条件要求较高，因无排卵或卵泡黄素化可导致周期取消，会使患者来院次数增多，差旅费用增高。

2. 替代周期方案

替代周期方案适用于月经不规律，无自发排卵或多次自然周期方案内膜准备不理想的患者。月经第 2~3 天，行阴道 B 超及性激素检查，B 超及激素水平符合基础状态水平，可给予戊酸雌二醇 4~9mg/d 准备内膜，定期复查 B 超监测子宫内膜厚度和卵泡发育情况，根据内膜厚度适当调整用药时间和剂量，当内膜达到较理想厚度时根据患者的情况行内膜转化，内膜转化第 5 天行胚胎移植。替代周期方案用药时间灵活，给药方便，患者返院次数少，花费少，周期取消率低，可灵活安排胚胎移植的时间，弥补自然周期方案的不足。

3. 促排卵周期方案

促排卵周期方案适用于稀发排卵或排卵障碍的患者。月经第 2~3 天行阴道 B 超及性激素检查，结果无特殊，给予来曲唑和（或）注射用尿促性素进行促排卵，根据 B 超显示的卵泡大小及激素水平变化调整用药。当优势卵泡 ≥ 18mm，子宫内膜厚度较理想时，肌内注射 hCG 诱发排卵，隔日行阴道 B 超检查，排卵后第 5 天行冻融胚胎移植。该方案有多卵泡发育及频繁行 B 超监测的特点，一般不作为优先考虑方案。

4. 降调节替代周期方案

降调节替代周期方案适用于子宫内膜异位症、卵巢子宫内膜异位囊肿、多囊卵巢综合征或反复移植失败等患者。月经周期第 2~5 天检查基础性激素及 B 超，皮下注射长效促性腺激素释放激素激动剂（GnRH-a，如亮丙瑞林 3.75mg），14d 后给予戊酸雌二醇 4~6mg/d，根据子宫内膜厚度和雌激素水平调整用药。当子宫内膜厚度达到较理想的状态时给予孕激素进行内膜转化，转化内膜后第 5 天行冻融胚胎移植。

参考文献

[1] 梁晓艳 . 辅助生殖临床技术实践与提高 . 北京：人民卫生出版社 , 2018.

[2] Chiu PC, Wong BS, Lee C L, et al. Zona pellucida induced acrosome reaction in human spermatozoa is potentiated by glycodelin-A via down-regulation of extracellular signal-regulated kinases and up-regulation of zona pellucida-induced calcium influx. Hum Reprod, 2010, 25:2721–2733.

[3] 曹云霞 . 人类生育力保存 . 北京：人民卫生出版社，2015.

[4] 谢幸 , 孔北华 , 段涛 . 妇产科学 . 第 9 版 . 北京：人民卫生出版社，2018.

[5] Bedford JM. Site of the mammalian sperm physiological acrosome reaction. Proc Natl Acad Sci USA, 2011, 108: 4703–4704.

[6] Gupta SK, Bhandari B, Shrestha A, et al. Mammalian zona pellucida glycoproteins: structure and function during fertilization. Cell Tissue Res,2012,349:665–678.

[7] Que EL, Bleher R, Duncan FE, et al. Quantitative mapping of zinc fluxes in the mammalian egg reveals the origin of fertilization induced zinc sparks. Nat Chem, 2015, 7: 130–139.

[8] Raz T, Skutelsky E, Amihai D, et al. Mechanisms leading to cortical reaction in the mammalian egg. Mol Reprod Dev, 2015,51:295–303.

[9] Stitzel ML, Seydoux G. Regulation of the oocyte -to zygote transition. Science, 2007,316: 407–408.

[10] Antczak M, Van Blerkom J. Oocyte influences on early development: the regulatory proteins leptin and STAT3 are polarized In mouse and human oocytes and differentially distributed within the cells of the preimplantation stage embryo. Mol Hum Reproduc, 1997,3:1067–1086.

[11] Meseguer M, Herrero J, Tejera A, et al. The use of morphokinetcs as a predictor of embryo implantation. Hum Reprod, 2011, 26: 2658–2671.

[12] Kaser DJ, Racowsky C. Clinical outcomes following selection of human preimplantation embryos with time-lapse monitoring: a systematic review. Hum Reprod Update, 2014, 20: 617–631.

[13] Rubio I, Galan A, Larreategui Z, et al. Clinical validation of embryo culture and selection by morphokinetic analysis: a randomized, controlled trial of the Embryoscope. Fertil Steril, 2014,102:1287–1294.

[14] Adamson GD, Abusief ME, Palao L, et al. Improved implantation rates of day 3 embryo transfers with the use of an automated time-lapse-enabled test to aid in embryo selection. Fertil Steril,2016,105:369–375.

[15] Chi H. J, Koo JJ, Choi S. Y, et al. Fragmentation of embryos is associated with both necrosis and apoptosis. Fertil Steril, 2011,96:187–192.

[16] Sa Fujimoto VY, Browne RW, Bloom MS, et al. Pathogenesis, developmental consequences, and clinical correlations of human embryo fragmentation. Fertil Steril, 2011,95:1197–1204.

[17] Seisenberger S, Peat JR, Hore TA, et al. Reprogramming DNA methylation in the mammalian life cycle: building and breaking epigenetic barriers. Philos Trans R Soc Lond B Biol Sci, 2013, 368:20110330.

[18] Kirkegaard K, Agerholm IE, Ingerslev HJ. Time-lapse monitoring as a tool for clinical embryo assessment. Hum Reprod,2012,27:1277–1285.

第 11 章

卵巢功能抑制药物在乳腺癌患者中的应用

一、概　述

绝经前女性下丘脑分泌促性腺激素释放激素（GnRH），也称黄体生成素释放激素（LHRH），与垂体细胞膜上相应受体结合，使垂体释放黄体生成素（LH）和卵泡刺激素（FSH），从而作用于卵巢并释放雌激素，雌激素能促进乳腺肿瘤的生长。乳腺癌是雌激素依赖的癌症，绝经前乳腺癌的发生、发展以及复发、转移与卵巢功能的存在及内分泌水平密切相关。

卵巢功能抑制（ovarian function suppression，OFS）是指通过卵巢切除术、卵巢放疗和药物去势（GnRHa）这三种方式抑制卵巢产生雌激素，其各有优劣。我们在临床实践中则较多使用手术直接切除或者药物去势。手术去势的优点是更为彻底，使用腔镜进行双侧卵巢预防性切除，手术创伤较小，患者恢复也较快。手术切除卵巢虽然能迅速降低血清雌二醇（E2）浓度，但不可逆，患者将永久失去卵巢。年轻患者应谨慎考虑，因为卵巢切除会导致过早绝经，生育能力丧失，同时会引发一系列如心血管疾病、骨质疏松等不良反应。放疗同样是一种不可逆的方式，适用于体质虚弱、手术不耐受的患者，但疗效不如卵巢切除术，存在去势不完全的缺点，因此临床使用受到限制。

药物去势（促性腺激素释放激素类似物，即 GnRHa）是一种可逆的方式，根据卵巢功能抑制药物（卵巢功能抑制剂）对受体的作用方式可分为 GnRH 激动剂（GnRH-a，又称为 LGnRH）和 GnRH 拮抗剂（GnRH-ant）。常见的 GnRH-a 有戈舍瑞林、曲谱瑞林和亮丙瑞林，GnRH-a 通过对垂体持续刺激，抑制垂体的 LH 和 FSH 分泌，雌激素的分泌量随之下调，从而达到下调雌激素水平的目的。GnRH 拮抗剂主要通过与内源性 GnRH 竞争性结合 GnRH 受体，阻断二聚体复合物形成，进而控制促性腺激素的分泌（LH 和 FSH），常见的药物有加尼瑞克（ganirelix）、西曲瑞克（cetrorelix）等，目前主要用于辅助生殖医学控制性促排卵治疗。

本章谈及的用于乳腺癌的卵巢功能抑制剂为 GnRH-a，涉及的主要使用目的有：绝经前 ER 阳性早期乳腺癌的强化内分泌治疗，用于改善疗效，并降低复发风险；绝经前早期乳腺癌化疗期间的卵巢保护；绝经前复发转移性乳腺癌的内分泌治疗。绝经一般是指月经永久性终止，提示卵巢合成的雌激素持续性减少。卵巢功能抑制剂用于绝经前患者，因此绝经状态的确定对于卵巢功能抑制剂的使用和其他内分泌治疗的选择至关重要。年龄、治疗导致的闭经时间、雌二醇水平、FSH 水平等是判断绝经状态的关键指标。双侧卵巢切除术后患者均为绝经后患者；正在接受 GnRH-a 的患者的月经状况无法判断；化疗前未绝经者，化疗所致的闭经也不能判断其为绝经后状态。化疗或者内分泌治疗后闭经的患者需要反复测定 FSH 和 E2 水平，不能确认其为绝经后状态者按照绝经前来处理。

二、卵巢功能抑制剂在早期乳腺癌患者内分泌治疗中的应用

内分泌治疗通过改变 ER 阳性肿瘤生长所需的内分泌环境，使乳腺癌细胞增殖停止于 G0/G1 期，从而达到肿瘤缓解，减少肿瘤复发的目的。乳腺癌的内分泌药物治疗已经有 100 余年的历史，比化疗药物的应用时间要长得多。早在 1896 年，Beatson 首先在《柳叶刀》（The Lancet）杂志上报道切除卵巢可使乳腺癌退缩，之后 GnRH-a、孕激素、ER 调节剂他莫昔芬（TAM）、芳香化酶抑制剂（AI）、ER 下调剂氟维司群（fulvestrant）等一系列新药被研发和应用，对 ER 阳性乳腺癌的治疗产生了深刻的影响。对于绝经前的早期乳腺癌患者，OFS 的治疗手段在乳腺癌辅助治疗中已有几十年的探索历史，如 ABC（OAS）研究、ABCSG-12 研究及 INT-0101 研究。这些药物在复发转移阶段均能使用，但在早期乳腺癌新辅助和辅助治疗阶段要依据临床研究结果进行选择。

（一）新辅助治疗领域

新辅助治疗对于晚期乳腺癌非常重要，其主要目的是减小肿瘤和降期。管腔型（Luminal 型）患者在新辅助化疗之外还可选择新辅助内分泌治疗，新辅助内分泌治疗中的病理完全缓解（pathological complete response, pCR）预后提示作用尚不明确。对于绝经前患者，Torrisi 等分析了 OFS+ 来曲唑的疗效，来曲唑治疗中位时间为 5.2 个月，32 例患者临床获益，其中 1 例（3%）患者达到 pCR，15 例（47%）卵巢癌患者达到部分缓解（partial response, PR）。Masuda 等开展的 STAGE 试验入组 204 例 ER 阳性、HER-2 阴性的绝经前女性乳腺癌患者，随机分成戈舍瑞林 + 他莫昔芬组和戈舍瑞林 + 阿那曲唑组，治疗时为 6 个月，发现阿那曲唑组相

对他莫昔芬组的总有效率（overall response rate，ORR）更高（70.4% vs.50.5%，P=0.004）。

韩国 Yoon 等在 2015 年圣安东尼奥乳腺癌研讨会（San Antonio Breast Cancer Symposium，SABCS）上报道了年龄 <40 岁患者行乳腺癌新辅助治疗的回顾性数据分析，目的是了解 OFS（用于内分泌治疗 / 卵巢保护）同步化疗是否比单纯化疗提高 pCR（分别入组 116 例和 216 例患者）。结果显示，新辅助 OFS 同步化疗组有更高的 pCR［OR=2.98，95%CI（1.37，6.34）］，并更能降低 Ki-67 指数。令人惊讶的是，HR 阴性患者获益更明显，原因需要进一步探究，但 HR 阳性亚组至少疗效不会降低。这些证据部分提示，OFS 联合新辅助化疗不是绝对禁止的，至少不影响甚至可增加 HR 阳性患者的短期获益，但是否有长期获益尚待进一步随访。

（二）辅助治疗领域

绝经前女性乳腺癌患者辅助内分泌治疗的主要手段包括采用选择性雌激素受体调节剂（SERM）如他莫昔芬和托瑞米芬、OFS（包括手术、放射或药物去势）、OFS 联合他莫昔芬或 AI 等。与卵巢切除术相比，研究显示 20%~30% 的患者经放疗后不能成功达到卵巢去势的效果，且整体诱导雌激素下降的水平较卵巢切除术显著差，因此临床使用受到限制。而 GnRH-a 去势药物能够抑制血清中雌激素水平，其抑制程度与手术去势相似。2016 年美国临床肿瘤学会（ASCO）关于 OFS 的指南更新也推荐药物去势为 OFS 疗法的首选。

ZEBRA 研究观察了 2 年戈舍瑞林对比 CMF 化疗方案治疗绝经前早期乳腺癌的疗效。结果显示，对激素受体阳性患者，两组治疗方案的无病生存（DFS）率和总生存（OS）率没有显著差异，但是戈舍瑞林组患者的生活质量显著优于 CMF 组。2007 年进行的 GnRH-a 在乳腺癌辅助治疗中的 meta 分析进一步确认，对激素受体阳性患者戈舍瑞林单药与化疗的临床获益相似。ZIPP 研究中，在标准放化疗后，将患者随机分配到观察组、2 年他莫昔芬组、2 年戈舍瑞林组及 2 年他莫昔芬联合戈舍瑞林组，比较含戈舍瑞林方案和不含戈舍瑞林方案的患者获益。在不加他莫昔芬的基础上，戈舍瑞林组患者能够显著获益；而在他莫昔芬基础上，戈舍瑞林组的获益不显著。ABCSG-1 试验是第一项比较药物性卵巢功能抑制（戈舍瑞林）联合他莫昔芬或阿那曲唑治疗 ER 阳性绝经前早期乳腺癌的研究，中位随访 62 个月。结果显示，戈舍瑞林 + 他莫昔芬 ×3 年组与戈舍瑞林 + 阿那曲唑 ×3 年组的 DFS 差异无统计学意义（P=0.59），甚至戈舍瑞林 + 他莫昔芬组的 OS 更占优势。但是由于 ABCSG-12 试验的患者只接受了 3 年戈舍瑞林联合阿那曲唑治疗，且患者大多为未接受化疗的相对低危患者，可能影响了患者的长期获益。2014 年公布了

SOFT 研究结果，5 年随访显示 OFS 联合他莫昔芬对比他莫昔芬在总人群没有显著获益。但在接受化疗的亚组中，与他莫昔芬单药组相比，OFS 联合 AI 组和 OFS 联合他莫昔芬组的 5 年无乳腺癌生存绝对获益率分别为 7.7% 和 4.5%，复发风险分别降低了 35%［HR=0.78，95%CI（0.60，1.02）］和 22%［HR=0.65，95%CI（0.49，0.87）］；在年龄 <35 岁的年轻患者中，与他莫昔芬单药组相比，OFS 联合 AI 组和 OFS 联合他莫昔芬组的 5 年无乳腺癌生存绝对获益率分别为 15.7% 和 11.2%；在未化疗的亚组中，3 个治疗组的无乳腺癌生存率都在 95% 以上。

通过 STEPP 方法综合定量评价患者的复发风险，进一步分析 TEXT 联合 SOFT 研究中亚组人群的治疗绝对获益。结果发现，中度复发风险患者辅助 OFS 联合 AI 对比他莫西芬单药，5 年无乳腺癌生存绝对获益率超过 5%；在高度复发风险患者，辅助 OFS 联合 AI 对比他莫昔芬单药，5 年无乳腺癌生存绝对获益率达到 10%~15%；OFS 联合他莫昔芬对比他莫昔芬单药的获益在高度复发风险患者中较为显著。因此，2015 年 "St. Gallen 国际乳腺癌治疗专家共识" 建议，将 ≥ 4 个淋巴结转移、组织学分级为 3 级或 ≤ 35 岁等作为优选 OFS 联合 AI 而非选 OFS 联合他莫昔芬的影响因素。2016 年 ASCO 的 OFS 治疗指南指出，较高危患者应当接受含 OFS 的内分泌治疗，低危患者则不需要使用 OFS；临床分期为 Ⅱ 或 Ⅲ 期应接受辅助化疗的患者，推荐接受含 OFS 的内分泌治疗；临床分期为 Ⅰ 或 Ⅱ 期考虑使用化疗的较高危患者，考虑含 OFS 的内分泌治疗。TEXT 联合 SOFT 研究的分析结果还显示，OFS 联合 AI 治疗组相对于 OFS 联合他莫昔芬治疗组，5 年 DFS 分别为 91.1% 和 187.3%，绝对获益率为 3.8%（HR=0.72，P<0.001）。"中国早期乳腺癌卵巢功能抑制临床应用专家共识（2016 年版）" 表明，对高危绝经前激素受体阳性乳腺癌患者推荐接受含 OFS 的内分泌治疗，中危患者应考虑使用，而低危患者不推荐 OFS 治疗。另外，2017 年 "St.Gallen 国际乳腺癌治疗专家共识" 指出，支持联合 OFS 治疗的考虑因素为：年龄 ≤ 35 岁、辅助化疗后仍恢复绝经前激素水平、≥ 4 个淋巴结转移、多基因检测显示不良预后。而中国临床肿瘤学会（CSCO）"2018 版专家共识" 中，低风险患者推荐应用单药三苯氧胺，中度风险患者可以考虑使用 OFS+ 他莫昔芬的方案，而对于高风险患者则常规推荐 OFS+AI 的策略。

中国抗癌协会乳腺癌专业委员会召集了国内百位乳腺癌治疗领域的临床专家，基于一些新的循证医学数据共同商讨制定了 "中国早期乳腺癌卵巢功能抑制临床应用专家共识（2016 年版）"，该共识为规范和优化 OFS 在早期绝经前乳腺癌患者中的临床应用提供了指导意见。2017 年 SABCS 大会公布了 SOFT 研究随访 8 年的结果以及 TEXT 和 SOFT 研究联合分析随访 9 年的结果。前者显示，在整体人群中，经过更长期的随访后 OFS+ 他莫昔芬较他莫昔芬显著延长了无病生存率（83.2%

vs.78.9%）及 OS（93.3% *vs*.91.5%），OFS+AI 较他莫昔芬在整体人群中显著延长了无病生存率［85.9% *vs*.78.9%，HR=0.65，95%CI（0.53，0.81）］；未化疗亚组和化疗亚组患者的 DFS 获益趋势未见异质性；年龄 <35 岁的人群中，OFS+ 他莫昔芬对比他莫昔芬随访 8 年的无病生存率分别为 73% *vs*.64.3%；亚组分析显示 HER-2 状态不影响 OFS 的疗效。后者显示，OFS+AI 较 OFS+ 他莫昔芬显著改善 8 年无病生存率（86.8% *vs*.82.8%，HR=0.77，95%CI（0.67,0.90），*P*<0.001）、乳腺癌无病间期（breast cancer-free interval，BCFI）［HR=0.74，95%CI（0.63，0.87）］以及无远处复发间隔（DRFI）［HR=0.80，95%CI（0.65，0.96）］；相较于他莫昔芬 +OFS，AI+OFS 能够持续减少复发风险（虽然未看到总生存获益）；在安全性方面，OFS+AI 与 OFS+ 他莫昔芬无显著差异。

目前市售的 OFS 剂型多为 1 个月和 3 个月两种。3 个月剂型的证据尚不充分，尤其是对较年轻的患者，使用 1 个月剂型可能更有利于抑制卵巢功能。TABLE 研究为早年开展的多中心、随机、双盲Ⅲ期临床研究，共入组来自欧洲 71 个中心的599 例绝经前患者。入组标准：Ⅱ～Ⅲa 期术后乳腺癌、淋巴结 1~9 个阳性、ER 阳性。随机接受亮丙瑞林 3 个月剂型 11.25mg/3 个月 ×2 年（*n*=294）或 CMF×6 个周期（4 周为 1 个疗程）（*n*=295）。ITT 分析显示，亮丙瑞林 3 个月剂型组的 5 年RFS 与 CMF 组相似（63.9% *vs*.63.4%，HR=1.03，*P*=0.83），但显著提高了 5 年OS（81.0% *vs*.71.9%，HR=1.50，*P*=0.005）。该研究提示，亮丙瑞林 3 个月剂型可作为 ER 阳性、淋巴结阳性绝经前乳腺癌的有效辅助治疗手段。但现行的标准辅助治疗是单用内分泌或化疗后序贯内分泌治疗，与本研究的设计有所差别，后续如能直接比较 1 个月和 3 个月剂型的疗效将更有说服力。一项入组 222 例 ER 阳性绝经前早期乳腺癌的多中心、随机、开放性研究对比了亮丙瑞林 3 个月剂型辅助使用 2 年和使用 ≥ 3 年（同时使用他莫昔芬 5 年）的疗效与安全性。结果显示，E2水平可降低至绝经后水平（<30pg/mL），且一直维持低水平至研究结束，疗效上辅助使用 2 年和使用 ≥ 3 年亮丙瑞林的 DFS 差异无统计学意义（3 年 DFS：94.1%*vs*.91.8%；5 年 DFS：90.8% *vs*.90.4%）。

辅助治疗时化疗和 OFS 是否可以同步目前还存在争议，2018 年 ASCO 大会上发布的 ASTRRA 研究的结果显示 90% 以上的患者在化疗结束 2 年内卵巢功能恢复，过长的等待将会造成部分患者丧失接受 OFS 治疗的机会。但从被大家反复解读的TEXT 和 SOFT 研究的联合分析中可以看出，OFS+AI 较 OFS+ 他莫昔芬的获益在TEXT 亚组更为明显。TEXT 和 SOFT 研究之间有很多差异，而其中很重要的差异之一是 TEXT 研究中的亚组是化疗同步联合 OFS。SOFT 研究则是全部化疗结束后确认未绝经的情况下给予 OFS，这一差异是否为亚组间获益差异的主要原因尚未可知，但至少可以得出不排斥绝经前 ER 阳性乳腺癌辅助化疗同步 OFS 的结论。基于 TEXT 和 SOFT 研究的分析，"中国早期乳腺癌卵巢功能抑制临床应用专家共识（2016 年版）"推荐应根据激素受体（HR）阳性乳腺癌化疗前的卵巢功能状态来决定辅助内分泌治疗方案；GnRH-a 可在化疗结束后直接序贯使用；GnRH-a 同步化疗不影响患者的生存获益；已接受化疗的患者不推荐确认卵巢功能状态后再使用 GnRH-a。另外，PROMISE 研究入组的绝经前患者接受化疗同步 GnRH-a 治疗对比化疗，其中 79% 的患者为激素受体阳性。生存结果显示，激素受体阳性患者两组间 5 年 DFS 没有显著差异（85.1% vs.85.2%）。

目前，由于缺乏不同治疗时程的对比研究数据，关于 GnRH-a 在绝经前乳腺癌治疗中的最佳疗程目前尚无明确定论。既往关于 GnRH-a 用于绝经前乳腺癌辅助治疗的重要临床研究采用了 2 年、3 年或 5 年的 OFS 疗程，如 ZIPP 研究中 GnRH-a 的疗程为 2 年，ABCSG-05 研究中 GnRH-a 的疗程为 3 年，SOFT 和 TEXT 研究中 GnRH-a 疗程则为 5 年，上述疗程均证实了 GnRH-a 良好的安全性和耐受性。目前 GnRH-a 不同治疗疗程的直接对比研究其少。"中国抗癌协会乳腺癌诊治指南与规范（2017 版）"和"中国早期乳腺癌卵巢功能抑制临床应用专家共识（2016 年版）"均推荐 GnRH-a 疗程为 2~5 年，对于高危患者，基于内分泌治疗延长治疗的理念及 GnRH-a 良好的安全性，推荐可延长至 5 年。基于 SOFT 和 TEXT 研究 2014 年公布的 5 年随访结果，美国 NCCN 乳腺癌诊疗指南（2016 年 V1 版）将 OFS 的推荐证据级别从 ⅡB 级更新为 Ⅰ 级，并在绝经前内分泌治疗中新增"AI 5 年 +OFS（1 类证据）"。近期的研究结果表明对于绝经前 HR 阳性早期乳腺癌患者，OFS+ 他莫昔芬能显著降低复发和死亡风险，OFS+AI 的疗效显著优于 OFS+ 他莫昔芬，能进一步减少复发风险。因此，OFS 联合内分泌治疗已成为早期乳腺癌的重要治疗策略。

三、卵巢功能抑制剂在早期乳腺癌患者卵巢保护中的应用

化疗所致的卵巢早衰是较严重的毒性作用和不良反应，除了造成闭经，临床还可表现出更年期症状、骨质疏松和不育。中国乳腺癌患者中，处于年轻、生育年龄的患者比例相对较高，化疗可以导致卵母细胞和卵巢储备功能短暂或长久的损伤，进而影响生育功能。损害程度取决于化疗的方案和累积剂量，以及先前的卵巢储备功能和患者年龄。当残余的卵泡数量达到 ≤ 1 000 个时会出现绝经。因此，对于年轻、有生育要求的乳腺癌患者，治疗过程中的卵巢功能保护尤为重要。目前来说，比较公认的生育能力保护措施包括胚胎冷冻、卵子冷冻、卵巢组织冻存等。由于技术难度大、价格昂贵等，这类技术的使用较为有限。2017 年第三版 ESO-ESMO 年轻女性乳腺癌国际共识指南（BCY3）建议在开始全身治疗前，所有女性都应该被

告知治疗相关闭经和过早绝经的风险、相关症状和结局，可转诊至专门的生育咨询，同时要告知可用的和已批准的改良疗法；若辅助化疗时想同时使用 GnRH-a 以保留卵巢功能及可能的生育能力，需要针对每个患者的情况来具体讨论。事实上，对于国内大多数乳腺癌临床医生，比较关注的就是与化疗同步采用 GnRH-a 来保护卵巢功能的问题。

从一些早期研究中我们可以观察到 GnRH-a 对卵巢的影响比化疗小。如在辅助治疗的 ZEBRA 研究中，接受 2 年的戈舍瑞林辅助治疗后，77% 的患者在 3 年内恢复卵巢功能，而接受 CMF 化疗者 3 年内仅有 23% 恢复卵巢功能，提示 GnRH-a 是绝经前乳腺癌患者有保护卵巢功能需求时替代辅助化疗的一种理想方法。然而，现实治疗模式中多为辅助化疗联合 / 序贯 GnRH-a，并非仅使用其中一种手段。PROMISE 研究总计纳入 281 例绝经前乳腺癌患者，其中 80% 为激素受体阳性，在辅助或新辅助化疗基础上联合 GnRH-a 或仅单用化疗。结果显示，化疗联合 GnRH-a 组和单用化疗组的早期绝经率分别为 8.9% 和 25.9%（$P<0.001$），5 年月经恢复率分别为 72.6% 和 64.0%（$P=0.006$），怀孕率相似。POEMS 研究则纳入 257 例绝经前激素受体阴性乳腺癌患者，在辅助化疗基础上联合 GnRH-a 或仅单用化疗。结果显示，化疗联合 GnRH-a 能显著降低 2 年卵巢衰竭的发生率（8% $vs.$22%，$P=0.04$），并有更多的女性实现了怀孕（21% $vs.$11%，$P=0.03$）。2017 年 SABCS 报告了关于卵巢保护的 5 项随机研究汇总分析结果，共纳入 873 例患者，对早期乳腺癌患者在化疗期间使用 GnRH-a 进行卵巢功能抑制的有效性（卵巢功能和生育保护）和安全性（生存结果）进行探讨。结果显示，GnRH-a 显著降低卵巢早衰（POF）的发生率，GnRH-a 组显著低于对照组（$P<0.001$），其结果在各亚组中保持一致。GnRH-a 显著降低化疗后 2 年的闭经率（$P=0.009$）。化疗期间使用 GnRH-a 进行短暂卵巢功能抑制可以显著提高治疗后续的怀孕率［10.3% $vs.$5.5%，发病率比值（IRR）=1.83，95%CI（1.06，3.15），$P=0.03$］，实现怀孕者全部集中在 ≤ 40 岁年龄组。无论是 ER 阳性还是 ER 阴性乳腺癌，化疗期间使用 GnRH-a 进行卵巢功能抑制并不会影响 DFS（$P=0.999$）和总生存率（$P=0.083$）。

2015 年 "St. Gallen 国际乳腺癌治疗专家共识" 强烈推荐，激素受体阴性的年轻乳腺癌患者在接受化疗的同时应加用 OFS 药物进行生育功能的保护。NCCN 生育力保存指南也推荐化疗时给予 GnRH-a 降低 POF 的发生率，从而提高受孕率。一般情况下，对于有生育要求的计划接受化疗的绝经前患者，可以在辅助化疗期间给予 GnRH-a。在化疗前 1~2 周给予 GnRH-a，化疗期间全程使用，化疗结束后 2 周给予最后一剂药物；对激素受体阳性患者出于内分泌治疗的需要，化疗结束后可继续应用 GnRH-a。

目前，基于患者妊娠计划可有条件中断包括 GnRH-a 在内的内分泌治疗，分娩后继续完成 5 年辅助内分泌治疗。2015 年的 St. Gallen 共识提示，60.6% 的专家认为可以在 18~30 个月的内分泌治疗后中断治疗尝试怀孕。非常期待 POSITIVE 研究的结果，其对医院中断内分泌治疗后患者怀孕进行研究，计划入组 500 例患者，主要终点是乳腺癌无病间期（BCFI），同时还包括其他观察指标，如怀孕情况、出生婴儿情况、母乳喂养情况等。

四、卵巢功能抑制剂在晚期乳腺癌患者内分泌治疗中的应用

卵巢功能抑制或卵巢切除联合他莫昔芬治疗已试验性地应用于晚期乳腺癌患者中，并且证实这种联合应用的效果优于任何一种单一的治疗方法。一项来自亚洲的临床研究显示，与未接受辅助治疗的患者相比，卵巢切除联合他莫昔芬治疗的患者 10 年 DFS 率提高了 11%，OS 率提高了 18%。ER 阳性治疗亚组的患者 10 年 DFS 和 OS 分别为 66% 和 82%，而对照组的 10 年 DFS 和 OS 分别为 47% 和 49%。此项研究的亚组分析显示，同时有 HER-2 过表达的 ER 阳性患者对卵巢切除联合他莫昔芬的治疗反应更好。在激素受体阳性的转移性乳腺癌患者中开展的 Intergroup 研究显示，戈舍瑞林对乳腺癌治疗的客观有效率与手术去势相当，且使用安全性和耐受性良好。

2001 年的一项纳入 506 例绝经前晚期乳腺癌患者的 meta 分析显示，GnRH-a 联合他莫昔芬对比单用 GnRH-a，OR 显著升高（OR=0.67，P=0.03），PFS 有显著获益（HR=0.70，P=003 0），中位随访 6.8 年后 OS 延长（HR=0.78，P=0.02），提示 GnRH-a 联合他莫昔芬可成为绝经前晚期乳腺癌内分泌治疗的较优选择。

Milla-Santos 等对 119 例绝经前晚期乳腺癌进行一线内分泌治疗的研究显示，在 GnRH-a 使用基础上，阿那曲唑较他莫昔芬显著提高了 ORR（53% vs.80%，P=0.002 3），显著延长了 OS（18.9 个月 vs.14.3 个月，P=0.000 1）。另一项研究也证实 GnRH-a 联合阿那曲唑的临床获益率可高达 71.9%，提示 GnRH-a 联合 AI 可成为绝经前晚期乳腺癌内分泌治疗的更优选择。一项纳入 26 例绝经前转移性乳腺癌患者的研究显示，戈舍瑞林联合氟维司群 250mg 作为 1~4 线治疗的临床获益率高达 58%，中位肿瘤进展时间（time to progress，TTP）为 6 个月，OS 为 32 个月。提示在 GnRH-a 基础上加氟维司群可产生一定的疗效，同时值得对 500mg 剂量进行探索。基于以上及其他证据，2017 版 NCCN 乳腺癌指南指出，对于内分泌敏感晚期乳腺癌患者的一线治疗，绝经前可使用雌激素受体调节剂（SERM；如他莫昔芬、托瑞米芬），而在 OFS 使用后，可以将绝经后内分泌药物（如 AI、氟维司群）用在绝经前。随着靶向治疗时代的到来，绝经

前激素受体阳性乳腺癌在 GnRH-a 联合 AI 或氟维司群的基础上联合 CDK4/6 抑制剂可能产生更好的效果。多中心 PALOMA-3 研究随机入组 521 例 ER 阳性、HER-2 阴性转移性乳腺癌患者（其中未绝经患者占 21%，均使用 GnRH-a），这些患者在内分泌治疗进展后以 2:1 的比例随机给予氟维司群 + 安慰剂（对照组）或氟维司群 +palbociclib（治疗组），与氟维司群 + 安慰剂组相比，氟维司群 + palbociclib 解救内分泌治疗的 DFS 得到显著延长，分别为 9.2 个月 [95%CI（7.5，NE）] 和 3.8 个月 [95%CI（3.5，5.5）]，达到主要治疗终点。随后，在 2017 年的 SABCS 会议上公布了 MONALEESA-7 研究结果，这是全球首项将 CDK4/6 抑制剂应用于绝经前 HR 阳性 /HER-2 阴性晚期乳腺癌患者的一线治疗大型 III 期临床试验，所有患者均接受戈舍瑞林 + 他莫昔芬（占 1/4）或戈舍瑞林 + 非甾体类 AI（占 3/4），试验组在此基础上联合 CDK4/6 抑制剂 ribociclib。结果显示，中位 DFS 为 23.8 个月，高于对照安慰剂组的 13.0 个月 [HR=0.553，95%CI（0.441，0.694），$P<0.000\ 1$]，提示绝经前激素受体阳性乳腺癌在 GnRH-a 联合内分泌治疗的基础上加入 ribociclib 治疗可进一步降低一半的疾病进展风险，成为目前不考虑经济因素情况下的内分泌治疗最优选择。

五、卵巢功能抑制剂应用的安全性

卵巢功能抑制剂的应用会带来体内雌激素水平的下降，必然会引起一系列的不良反应和安全性问题，但总体可耐受、可控。虽然 OFS 治疗与传统内分泌治疗的 "强强联合" 能有效降低 HR 阳性乳腺癌患者的复发与死亡风险，但同时也会进一步增加骨质疏松、心血管疾病、抑郁等不良反应的发生。即使在卵巢功能抑制剂长期应用的 SOFT 联合 TEXT 研究中，在中位随访 68 个月时，仅 13.7% 的患者早期停止了治疗，其中 OFS 联合 AI 组的停药率为 16.1%，而 OFS 联合他莫昔芬组的停药率为 11.2%。GnRH-a 联合 AI 或 GnRH-a 联合他莫昔芬的主要不良反应与 AI 及他莫昔芬在绝经后乳腺癌患者中的应用相似。两种含 GnRHa 的辅助内分泌方案的 3~4 级不良反应发生率相当，但相比他莫昔芬单药明显增加。AI 联合 OFS 组多见骨质疏松、骨折、阴道干燥等，他莫昔芬联合 OFS 组多见血栓症状、潮热和盗汗。总体来说，这两种方案不会严重影响大部分患者的生活质量，但是部分患者确实因不良反应影响治疗的依从性，从而影响生存获益。如果患者出现潮热、盗汗等血管舒缩症状，则可选择的药物有帕罗西汀、文拉法辛、加巴喷丁、可乐定等，同时配合针灸、穿合适的衣物等非药物治疗。对于出现的阴道干燥、阴道萎缩等阴道症状，可选择阴道雌激素药物治疗，也可以选用非激素润滑剂，阴道保湿霜等。若因使用卵巢功能抑制剂而出现性欲减退等性功能障碍的表现，也可以使用阴道雌激素、非激素润滑剂、阴道保湿霜等进行治疗。出现骨质疏松、骨折等不良事件时，可通过补充双膦酸盐、维生素 D、钙进行治疗，同时配合负重练习，并且戒烟限酒。出现关节痛时，可对症给予非甾体抗炎药（nonsteroidal anti-inflammatory drugs，NSAIDs）、环氧化酶 2（COX-2）抑制剂、维生素 D 等药物治疗，还应该注重减肥，进行全身抗阻力练习、物理治疗等非药物治疗手段。

　　还有一点值得关注，2020 年 SABCS 的一项研究提示，年轻女性在长期进行辅助内分泌治疗时，其社会职责与疗效应同样受到重视，因为绝经前患者在激素水平被压制到很低时可发生抑郁，当采用手术去势进行卵巢功能抑制时抑郁发生率最高，药物去势效果相对较好，但更长时间的药物去势带来的抑郁发生率也会更高。这提示我们在临床实践中，应评估好患者的获益与风险，并在治疗之前告知患者及其家属可能面临的毒、副作用，从而提高患者的治疗依从性。因此，加强卵巢功能抑制剂应用的安全性管理，给予针对性的干预措施，能够有效缓解不良症状，改善患者的生活质量，提高治疗依从性，进而降低乳腺癌患者的复发风险。在制订联合治疗方案时，一定要综合考虑患者的疾病状态、既往治疗史、身体情况、心理情况等多方面因素，以使其获得最优的生存获益。

参考文献

[1] 徐兵河, 邵志敏, 胡夕春, 等. 中国早期乳腺癌卵巢功能抑制临床应用专家共识（2016 年版）. 中国癌症杂志, 2016, 26:712-718.

[2] 中国抗癌协会乳腺癌专业委员会. 中国抗癌协会乳腺癌诊治指南与规范（2017 年版）. 中国癌症杂志, 2017, 27:695-760.

[3] Bartsch R, Bago-Horvath Z, Berghoff A, et al. Ovarian function suppression and fulvestrant as endocrine therapy in premenopausal women with metastatic breast cancer. Eur J Cancer, 2012,48:1932-1938.

[4] Baum M, Hackshaw A, Houghton J, et al. Adjuvant goserelin in premenopausal patients with early breast cancer: Results from the ZIPP study. Eur J Cancer, 2006,42(7):895-904.

[5] Brown J, Farquhar C. An overview of treatments for endometriosis. JAMA, 2015,313(3):296-297.

[6] Burstein HJ, Lacchetti C, Anderson H, et al. Adjuvant endocrine therapy for women with hormone receptor positive breast cancer: American Society of Clinical Oncology Clinical Practice Guideline Update on ovarian suppression. J Clin Oncol, 2016, 34(14):1689-1701.

[7] Carlson RW, Theriault R, Schurman CM, et al. Phase 11 trial of anastrozole plus goserelin in the treatment of hormone receptor-positive, metastatic carcinoma of the breast in premenopausal women, J Clin Oncol, 2010, 28:3917.

[8] Coates AS, Winer EP, Goldhirsch A, et al. Tailoring therapies improving the management of early breast cancer: St Gallen International Expert Consensus on the Primary Therapy of Early Breast Cancer 2015. Ann Oncol, 2015, 26(8):1533-1546.

[9] Cristofanilli M, Turner NC, Bondarenko I, et al. Fulvestrant plus palbociclib versus fulvestrant plus

placebo for treatment of hormone receptor positive, HER2 negative metastatic breast cancer that progressed on previous endocrine therapy (PALOMA - 3): final analysis of the multicentre, double-blind, phase-3 randomised controlled trial. Lancet Oncol, 2016, 17:425–439.

[10] Cuzick J, Ambroisine L, Davidson N, et al. LHRH-agonists in early breast cancer overview group: use of luteinizing-hormone-releasing hormone agonists as adjuvant treatment in premenopausal patients with hormone receptor positive breast cancer: A meta-analysis of individual patient data from randomized adjuvant trials, Lancet, 2007, 369:1711–1723.

[11] Dees EC, Davidson NE. Ovarian ablation as adjuvant therapy for breast cancer. Semin Oncol, 2001, 28(4):322–331.

[12] Fan L, Strasser Weippl K, Li JJ, et al, Breast cancer in China, Lancet Oncol, 2014,15(7):279–e289.

[13] Fleming G, Francis PA, Láng I, et al. Randomized comparison of adjuvant tamoxifen (T) plus ovarian function suppression (OFS) versus tamoxifen in premenopausal women with hormone receptor-positive (HR+) early breast cancer (BC); update of the SOFT trial, 2017, SABCS GS4-03.

[14] Francis PA, Ragani O, Regan MM, et al. Randomized comparison of adjuvant aromatase inhibitor exemestane (E) plus ovarian function suppression (OFS) vs tamoxifen (T) plus OFS in premenopausal women with hormone receptor positive (HR+) early breast cancer (BC): update of the combined TEXT and SOFT trials, 2017, SABCS GS4-02.

[15] Francis PA, Regan MM, Fleming GF, et al .Adjuvant ovarian suppression in premenopausal breast cancer. N Engl J Med, 2015,37205:436–446.

[16] Gnant M, Mlineritsch B, Stoeger H, et al. Adjuvant endocrine therapy plus zoledronic acid in premenopausal women with early-stage breast cancer: 62-month follow-up from the ABCSG 12 randomized trial. Lancet Oncol, 2011,12:631–641.

[17] Hickey M, Saunders C, Partridge A, et al, Practical clinical guidelines for assessing and managing menopausal symptoms after breast cancer. Ann Oncol, 2008, 19(10): 1669–1680.

[18] Jonat W, Kaufmann M, Suerbrei W, et al. Goserelin versus cyclophosphamide, methotrexate, and fluorouracil as adjuvant therapy in premenopausal patients with node positive breast cancer: The Zoladex Early Breast Cancer Research Association Study. J Clin Oncol, 2002 , 20(24):4628–4835.

[19] Kasum M, von Wolff M, FranuliéD, et al, Fertility preservation options in breast cancer patients. Gynecol Endocrinol, 2015,31(11):846–851.

[20] Kaufmann M, Jonat W, Blamey R, et al. Survival analyses from the ZEBRA study: goserelin (Zoladex) versus CMF in premenopausal women with node-positive breast cancer. Eur J Cancer, 2003, 39(12): 1711–1717

[21] Kim HJ, Yoon TI, Chae HD, et al. Concurrent gonadotropin-releasing hormone agonist administration with chemotherapy improves neoadjuvant chemotherapy responses in young premenopausal breast cancer patients, J Breast Cancer, 2015,18:365–370.

[22] Klijn JG, Blamey RW, Boccardo F, et al. Combined tamoxifen and luteinizing hormone releasing hormone (LHRH) agonist versus LHRH agonist alone in premenopausal advanced breast cancer: a meta-analysis of four randomized trials. J Clin Oncol, 2001, 19(2):343–353.

[23] Lambertini M, Boni L, Michelotti A, et al. Ovarian suppression with triptorelin during adjuvant breast cancer chemotherapy and long term ovarian function, pregnancies, and disease-free survival: randomized clinical trial. JAMA, 2015, 314 (24):2632–2640.

[24] Lambertini M, Moore HCF, Leonard RCF, et al. Pooled analysis of five randomized trials investigating temporary ovarian suppression with gonadotropin-releasing hormone analogs during chemotherapy as a strategy to preserve ovarian function and fertility in premenopausal early breast cancer patients, 2017,SABCS S4-01.

[25] Loibl s, Lintermans A, Dieudonné AS, et al. Management of menopausal symptoms in breast cancer patients. Maturitas, 2011,68(2) :148–154.

[26] McDonald WS, Hackney MH, Khatcheresian J, et al. Ovarian suppression in the management of premenopausal breast cancer; methods and efficacy in adjuvant and metastatic settings. Oncology, 2008,75(3-4): 192–202.

[27] Milla-Santos A, Milla L, Portella J, et al. A randomized trial of goserelin + tamoxifen versus goserelin + anastrozole in pre/perimenopausal patients with hormone dependent advanced breast cancer. Breast Cancer Res Treat, 2002,76 (Suppl 1):S32.

[28] Moore HCF, Unger JM, Phillips KA, et al. Goserelin for ovarian protection during breast cancer adjuvant chemotherapy. N Engl J Med, 2015, 372:923–932.

[29] Olivennes F. The use of gonadotropin releasing hormone antagonist in ovarian stimulation. Clin Obstet Gynecol,2006,49(1):12–22.

[30] Pagani O, Regan MM, Walley BA, et al. Adjuvant exemestane with ovarian suppression in premenopausal breast cancer. N Engl J Med, 2014, 371(2):107–118.

[31] Paluch-Shimon S, Pagani O, Partridge AH, et al. ESO ESMO 3rd international consensus guidelines for breast cancer in young women (BCY3). Breast, 2017, 35:203–217.

[32] Regan MM, Francis PA, Pagani O, et al. Absolute benefit of adjuvant endocrine therapies for premenopausal women with hormone receptor-positive, human epidermal growth factor receptor 2 negative early breast cancer: TEXT and SOFT trials. J Clin Oncol, 2016, 34(19):2221–2231.

[33] Schmid P, Untch M, Kosse V, et al. Leuprorelin acetate every 3-months depot versus cyclophophamide, methotrexate, and fluorouracil as adjuvant treatment in premenopausal patients with node-positive breast cancer; the TABLE study. J Clin Oncol, 2007, 25(18):2509–2515.

[34] Shiba E, Yamashita H, Kurebayashi J, et al. A randomized controlled study evaluating safety and efficacy of leuprorelin acetate every-3-months depot for 2 versus 3 or more years with tamoxifen for 5years as adjuvant treatment in premenopausal patients with endocrine responsive breast cancer. Breast Cancer, 2016, 23: 499–509.

[35] Torrisi R, Bagnardi V, Pruneri G, et al. Antitumour and biological effects of letrozole and GnRH analogue as primary therapy in premenopausal women with ER and PgR positive locally advanced operable breast cancer. Br J Cancer, 2007, 97(6): 802–808.

[36] Tripathy D, Sohn J, Im SA, et al. First-line ribociclib or placebo combined with goserelin and tamoxifen or a non-steroidal aromatase inhibitor in premenopausal women with hormone receptor positive, HER2- negative advanced breast cancer: results from the randomized phase III MONALEESA-7 trial, 2017, SABCS S2–05.

[37] Tsutsui K, Bentley GE, Bedecarrats G, et al. Gonadotropin-inhibitory hormone (GnIH) and its control of central and peripheral reproductive function, Front Neuroendocrinol, 2010,31:284–295.

[38] Yoon TI, Kim HJ, Yu JH, et al, Concurrent gonadotropin releasing hormone (GnRH) agonist administration with chemotherapy improves neoadjuvant chemotherapy responses in young premenopausal breast cancer patients, 2015, SABCS P5-13-06.

第12章

卵巢功能保护措施及建议

一、概　述

目前年轻乳腺癌患者逐渐增多，由于乳腺癌治疗可对患者生育力造成损害，临床医生对该群体的生育需求有了更多的思考和重视。目前乳腺癌患者的生育力保存（fertility preservation，FP）技术不断发展，因此建议临床医生治疗前应充分与患者沟通，告知乳腺癌治疗导致生育力受损的可能，并告知可用于生育力保存方式、干预时机、成功率、可能的并发症、成本和伦理问题等，最终根据患者的意愿，对其采取个体化的生育力保存策略。

2018年美国肿瘤学会年会指南中提出，对于年轻乳腺癌患者，确诊时乳腺外科医生就应询问患者的生育力保存意愿，与患者讨论生育力保存对疾病预后的影响及化疗可能带来的生育风险等，并及时转诊至生殖科。在后续治疗的每个阶段，相关科室医生均应与患者交流生育相关信息，并与患者充分讨论各种治疗手段对生育的影响和相应对策，并做好病历记录。当然，对于已接受部分治疗的患者，同样可就生育力保存开展讨论并实施相关策略。多数研究结果显示，与患者开展生育力保存讨论可增强其长期抗癌的信心，从而增强其幸福感，提高生活质量。

生育力保存的原则包括全面的风险评估、详细的咨询沟通、充分知情同意、多学科合作和多种方法的灵活应用。生育力保存的开展不能妨碍抗癌治疗，更不能产生额外风险，应始终把患者的生命安全放在首位。

目前乳腺癌治疗时，临床常用的保存患者生育力的策略包括胚胎冻存、卵母细胞冻存、卵子体外成熟（IVM）技术、卵巢组织冻存，以及化疗期间联用促性腺激素释放激素激动剂（GnRH-a）等。

二、胚胎和卵母细胞冻存相关问题

2013 英国国家卫生与临床优化研究所（National institute for Health and Care Excellence，NIHCE）指南推荐对于因肿瘤或其他疾病而接受有损于生育力治疗的妇女可采用辅助生殖技术（assisted reproductive techology，ART）的胚胎冻存和卵母细胞冻存进行生育力保存。胚胎冻存是目前临床使用最广泛，而且技术最完善的生育力保存策略，在我国适用于青春期后的已婚女性，胚胎冻存现已成为一种成熟的生育力保存措施。适用于夫妇双方同意胚胎保存的已婚妇女，应告知未来使用冻存胚胎时需经夫妻双方同意。在部分国家捐赠的精子与癌症患者的卵子形成的胚胎，使用时仅由妇女单方决定便可。2018 年英国生育协会（British Fertility Society，BFS）指南提出癌症患者冻融胚胎移植的成功率与新鲜胚胎相似（D 级）。

未婚女性或不愿冻存胚胎的已婚女性可选择卵母细胞冻存，2018 年 BFS 指南指出卵母细胞冻存有可能获得和新鲜卵子相似的妊娠成功率（C 级）。已婚女性未来有离婚的可能性，因此卵母细胞冻存也是已婚女性的一种重要选择。玻璃化冷冻技术的发展极大地提升了卵母细胞冻存的成功率。对于已经进入青春期的女性而言卵母细胞冻存的妊娠率是否与育龄期女性相同目前还未知，但可考虑对她们进行卵巢刺激（controlled ovarian stimulation，COS）和卵母细胞玻璃化冷冻。2018 年 BFS 指南指出与胚胎冻存相比，卵母细胞冻存最关键的获益是使用时无需伴侣的同意。卵母细胞冻存在我国适用于青春期后的未婚女性，即通过冷冻未受精卵母细胞，保存其生育能力。随着玻璃化冷冻技术的完善，卵母细胞冷冻后复苏成功率得到提高。文献报道，单个玻璃化冷冻复苏卵子活产率为 6.4%，建议年龄 <38 岁的女性冷冻 15~20 个成熟（M Ⅱ 期）卵母细胞，从而保证该女性至少有 1 次活产的机会为 70%~80%，对于 38~40 岁的女性，若冷冻 25~30 个 M Ⅱ 期卵母细胞，则可保证其至少有 1 次活产的机会为 65%~75%。卵母细胞玻璃化冷冻技术在我国很多生殖中心已较为成熟和完善，在乳腺癌患者接受治疗前的有限时间内，通过促排卵方案获得更多优质的卵母细胞，而为乳腺癌患者争取更多的生育机会，让患者从中受益。近年来，对于不能推迟治疗的肿瘤患者，可采取卵巢未刺激情况下获取卵母细胞经体外培养成熟进行生育力保存。

在实施卵母细胞冻存和胚胎冻存之前常需要控制卵巢刺激和取卵，这个过程可能会延迟癌症开始治疗的时间，若进行生育力保存时出现任何并发症都将延迟癌症的治疗，因此 2018 年 BFS 指南指出对于一些肿瘤推迟治疗但不会影响预后的患者可实施卵巢刺激和取卵。通常从药物刺激卵巢促排卵开始至取卵需要 2 周的时间，化疗可以在取卵后 48h 内开始，对于需要手术或盆腔放疗的患者，取卵后需要更长的恢复时间。或者在手术切除肿瘤后或辅助放化疗前 2~4 周内进行卵巢刺激。肿瘤患者由于时间紧迫，不能采用传统的卵巢刺激方案。一项针对 2007—2013 年的 684 例接受性腺毒性治疗需进行生育力保存的女性进行卵巢刺激时机的研究表明，在月经周期的任何时间开始卵巢刺激，其结果都相似，对生育力保存无不利影响，这一结果支持了卵巢刺激不影响生育力保存这一概念。由于开展卵母细胞冻存用于恶性肿瘤患者生育力保存的时间尚短，恶性肿瘤是否会影响卵母细胞质量目前尚无足够的临床数据。有研究结果显示，存在 *BRCA1/2* 基因突变的患者，卵母细胞数量更少，质量更脆弱。如能受精成功，可以考虑在胚胎植入前进行基因检测和选择，从而避免遗传学缺陷向子代传递。

三、促排卵方案相关问题

关于采取胚胎冷冻进行生育力保存干预的安全性，主要存在两个方面的问题值得关注：①由于促排卵、体外受精、胚胎冻存等一系列操作，对乳腺癌患者的治疗至少可能被推迟 2 周；②促排卵所致超生理剂量的雌激素状态可能促进乳腺癌发展。文献报道，乳腺癌患者通过促排卵进行生育力保存，并不影响乳腺癌患者的复发率和死亡率。为了不延迟对乳腺癌的治疗，促排卵可根据患者在月经周期的不同阶段，选择相应促排卵方案。促排卵联合使用芳香化酶抑制剂来曲唑可以降低雌激素水平的同时，不显著降低获卵数。对于雌激素敏感的恶性肿瘤，使用来曲唑保持血清雌二醇（E2）水平在生理水平。与未使用来曲唑相比，使用来曲唑可显著降低最大血清 E2 水平。在随机或常规促排卵周期使用来曲唑并不影响促排卵时间、促性腺激素（Gn）剂量和总量。此外，使用来曲唑并没有改变在随机或常规促排卵周期中总的获卵数和获得的成熟卵子数、卵子成熟率或卵细胞质内单精子注射（ICSI）后受精率。

促排卵的拮抗剂方案使用 GnRH-a 扳机，可以使扳机后机体雌二醇水平迅速降低，卵巢过度刺激发生率低于采用人绒毛膜促性腺激素（hCG）扳机，而对临床妊娠和胚胎冷冻保存周期活产率无影响。育龄期乳腺癌患者生育力保存的促排卵获卵数量相较于正常育龄期女性，差异无统计学意义（$P>0.05$），二者单次冻胚移植活产率比较，差异也无统计学意义（$P>0.05$）。国内一些生殖中心对有生育需求的乳腺癌患者采用来曲唑微刺激方案进行促排卵，如上所述，该方案的安全性和有效性已被越来越多的研究所证实。

1. 常规促排卵

月经第二天开始进行拮抗剂方案常规促排卵。起始剂量和 Gn 剂量的调整都与传统促排卵方案治疗标准相同。Gn 起始剂量的选择应依据患者的年龄、体重指数

（BMI）、卵巢储备［计算窦卵泡数（antral follicle count，AFC）］。剂量的调整依据血清 E2 水平和卵泡大小来增加卵巢反应，同时减少卵巢过度刺激综合征的发生。每个患者促排卵的第 4 天评估药物用量，根据血清 E2 水平和卵泡大小，患者每天或几天复诊一次直至 hCG 或 GnRH 激动剂（GnRH-a）扳机日。当主导卵泡直径达到 12mm 时开始添加促性腺激素释放激素拮抗剂（GnRH-ant）来预防卵泡成熟前排卵，直至 hCG 或 GnRH-a 扳机日。如果患者有雌激素敏感的恶性肿瘤（如内膜癌或雌激素受体阳性乳腺癌），从促排卵开始每天给予来曲唑 2.5mg/5mg（根据患者的卵巢储备）直到扳机日。考虑到要保持雌激素敏感的恶性肿瘤的 E2 水平接近自然周期（<500pg/mL）的重要性，患者每次复诊都监测 E2 水平，来曲唑的最大剂量为 10mg/d。最后，当有两个卵泡平均直径达到 18mm，其余大卵泡直径 >13mm 时，用 hCG（10 000IU）扳机促使卵泡成熟，如果患者有 OHSS 的风险用 GnRH-a（醋酸亮丙瑞林 4mg）扳机。添加来曲唑的促排周期，当有两个卵泡平均直径达到 20mm，其余大卵泡直径 >13mm 时，用 hCG 或 GnRH-a 扳机。hCG 或 GnRH-a 扳机后 36h 阴道 B 超引导下穿刺取卵。根据 OHSS 发生的危险程度使用不同的扳机方案（图 12-1）。

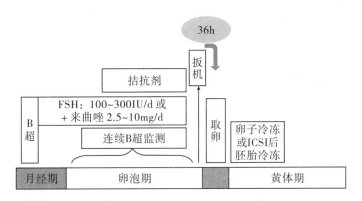

图 12-1　常规促排卵方案示意图（FSH= 卵泡刺激素；ICSI= 卵细胞质内单精子注射）

2. 随机启动促排

对于时间不接近月经第 1 天的患者，月经周期的阶段通过末次月经开始时间、超声或孕酮水平来评估。晚卵泡期定义为月经后 7d 并可见直径 >13mm 的卵泡、孕酮水平 <2ng/mL。黄体期为孕酮（progesterone，P）水平 >3ng/mL。卵巢刺激开始在最初检查的 2~3d 内。每次复诊需检测血清 E2、P、黄体生成素（LH）水平。

根据 Cakmak 等的描述，应用拮抗剂进行随机启动促排卵。随机启动促排卵方案中起始剂量和 Gn 剂量的调整都与传统促排卵方案治疗标准相同，具体如前所述。对于胚胎保存，将成熟卵母细胞进行 ICSI，所有的男性都没有不育病史，所有病例均进行 ICSI，以防止常规体外受精失败。根据胚胎的数量和质量，患者的年龄和意愿，保存第 3 天或第 5 天的胚胎。

如果癌症患者处于晚卵泡期，可采用如下两个治疗方案中的一个：

（1）如果卵泡群的主导卵泡直径 <12mm 且在自发的黄体生成素（LH）峰之前仍 <12mm，促排卵不加 GnRH-a；LH 峰后，当第二个卵泡群卵泡达到 12mm 时，为预防第二个 LH 峰，开始添加 GnRH-a。如果卵泡群的主导卵泡在自发的 LH 峰前直径达到 12mm，开始应用 GnRH-a，直至 hCG 或 GnRH-a 扳机。

（2）当主导卵泡直径达到 18mm 时，用 hCG 或 GnRH-a 诱发排卵。hCG 或 GnRH-a 扳机后 2~3d 开始促排卵。

如果患者处于黄体期或排卵后，开始促排卵不需要 GnRH-a。与常规促排卵相似，在周期晚期，当卵泡群直径达到 12mm 开始添加 GnRH-a 来预防第二个 LH 峰，用药直至 hCG 或 GnRH-a 扳机日。

随机启动卵巢刺激周期的长度明显长于常规启动周期。然而，在卵泡起始期晚期和黄体起始期周期中，卵巢刺激的时间相似。此外，在黄体期开始的患者中，在黄体早期或中期开始促排卵的周期长度没有差异。尽管所有组的每日促性腺激素使用量相似，但由于刺激时间较长，随机启动周期的促性腺激素使用量显著高于常规启动周期。晚卵泡期和黄体晚期促排卵周期中，卵泡的发育模式和血清 E2 水平的增长与常规促排卵周期相似。在随机启动方案中，GnRH 激动剂扳机可以触发适当的内源性 LH 激增和卵泡对 LH 的反应后随之增加的孕酮水平。在自发的 LH 峰后 7d 内，GnRH 激动剂可以再次激发内源性 LH 峰。一周内两次内源性 LH 激增并不影响卵母细胞产量和（或）成熟，且获得的总卵子数和成熟卵子数、卵母细胞成熟度和受精率在两种方案中相似。随机启动卵巢刺激方案中，我们证明了启动卵巢刺激并不需要黄体萎缩，黄体期孕酮水平和（或）黄体的存在并不会对卵泡同步发育、获得的成熟卵子数或受精率产生不利影响。此外，黄体期启动促排卵的患者，周期的长短不受血清孕酮水平以及卵巢刺激开始于黄体早期或中期的影响。因此，不管在月经周期的什么时候开始促排卵都可以得到相似的成熟卵子率和受精率。

3. 连续两次促排卵方案

紧密的随机启动促排卵是在第一个随机启动促排卵周期完成的 14d 内开始第二个随机启动促排卵周期。如果有意愿做第二个周期，应与肿瘤科医生沟通，并告知第二次取卵的预期时间，以保证肿瘤的治疗计划据此进行。所以准备进行紧密的随机启动促排卵的患者在第一次取卵后每 2~3d 做一次 B 超，监测窦卵泡的出现。一旦超声发现卵泡就开始第二个周期的促排卵。两个周期通常用相同的 Gn 启动量。对于初始卵巢刺激周期的低反应［根据窦卵泡数（AFC）的预期］，患者年龄，卵巢储备，癌症治疗类型，存在遗传性癌症易感性突变希望做胚胎植入前遗传学检测〔如胚胎植入前单基因遗传学检测（preimplantation genetic testing for monogenic，PGT-M）〕，以及对未来孩子数量有需求的情况决定了冷冻保存更多的卵子或胚胎，进行紧密的随机启动促排卵对具有上述情况的女性可能更有益。

　　Kaitlyn Wald 等报道采用基于拮抗剂的随机启动促排卵。在每个卵巢刺激周期开始前进行基础水平的超声检查，以评估窦卵泡数（AFC）。AFC 不是第一个周期开始的必要条件，也不影响促排开始的时间，然而，AFC 被用来决定第一个随机促排卵周期的促性腺激素的使用剂量。雌激素受体阳性乳腺癌患者在促排卵期间同时服用来曲唑或他莫昔芬。当至少两个卵泡平均直径达到 18~20mm 时，用 2 500~10 000IU 的 hCG 或 GnRH-a（醋酸亮丙瑞林，4mg）扳机促卵泡成熟。取卵时穿刺所有直径 >10mm 的卵泡，吸取卵泡液。冷冻保存所有第 3 天的胚胎。其研究结果显示，患者的平均年龄为 38 岁（30~43 岁），平均 AFC 为 8 个（3~14 个）。15 名女性中有 14 人（93%）进行了两次卵巢刺激周期。完成紧密的随机启动促排卵的平均时间为 33d（13~43d）。从第一个周期完成到第二个周期促排卵开始间隔的平均时间为 9d（0~14d），其中两名女性在乳腺癌新辅助化疗前进行了紧密的随机启动促排卵。15 名女性中有 11 人的卵母细胞或胚胎相对于第一个周期至少增加了1 倍。15 个周期中只有 1 个被取消。成熟卵率、受精率和获胚数在两个周期中基本一致。研究得出结论，紧密的随机启动促排卵可能是一种有效的最大限度地保留生育力的方法，即使在时间有限的情况下。在他们的研究中，如果在第一次取卵时看到直径 <10mm 的卵泡，则在第一次取卵时开始第二次刺激。如果在第一次取卵时没有小的卵泡存在，则推迟第二个周期，直到超声可见窦卵泡。根据经验，在卵巢储备较高（10mm 或 13mm 以上或更大的卵泡）的患者中，第二个周期开始间隔时间过短可能会因在第二个周期中无法看到窦卵泡和发育的卵泡而导致取消周期。这种延迟也可能仅仅是由于没有足够成熟的卵泡对卵泡刺激素（FSH）刺激有反应。新的、卵泡刺激素敏感的窦卵泡发育延迟可能是由于卵巢内孕酮水平高，或者仅仅是由于在多个黄体中很难看到窦卵泡。由于进行生育力保存的时间有限，在癌症人群中取消周期是令人担忧的。因此，他们认为需要一个监测阶段，直到黄体中出现新的窦卵泡，而不是一个固定的间隔开始，也许可以进行比平均 9d 的周期更短的间隔，但这需要更多的观察。另外，在第一次取卵时，考虑到在 2~10mm 范围内的一些卵泡为下一波的窦卵泡（即用于第二次刺激），因此不去抽吸每一个小卵泡。如果认为某人可能会继续第二次促排卵，我们通常会避免抽吸非常小的卵泡。这些在第一个周期结束时出现的小卵泡将继续对刺激作出反应，并在第二个周期中产生可受精的卵母细胞的可能性更大，因为大的卵泡与较高的成熟度相关。当见到窦卵

泡后，再进行第二个周期的促排卵。第二个周期开始的时间以及它与卵泡出现的周期的关系尚不清楚，值得进一步研究，但缩短第二个周期的开始时间将进一步减少癌症治疗的延误（图 12-2）。

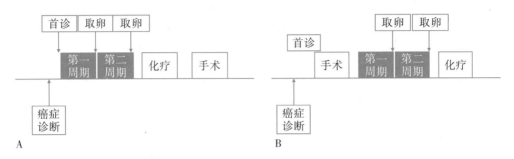

图 12-2　A.随机紧密促排卵开始于化疗前。B.随机紧密促排卵开始于手术后化疗前

因此，需要更多的临床研究来评估这一策略的有效性，特别是关于使用冷冻胚胎和随机启动周期的卵母细胞后的临床妊娠率和活产儿率。目前很少有数据来评估这些新方案的着床率和怀孕率。近期的一项回顾性研究发现，联合来曲唑促排卵与未添加来曲唑促排卵对成熟卵母细胞的数量无任何负面影响，两者间受精率、促性腺激素用量与时间无显著差异。另外，也有研究显示，在促排卵联合芳香化酶抑制剂对生育力保存的早期乳腺癌患者的血液循环中肿瘤 DNA 水平无显著影响，认为促排卵联合芳香化酶抑制剂对乳腺癌生育力保存是一项安全的方案。

总之，通过减少体外受精周期的总时间，随机启动卵巢刺激提供了一个显著的优势，在紧急情况下，卵巢刺激可以在一个随机周期时间启动，以保存生育能力，而不影响获卵数、成熟度或能力。这项技术可能会产生很大的影响，因为它将最大限度地减少治疗的延误，让每例患者在就诊后 2~3 周内继续癌症治疗，并可能为以前由于时间限制而没有机会的患者创造一个尝试保存生育力的机会。

四、超促排卵和取卵的相关问题

超促排卵时使用外源性促性腺激素可使多个卵泡发育成熟，可增加冻存卵母细胞数或胚胎数。对肿瘤患者进行卵巢刺激时毕竟不同于正常女性，2018 年 BFS 指南提出对肿瘤患者可采用特殊的卵巢刺激方案，以预防卵巢过度刺激综合征（OHSS），因此对麻醉风险和取卵路径都做了明确且详细的阐述。

在对肿瘤患者卵巢刺激和取卵进行生育力保存时需要注意以下事项：

（1）采取微刺激方案。该方案不延迟原发病治疗，目的是在最短的时间内获得良好的卵巢促排卵效果，缩短开始癌症或其他疾病治疗的时间。对罹患雌激素敏感性肿瘤的妇女可使用抗雌激素药物（来曲唑、枸橼酸氯米芬或他莫昔芬）进行促排卵（D 级）。

（2）预防卵巢过度刺激综合征。部分卵巢过度刺激综合征患者（重度）需要住院治疗，会进一步延误癌症开始治疗时间，因此，减少卵巢过度刺激综合征的发生尤为重要。肿瘤患者发生卵巢过度刺激综合征会增加静脉血栓栓塞症（venous thromboembolism，VTE）的发病风险。采用拮抗剂促排卵方案结合激动剂扳机可降低 OHSS 发生风险，且促排卵时间短（A 级）。

（3）治疗过程的风险。告知患者继发于原有的基础疾病或已经进行的治疗而增加的风险，比如血小板减少引起血肿和中性粒细胞减少引起感染的风险，必要时需给予抗生素治疗。

（4）麻醉风险。如果存在任何麻醉相关的危险因素，麻醉医生应在取卵前对其进行复查，如淋巴瘤患者的纵隔肿块。

五、卵子体外成熟技术相关问题

卵子体外成熟（in vitro maturation，IVM）技术的经典定义是指从窦卵泡中获得的未成熟卵丘 – 卵母细胞复合体在体外培养成熟的过程。从 1991 年的第 1 例 IVM 活产儿报道以来，全球已有 5 000~6 000 例 IVM 婴儿诞生。但是美国生殖医学协会仍然将 IVM 技术列为一项实验技术，未批准临床应用。在我国，部分生殖中心报道通过 IVM 技术成功助孕的案例，但是该技术尚未成为一种常规开展的技术。目前已有一些可行的临床促排方案并获得成功的案例，如自然周期方案联合 IVM，微刺激方案联合 IVM 等。对于患有卵巢癌、宫颈癌等的育龄期女性，IVM 可能避免性激素刺激肿瘤细胞的生长，给希望保存生育力的患者节省了宝贵的治疗时间，同时 IVM 为无法行促排卵的青春期前女性的生育力保存带来了新的选择。IVM 技术可以缩短卵巢刺激用药时间，避免促排卵导致的高雌激素状态，此外还可以与卵巢组织冷冻相结合，作为保存乳腺癌患者生育力的策略。

（一）获卵方案

常用获卵方案见前文相关章节，基于前期研究提示，在获取未成熟卵子前通过 hCG 启动可缩短卵母细胞受精时间，提高卵母细胞成熟率，进而提高妊娠率，因此多数自然周期 IVF-IVM 方案和温和刺激 IVF-IVM 方案都使用人类绝经期促性腺激素（hMG）/hCG 作为启动剂，均获得了良好的妊娠结局。GnRH-a 启动刺激内源性 FSH 和 LH 活性，在激素敏感的肿瘤和急症患者中更适合于生育力保存。此外，研究普遍认为 FSH 启动可提高多囊卵巢综合征（PCOS）妇女的卵母细胞成熟潜力和植入率，从治疗周期开始，用 FSH 或 hMG 刺激可增加窦卵泡数，从而增加所收集未成熟卵母细胞的数量。

（二）卵子的采集

1. 卵子采集时机

垂体促性腺激素和卵母细胞与相邻的卵 – 丘细胞之间的双向局部通讯对卵子核和细胞质的成熟至关重要。不管 IVM 培养液如何改善，卵子在体内的发育程度直接影响其在体外的成熟率、受精率、胚胎发育率及囊胚形成率。根据报道，LH 峰值出现后和排卵时卵泡液成分发生很大变化，这段时间卵子在体内的发育至关重要，所以 LH 峰后与取卵的间隔时间直接影响着不成熟卵子在体外的发育能力。研究证明，在取卵前 6h 观察到 LH 峰，卵母细胞在体外囊胚形成率可达 80%。此外，FSH 激增和滤泡抽吸之间的最佳时间为（54±7）h。但是由于没有其他报告重复同样的数据，关于 LH 峰和取卵间隔的最佳时间还需通过严谨的实验和回顾性分析获得。

2. 卵子采集方法

由于在卵子体外成熟 IVM 周期中卵泡显著减小（卵泡直径 2~12mm），卵母细胞回收程序比标准的 IVF 收集更困难。抽吸压力为 80~90mmHg，通常使用标准 IVF 周期 16 号或 17 号取卵针，或者 19 号 IVM 针（K–OPS–7035 R WHET–US，CookMedical）。此外，大多数进行 IVM 的中心还使用网状细胞过滤器过滤卵泡抽吸物。

现有的生育力保存主要是在损害性的化学治疗之前切除并储存卵巢皮质，原始卵泡可在冻存的卵巢皮质中长期保存，然后在原位或异位进行自体回植以恢复生育能力。然而，自体移植在有血源性白血病或卵巢转移高危癌症患者中重新引入癌细胞的风险。对于这些女性，只有在实验室中通过将冷冻保存的原始卵泡完全体外生长（IVG）和成熟为 MⅡ 期卵母细胞，才能安全地恢复生育力。此外，IVM 技术能避免对激素敏感肿瘤的癌症患者使用激素或减少激素量，可在月经周期的任何时候开始，2~10d 内即可完成，甚至可在黄体期回收卵母细胞，能避免癌症患者的延迟治疗，还可省去昂贵的药物和频繁的监测，是非常适合需立即行化疗的育龄期女性和青春期前女性癌症患者的生育力保存方法。研究显示，青春期前，特别是年幼女孩（4 岁及以下）在卵巢组织冷冻保存后进行 IVM 可显著降低成熟率，这就提出了当前 IVM 技术在这一年龄组中的应用问题。需通过进一步的研究来加深对卵巢生理学的理解、评估年幼女孩 IVM 技术的改进。

（三）IVM 技术面临的挑战与前景

相比于传统的 IVF 技术，IVM 因激素用量少或可不用激素，可在月经周期的任何时候开始，2~10d 内即可完成，减少了患者的经济负担和监测次数，在癌症患者生育力保存等方面的应用将日益增长。相对于上述几种生育力保存方法，应用IVM 技术进行女性生育力保存有以下几点优势：

（1）在抗癌治疗前只需短期促排卵，甚至不需要促排卵，不会延误患者的抗癌治疗。

（2）可以避免卵巢刺激引起的体内雌激素升高和发生 OHSS 的风险。

（3）不存在将肿瘤细胞再次植入患者体内的风险。

因此，近年来在女性生育力保存领域，IVM 技术逐渐受到了人们的重视。随着研究的深入，逐渐形成了新一代的 IVM 技术，即双相 IVM 技术（biphasic IVM）。双相 IVM 技术模拟卵母细胞在体内成熟的生理过程，使得卵母细胞成熟率和所获卵母细胞发育潜能得到了极大的提高。该技术已开始应用于多囊卵巢综合征不孕症患者的治疗，能够显著提高此类患者的卵母细胞成熟率、质量以及发育潜能。不久的将来，该技术可能会被逐渐应用到女性癌症生育力保存领域，这将极大地改善生育力保存的效率和安全性。

另外，IVM 技术也可以和卵巢组织冷冻技术联合使用以增加患者的妊娠概率。在此种情况下所获卵母细胞在 24h 内的成熟率为 16.1%，48h 的成熟率为 9.8%，总成熟率为 25.9%。但是，无论是单独使用还是与其他生育力保存方法联合使用，通过目前常规 IVM 系统所获成熟卵母细胞的发育潜能相当低下，临床妊娠率仅为14%，单胚胎植入率仅达 10%~15%，活产率为 7%。其临床结果比传统的 IVF/ICSI低 2~3 倍。这严重限制了 IVM 技术在女性生育力保存上的应用，表明 IVM 还有很多技术上的问题亟待解决或改善。

有研究显示，体外成熟和胚胎移植技术在 IVM 的培养条件导致卵母细胞或卵丘细胞转录组的改变，表观遗传修饰，如 DNA 甲基化或乙酰化，在体外和体内成熟的卵母细胞之间也是不同的。多项研究表明，IVM 卵子的受精潜力可能受到冷冻保存过程的影响，利用冻融后的 IVM 卵子获得活产儿的报道非常少。目前大量的动物实验模型在优化 IVM 培养系统和冻融技术，使其成熟率、受精率、胚胎形成率、囊胚形成率和活产率都能获得有效提升，并通过相应的安全性研究向人 IVM技术转化，以期能更加安全、有效地进入临床应用。

六、卵巢组织冻存相关问题

卵巢组织冻存（ovarian tissue cryopreservation，OTC）具有一次性保存大量卵子的优势，是青春期前女孩保留生殖功能的唯一选择，也是青春期和育龄期女性可行的选择，特别是在允许实施生育力保存时间很短的情况下。卵巢组织冻存适用于肿瘤、非肿瘤性疾病患者的生育力与卵巢内分泌功能的保护，最佳适应证是青春期前患者、放化疗无法延迟的患者以及患有激素敏感性肿瘤的患者。自 2004 年全球首例通过卵巢组织冻存自体移植技术诞生婴儿以来，截至 2019 年，全球已有 140 余名健康婴儿通过此技术诞生，该技术在欧洲等发达国家已作为临床常规，越来越多的证据表明其安全可靠。至今，中国首个卵巢组织冻存库已正式冻存卵巢组织 300 余例，成功移植 10 例。卵巢组织冻存不受生理周期的影响，无需超促排卵，不推迟放化疗开始时间；无论患者婚否，均可进行卵巢组织冻存；不仅能够有效保存患者的生育力，还能在一定程度上恢复卵巢的内分泌功能。当女性超过 35 岁时，卵巢储备功能就开始下降，所以对 38 岁以上的女性不建议进行 OTC，目前将 OTC 年龄上限定为 35 岁。

卵巢冷冻可分为卵巢皮质冷冻与完整卵巢冷冻。与卵母细胞冻存和胚胎冻存相比，一片卵巢组织有数百甚至上千个不同发育阶段的卵泡，日后可用于自体移植或分离卵泡体外培养为成熟卵母细胞，不依赖于患者的月经周期冻存，无需卵巢刺激，在癌症确诊后可立即进行腹腔镜下卵巢组织取材，或在癌症治疗手术时取材，不推迟放化疗开始时间。完整卵巢冷冻复苏移植可即刻恢复卵巢血供，减少缺血损伤，并能保存大量的卵泡，但目前操作技术尚不成熟。对于肿瘤患者，卵巢组织中有潜在的携带肿瘤细胞的风险，可能导致肿瘤细胞再种植，所以全卵巢冷冻技术仍然仅为实验性技术。

医生通过腹腔镜获取卵巢组织，将含有大量始基卵泡的卵巢皮质切割成小条块状组织。然后采用慢速冷冻或玻璃化冷冻的方法将小条状卵巢皮质组织冷冻保存。当患者需要恢复生育能力时，医生将卵巢皮质解冻并植入盆腔（卵巢髓质内或盆腔腹膜下）以恢复其卵巢内分泌功能和生育功能。

卵巢皮质被植入患者体内后，有 95% 的患者可以恢复卵巢内分泌功能并形成月经。植入体内的卵巢皮质的功能通常能够维持 4~5 年，但具体时间取决于在冷冻时卵巢皮质内始基卵泡的密度。冷冻时患者的年龄、冷冻前是否接受过放疗 / 化疗等因素均可影响植入卵巢皮质功能维持的年限。在卵巢皮质组织移植入体内后，患者可以自然妊娠，也可以通过体外受精妊娠。目前没有确切的关于该技术妊娠率和活产率的数据，但是根据目前已有的文献报道，该技术的妊娠率和活产率分别为 30%~40% 和 25%~35%。

卵巢组织冷冻技术相对于胚胎或成熟卵母细胞冷冻存在以下几点优势：①卵巢组织冷冻适用于任何年龄的女性患者；②卵巢组织冷冻只需几天时间即可完成，不会延误患者的抗癌治疗；③该技术可以联合胚胎或成熟卵母细胞冷冻技术同时进行，增加生育力保存成功的概率。

卵巢组织移植分为原位移植和异位移植，各有优缺点，原位移植包括卵巢髓质、子宫阔韧带、卵巢囊或腹膜窗等，异位移植多选择腹壁、前臂、腹直肌等。原位移植的优点在于更靠近输卵管，所以只有原位移植有自然妊娠的可能；缺点是如果移植部位选择卵巢髓质或卵巢囊，移植片数量受卵巢体积的限制，且原位移植需进行侵入性操作。异位移植的优点包括避免侵入性操作，易获取卵泡，移植成本较低，若因放疗或手术后出现严重盆腔粘连而不适合移植时，可进行异位移植，但需通过辅助生殖技术（ART）才能妊娠。

通过手术将卵巢组织冻存，无须进行卵巢刺激取卵，对乳腺癌治疗的延迟时间最短，也是青春期前儿童唯一可用的生育力保存方式。乳腺癌患者经过治疗后，可以移植冻存的卵巢组织或联合 IVM 技术，使其获得生育力。全世界已报道多例通过卵巢组织冻存和原位卵巢组织自体移植成功而获得活产的案例报道。2016 年，中国完成首例冻存卵巢组织移植，2021 年，中国首例自体卵巢组织冻存移植后自然妊娠，且已顺利分娩。卵巢组织移植有将肿瘤细胞重新带入体内的风险，不建议 *BRCA* 基因突变携带者进行卵巢组织保存，因为有继发卵巢癌的风险，同时还要考量组织移植后隐匿性恶性细胞再生的潜在风险。虽然目前还无关于人类移植冻存卵巢组织后复发性癌症的文献报道，但是移植的卵巢组织可能重新引入肿瘤细胞，其安全性仍需要进一步研究，尤其是对存在 *BRCA* 基因突变的乳腺癌患者。

七、卵巢功能保护药物相关问题

（一）促性腺激素释放激素激动剂

在化疗前及化疗期间使用促性腺激素释放激素激动剂（GnRH-a）进行卵巢功能抑制（OFS），进而保护卵巢功能。GnRH-a 可通过竞争性结合促性腺激素释放激素受体，抑制垂体释放促卵泡生成素和黄体激素。GnRH-a 用于生育力保存的理论源自青春期前静息的卵巢组织对性腺毒性药物具有更好的耐受性。使用 GnRH-a 暂时抑制下丘脑—垂体—性腺轴，模拟青春期前女性内分泌环境，使卵巢免受放化疗损伤。通常在化疗前 1~2 周应用 GnRH-a，按照化疗疗程，GnRH-a 一般使用 3~6 个月。OFS 已应用于乳腺癌治疗数十年，早期研究证实，OFS 能够降低 50 岁以下乳腺癌患者的复发风险，改善生存。2009 年的一项关于 GnRH-a 在早期乳腺癌中的 meta 分析结果显示，没有足够的证据证实 GnRH-a 增加辅助化疗或他莫昔芬治疗的临床获益，OFS 的治疗地位开始变得模糊。2011 年一篇纳入了 28 项随机对照研究的 meta 分析显示，尽管 GnRH-a 治疗后的患者在化疗结束后有更高的月经复潮率和排卵率，降低卵巢早衰风险，但治疗后的妊娠率并无明显改善。也有研究表明，GnRH-a 对患者生育力保存有积极作用，可以提高乳腺癌患者化疗后妊娠率。目前各类指南和共识中，对于乳腺癌患者联用 GnRH-a 治疗的建议也不完全一致，一些指南认为，对乳腺癌患者采取 GnRH-a 治疗，进行生育力保存的证据尚不足，也有共识认为，在 ER 呈阴性的乳腺癌患者中，化疗联合 GnRH-a 治疗，可以降低患者的卵巢早衰风险，保护其生育力。由此可见，在乳腺癌患者化疗期间联用 GnRH-a 治疗的生育力保存策略，迄今仍然存在争议，需要通过大样本、前瞻性随机对照临床试验对此方案的有效性进行探究。

美国临床肿瘤学会（ASCO）2018 年的癌症患者生育力保护指南强调，GnRH-a 卵巢功能抑制方案的生育力保护作用证据不足，只有当证实卵母细胞冻存、胚胎冻存及卵巢组织冻存等生育力保存方法全都不适用的情况下，出于患者对 GnRH-a 抱有降低化疗所致卵巢功能损伤可能性的主观期望，对于年轻乳腺癌患者可给予 GnRH-a 治疗。2018 年中国抗癌协会乳腺癌专业委员基于新的循证医学证据，明确提出对于中高危绝经前激素受体阳性乳腺癌患者推荐接受 OFS 的内分泌治疗，低危患者推荐他莫昔芬单药治疗。2018 年英国生育协会（BFS）指南提出对患早期乳腺癌的绝经前女性，在化疗前立即开始并持续使用 GnRH-a，可暂时性抑制卵巢，部分性保护卵巢功能。

（二）鞘氨醇磷酸酯（sphingosine-1-phosphate，S1P）

在癌症治疗过程中，凋亡是卵泡数量减少并导致卵巢早衰的关键机制之一，神经酰胺和 S1P 在这个过程中发挥了重要的调控作用。神经酰胺能够使卵泡生长停滞、凋亡；与之作用相反，S1P 促进细胞生长、增殖、分化、细胞存活、迁移以及血管生成。S1P 能够抑制神经酰胺诱导的细胞死亡。在人类卵巢组织异种移植和小鼠卵巢实验中已经证实，S1P 能够显著降低化疗药物导致的卵巢组织中始基卵泡的凋亡和数量减少。在异种移植的人类卵巢组织中，S1P 能够增加血管密度，加速血管生成，显著增加卵巢基质细胞增生，减少组织缺氧和坏死，显著降低移植卵巢组织中卵泡的凋亡。S1P 能够显著降低在组织转运和慢速冷冻过程中卵巢皮质内始基卵泡的凋亡和闭锁，改善复苏后卵巢组织的质量。

在放疗过程中，S1P 对卵巢组织和卵泡也有显著的保护作用。在接受放射线之前给予 S1P 处理，可以显著增加卵泡数量，并且这个保护作用呈剂量依赖性，当给予较大剂量时，几乎可以完全保护始基卵泡和处于发育阶段的卵泡。

虽然 S1P 有较好的卵巢功能保护作用，但是 S1P 不能进行全身系统给药，只能在卵巢组织局部注射给药才能发挥作用。这是 S1P 应用的局限性。

（三）伊马替尼（imatinib）

伊马替尼是一种酪氨酸蛋白激酶抑制剂，能够抑制多种酪氨酸蛋白激酶受体

（receptor tyrosine kinases，RTKs），主要用于治疗慢性粒细胞白血病和某些类型的胃肠道间质细胞瘤。RTKs 在始基卵泡的形成、募集以及卵泡的成熟过程中发挥着重要的调控作用。近年来，人们观察到伊马替尼能够通过抑制 RTKs 延缓始基卵泡的募集，减少处于发育状态的卵泡。将伊马替尼和顺铂同时使用，可以减少始基卵泡的闭锁，增强受精能力，并改善妊娠结局。

虽然目前人们对卵巢功能保护剂的研究取得了一定的进展，但是 S1P 和伊马替尼对人类卵巢功能保护的有效性和安全性还有待进一步研究。有两点需要引起注意：①卵巢功能保护剂是否会干扰化疗药物的治疗效果，有待进一步验证；②患者在接受抗癌治疗后，DNA 受损的卵母细胞本该通过凋亡途径闭锁，但是 S1P 通过阻断凋亡过程将 DNA 受损的卵母细胞保存下来，这些 DNA 受损的卵母细胞在受精后是否会影响子代胚胎的发育和健康，还有待进一步的研究。

八、不同病情乳腺癌患者的生育力保存建议

（1）对于预后良好，有早发性卵巢功能不全（POI）中高风险或预期生育年龄 ≥ 40 岁的患者，建议进行生育力保存。

（2）对于雌激素受体（ER）/ 孕激素受体（PR）阳性的乳腺癌患者，内分泌治疗时间需要 5~10 年，对于有生育力保存需求的患者应尽早、积极地进行生育力保存。可实施卵巢组织冷冻，不建议实施卵巢刺激后卵母细胞冷冻，如果需要进行卵巢刺激，应用芳香化酶抑制剂（或他莫昔芬）促排卵和促性腺激素释放激素激动剂（GnRH-a）扳机以降低雌二醇水平；GnRH-a 有利于卵巢功能的保护，具有良好的安全性和有效性，推荐每月一次 GnRH-a 治疗，GnRH-a 治疗首选时间为化疗前 10~14d。

（3）对于 ER/PR 阴性乳腺癌，GnRH-a、卵巢刺激卵子冷冻和卵巢组织冷冻均是可供选择的生育力保存措施。化疗前间隔时间 >2 周者，可进行卵巢刺激后卵母细胞冷冻。如果距离化疗时间不足 2 周，应行卵巢组织冷冻保存。

（4）对 BRCA1/2 突变的乳腺癌患者实施卵巢组织冷冻时，建议在卵巢移植及完成生育后切除移植的卵巢组织。由于部分存在 BRCA 基因突变的患者选择在 35~45 岁完成生育后进行预防性双侧输卵管卵巢切除术，因此她们可能会更积极地寻求生育干预。但是研究结果显示，存在 BRCA1/2 基因突变的患者，卵母细胞数量更少，质量更脆弱，如果能受精成功，可以考虑在胚胎植入前进行基因检测和选择，从而避免遗传学缺陷向子代传递。Ⅳ期乳腺癌患者不建议进行卵巢组织冷冻。

图 12-3 为 "女性生育力保存临床实践中国专家共识" 中推荐的女性生育力保存的临床路径，不仅适用于乳腺癌。总之，不同情况的乳腺癌患者选择不同的生育

力保存方法。胚胎冻存技术成熟，应用广泛，但仅适用于已婚女性，且有可能导致卵巢过度刺激综合征。卵母细胞冻存技术逐渐成熟，适用于未婚女性。这两项技术为了提高妊娠率，往往需采取控制性促排卵以获得更多卵子，此过程中体内雌激素急剧升高并维持一段时间，尽管尚无相关证据，但卵巢刺激与乳腺癌长期风险增加的相关性仍然值得关注。卵巢皮质冻存的最佳适应证是青春期前、放化疗无法延迟及患有激素敏感性肿瘤者。促性腺激素释放激素激动剂（GnRH-a）应用于生育力保存的效果尚无定论，相关指南中对其保护卵巢功能、提高妊娠率的价值也存在争议。

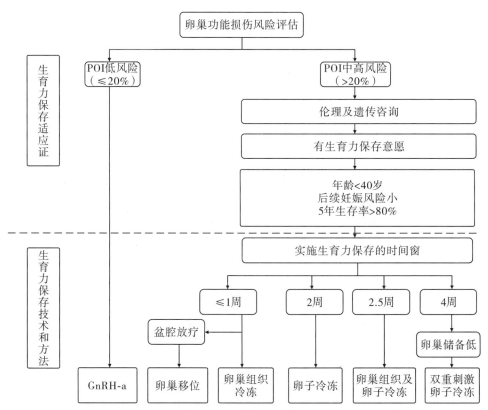

注：POI＝早发性卵巢功能不全；GnRH-a＝促性腺激素释放激素激动剂

图 12-3　女性生育力保存的临床路径

除了目前卵母细胞冻存、胚胎冻存、卵巢组织冻存等辅助生殖技术外，还有几项新技术即将问世，如果研究成功，可能会显著改变生育力保存领域，例如，通过干细胞技术、体外原始卵泡生长发育以及由人类原始卵泡填充的 3D 打印卵巢基质（人工卵巢）来预防化疗引起的卵巢损伤，这些都是在不久的将来可能转化为临床实践的进展。

九、乳腺癌术后妊娠的安全性及妊娠时机的选择

（一）乳腺癌术后妊娠的安全性

乳腺癌患者术后妊娠的安全性包括两个方面，一是母亲的肿瘤安全性，二是胎儿的存活和健康分娩。以前因为担心增加复发风险以及妊娠会中断治疗，许多乳腺癌患者尤其是激素受体阳性患者会被建议避免妊娠。但目前大多数回顾性研究结果显示，乳腺癌辅助治疗结束后的妊娠不会影响乳腺癌患者的生存结局。总体上，妊娠组的总生存（OS）率与对照组相似，甚至更好：在 ER 阳性治疗组，妊娠组和对照组间的生存无显著差异；在 ER 阴性治疗组，妊娠可以显著增加 OS。这些回顾性研究往往会受"健康母亲效应"的影响而存在一定的选择偏倚。为了避免这一效应，2012 年欧洲一项多中心回顾性研究入组了 333 例妊娠患者和配对的 874 例未妊娠患者。中位随访 4.7 年后发现，ER 阳性和 ER 阴性妊娠患者与不妊娠患者比较，两者的无病生存期（DFS）并无不同，相反，妊娠组的 OS 率更高（$P=0.03$）。妊娠改善乳腺癌患者预后的机制暂未明确，在此仅提出两种主流假说：极端水平的雌激素和孕酮 + 高水平的胎盘 hCG，起到内分泌疗法的作用；胎儿抗原假说认为与母体有共同抗原的胎儿细胞进入母体循环，诱导抗体清除潜在的转移细胞。因此，妊娠不一定对乳腺癌的生存与预后有保护作用，但也不会增加乳腺癌的复发和转移风险。

（二）妊娠时机的选择

乳腺癌的辅助治疗毫无疑问会降低育龄患者的生育能力，这部分群体在治疗结束后会有越来越多的生育需求，但往往面临许多生殖困境。2017 年，澳洲的一项 meta 分析入组了 16 项相关研究，基于总人群的统计分析发现，乳腺癌患者治疗后的妊娠率仅为 3%，妊娠患者中有 12% 经历过流产。与总人群的妊娠相比，乳腺癌治疗后幸存者的妊娠率下降 40%。因此，在治疗前提供生殖保障的相关信息、进行生殖保护对育龄期患者来说非常重要。关于乳腺癌辅助治疗是否会影响胎儿的顺利分娩，两项大型队列研究都提示乳腺癌幸存者的生育结局有一些负面风险。一项包含 5 752 例患者的研究发现，乳腺癌患者的流产比例相对较高（20%~44%）。另一项来自瑞典的队列研究认为，乳腺癌患者和健康者相比其生产风险包括剖宫产比例增高，胎儿低体重（<1 500g）以及早产（<32 周）较多。2015 年，一项来自欧洲的研究比较了乳腺癌治疗后使用辅助生殖技术（ART）的安全性。研究共入组 198 例患者，其中 25 例接受 ART。结果显示：两组间病理学特征相似，ART 组肿瘤组织学分级 3 级较少；90% 的患者接受辅助化疗，50% 的患者激素受体敏感；

ART 组患者的乳腺癌诊断时年龄更大，妊娠时年龄较大，且流产比例更高；自然组足月妊娠率为 77%，ART 组为 76%；两组预后没有显著差异。

2013 年 ASCO 推荐，尽管缺乏高级别前瞻性研究的证据，目前罹患癌症后妊娠以及各项生育保障措施的实施，即使在激素受体阳性的癌症患者中也不会增加癌症复发风险。除了遗传性基因综合征以及妊娠期子宫暴露于一些化疗药物下，目前也没有证据显示癌症病史、癌症治疗以及生育保障措施会增加后代发生癌症和先天性畸形的风险。

临床上通常推荐乳腺癌患者至少等治疗结束后 2 年再考虑妊娠，以避开复发风险高峰。一些报道显示，自乳腺癌诊断至妊娠的中位时间在 2.4 年左右相对安全。但也有研究认为不一定要等待 2 年再考虑妊娠，对于相对早期局限的疾病，完成治疗 6 个月内妊娠并不会影响患者的预后。已发表的结果表明，诊断和怀孕之间较长的间隔似乎更安全。Clark 等报道了乳腺癌患者在诊断后 6~24 个月怀孕的生存率为 78%，而在乳腺癌治疗后的前 6 个月怀孕的生存率只有 54%。Clark 和 Chua 对 136 名女性患者进行了类似的研究，结果显示，间隔 2 年怀孕的患者的 5 年生存率上升到 92%，而间隔 6 个月怀孕的患者的 5 年生存率上升到 59%。在一组包含 96 例女性患者的研究中，Sankila 等的报告显示，与对照组相比，妊娠组的女性生存率更高。对于激素受体阳性患者，由于内分泌治疗时间延长，生育时机的选择会比较为难，但目前并没有提前妊娠不利于疾病转归的证据。考虑到卵母细胞的成熟，一般建议化疗结束后至少 6 个月再考虑生育，内分泌治疗至少撤退 3~6 个月后再考虑生育。有限的数据显示，乳腺癌患者有 30% 的哺乳成功概率，在获得实用咨询和有效信息后可以考虑哺乳。

参考文献

[1] Lavery SA, Islam R, Hunt J, et al. The medical and ethical challenges of fertility preservation in teenage girls: a case series of sickle cell anaemia patients prior to bone marrow transplant. Hum Reprod, 2016, 31(7): 15011507.

[2] Stoop D, Cobo A, Silber S. Fertility preservation for agerelated fertility decline.Lancet, 2014, 384(9950): 13111319.

[3] 杜天奇，高靓，李红，等. 完整卵巢冷冻及移植研究现状及 进展. 现代妇产科进展，2019，28(11): 869–870, 874.

[4] Rodriguez-Wallberg KA, Oktay K. Recent advances in oocyte and ovarian tissue cryopreservation and transplantation. Best Pract Res Clin Obstet Gynaecol, 2012, 26 (3):391–405.

[5] Practice Committee of American Society for Reproductive Medicine. Ovarian tissue cryopreservation: a committee opinion. Fertil Steril, 2014, 101(5): 1237–1243.

[6] Kim SS. Assessment of long term endocrine function after transplantation of frozen-thawed human

ovarian tissue to the heterotopic site: 10 year longitudinal follow-up study . J Assist Reprod Genet, 2012, 29(6): 489–493.

[7] Bedaiwy MA, Abou-Setta AM, Desai N, et al. Gonadotropinreleasing hormone analog cotreatment for preservation of ovarian function during gonadotoxic chemotherapy: a systematic review and meta-analysis. Fertil Steril, 2011, 95(3): 906–914, e901–904.

[8] Early Breast Cancer Trialists' Collaborative Group (EBCTCG). Effects of chemotherapy and hormonal therapy for early breast cancer on recurrence and 15-year survival: an overview of the randomised trials. Lancet, 2005,365(9472):1687–1717.

[9] Goel S, Sharma R, Hamilton A, et al. LHRH agonists for adjuvant therapy of early breast cancer in premenopausal women[CD]. Cochrane Database Syst Rev, 2009(4): Cd00 4562.

[10] Oktay K, Harvey BE, Partridge AH, et al. Fertility Preservation in Patients With Cancer:ASCO ClinicalPractice Guideline Update. J Clin Oncol, 2018, 36(19): 1994–2001.

[11] 中国抗癌协会乳腺癌专业委员会，胡夕春 . 中国早期乳腺癌卵巢功能抑制临床应用专家共识 (2018 年版). 中国癌症杂志，2018，28(11): 871–880.

[12] Chen W, Zheng R, Baade PD, et al. Cancer statistics in China, 2015. CA Cancer J Clin, 2016, 66(2): 115–132.

[13] Paluch-Shimon S, Pagani O, Partridge AH, et al. ESO-ESMO 3rd International Consensus Guidelines for Breast Cancer in Young Women (BCY3) . Breast, 2017, 35: 203–217.

[14] 刘敬，万琪，李卉，等 . 年轻乳腺癌患者生育愿望和生育力保存认知调查 . 生殖医学杂志，2020，29(8):1085–1089.

[15] Gerstl B, Sullivan E, Ives A, et al. Pregnancy outcomes after a breast cancer diagnosis: a systematic review and Meta-analysis. Clin Breast Cancer, 2018, 18(1):e79–e88.

[16] 吴怡媚，金丽，黄荷凤 . 乳腺癌患者生育力保存策略研究现状 . 中华妇幼临床医学杂志（电子版），2020, 16(2):5.

[17] 方依寒，赵毅 . 乳腺癌临床治疗与生殖保护相关问题 . 中国实用外科杂志，2019，39(8):864–867.

[18] 史艳彬，邵小光 . 大连市医患双方对年轻癌症患者生育力保存认知现状的调查研究 . 生殖医学杂志，2019，28(1): 80–84.

[19] Zhang Y, Dian L, Wei X, et al. Physicians′ attitudes towards reproduction in young patients with early breast cancer in China. Breast Cancer Res Treat, 2020, 184(2): 567–583.

[20] 田昭，祝洪澜 . 伴乳腺癌易感基因突变的年轻乳腺癌患者生育相关问题 . 中国医学前沿杂志（电子版），2020, 12(3):12–18.

[21] Wang Y, Chen H, Ju K, et al. Female oncofertility attitude and knowledge: a survey of reproductive health professionals in Shanghai, China. Future Oncol, 2019, 15(4):371–379.

[22] 张巧利，吴瑞芳 . 英国生育协会 “医源性原因女性生育力保存策略与实践指南（2018 版）” 解读 . 中华生殖与避孕杂志 ,2020,40 (4): 344–351.

[23] 中国妇幼保健协会生育力保存专业委员会 . 女性生育力保存临床实践中国专家共识 . 中华生殖与避孕杂志 ,2021,41(5): 383–391.

[24] Son WY, Henderson S, Cohen Y, et al. Immature oocyte for fertility preservation. Front Endocrinol, 2019, 10:464.

[25] Wald K, Cakmak H, Mok-Lin E, et al. Back-to-back random-start ovarian stimulation prior to chemotherapy to maximize oocyte yield. Journal of Assisted Reproduction and Genetics, 2019, 36(6).

[26] 王宇晴，张云山 . 优化的助孕策略 —— 人未成熟卵的体外成熟 . 现代妇产科进展，2020, 29(10):3.

[27] Hunt S, Vollenhoven B. Fertility preservation in women with cancer and afterward. Climacteric,

2019, 22(6):579–583.

[28] Melo AS, Paula CTV, Rufato MAF, et al. Fertility optimization in women with cancer:from preservation to contraception. JBRA Assist Reprod, 2019, 23(4):418–429.

[29] Claudia, González-Ortega, Raul, et al. Natural-cycle in vitro fertilization (IVF) combined with in vitro maturation in infertile patients with polycystic ovarian syndrome (PCOS) requiring IVF. Taiwan J Obst Gyneco, 2019, 58(2):192–195.

[30] El Hachem H, Sonigo C, Benard J, et al. Comparison of GnRH agonist and hCG for priming in vitro maturation cycles in cancer patients undergoing urgent fertility preservation. PLoS One, 2018, 13(12):e0208576.

[31] Lonergan P, Fair T. Maturation of oocytes in vitro. Ann Rev Anim Biosci, 2016, 4:255–268.

[32] Flageole C, Toufaily C, Bernard DJ, et al. Successful in vitro maturation of oocytes in a woman with gonadotropin-resistant ovary syndrome associated with a novel combination of FSH receptor gene variants:a case report. J Assist Reprod Genet, 2019, 36(3):425–432.

[33] Chatroudi MH, Khalili MA, Ashourzadeh S, et al. Growth differentiation factor 9 and cumulus cell supplementation in in vitro maturation culture media enhances the viability of human blastocysts. Clin Exp Reprod Med, 2019, 46(4):166–172.

[34] Telfer EE. Future developments:In vitro growth (IVG) of human ovarian follicles. Acta Obstet Gynecol Scand, 2019, 98(5):653–658.

[35] Karavani G, Schachter-Safrai N, Revel A, et al. In vitro maturation rates in young premenarche patients. Fertil Steril, 2019, 112(2):315–322.

[36] Sanchez F, Lolicato F, Romero S, et al. An improved IVM method for cumulus-oocyte complexes from small follicles in polycystic ovary syndrome patients enhances oocyte competence and embryo yield. Hum Reprod, 2017, 32 (10):2056–2068.

[37] Siristatidis CS, Maheshwari A, Vaidakis D, et al. In vitro maturation in subfertile women with polycystic ovarian syndrome undergoing assisted reproduction. Cochrane Database Syst Rev, 2018, 11:CD006606.

[38] Escrich L, Pellicer A, Meseguer M. Let's rescue oocytes:in vitro maturation 2.0 is coming. Fertil Steril, 2018, 110(4):638–639.

[39] Telfer EE. Progress and prospects for developing human immature oocytes in vitro. Reprod, 2019, 158(5):45–54.

[40] Anderson RA, Wallace WHB, Telfer EE. Ovarian tissue cryopreservation for fertility preservation:clinical and research perspectives. Hum Reprod Open, 2017, 2017 (1):hox001.

[41] Creux H, Monnier P, Son WY, et al. Immature oocyte retrieval and in vitro oocyte maturation at different phases of the menstrual cycle in women with cancer who require urgent gonadotoxic treatment. Fertil Steril, 2017, 107(1):198–204.

[42] Sukur YE, Ozkavukcu S, Ilhan FC, et al. Random start controlled ovarian hyperstimulation for fertility preservation during incidental pregnancy:a case report of blastocyst vitrification from in vitro matured oocytes. Gynecol Endocrinol, 2019, 35(7):564–566.

[43] Roesner S, Hecht S, Germeyer A, et al. Successful in vitro maturation for urgent fertility preservation despite hormonal contraception by continuous progestin application. Gynecol Endocrinol, 2019, 35(4):298–300.

[44] Cakmak H, Katz A, Cedars MI, et al. Effective method for emergency fertility preservation: random-start controlled ovarian stimulation. Fertility & Sterility, 2013, 100(6):1673–1680.

[45] Turan V, Bedoschi G, Moy F, et al. Safety and feasibility of performing two consecutive ovarian stimulation cycles with the use of letrozole-gonadotropin protocol for fertility preservation in breast cancer patients. Fertility & Sterility, 2013, 100(6):1681.

[46] Rothé F, Lambertini M, Goldrat O, et al. Circulating Tumor DNA to Interrogate the Safety of Letrozole-Associated Controlled Ovarian Stimulation for Fertility Preservation in Breast Cancer Patients. Front Oncol, 2021, 11:686625.

[47] Wang R, Kim BV, van Wely M, et al. Treatment strategies for women with WHO group II anovulation: systematic review and network meta-analysis. BMJ, 2017, 356:j138.

[48] Franik S, Eltrop SM, Kremer JA, et al. Aromatase inhibitors (letrozole) for subfertile women with polycystic ovary syndrome. Cochrane Database Syst Rev, 2018, 5:CD010287.

[49] Polyzos NP, Tzioras S, Badawy AM, et al. Aromatase inhibitors for female infertility: a systematic review of the literature. Reprod Biomed Online, 2009, 19:456–471.

[50] Haas J, Bassil R, Meriano J, et al. Does daily co-administration of letrozole and gonadotropins during ovarian stimulation improve IVF outcome? Reprod Biol Endocrinol, 2017, 5:70.

[51] Haas J, Casper RF. In vitro fertilization treatments with the use of clomiphene citrate or letrozole. Fertil Steril, 2017, 108:568–571.

[52] Tulandi T, Martin J, Al-Fadhli R, et al. Congenital malformations among 911 newborns conceived after infertility treatment with letrozole or clomiphene citrate. Fertil Steril, 2006, 85:1761–1765.

[53] Sharma S, Ghosh S, Singh S, et al. Congenital malformations among babies born following letrozole or clomiphene for infertility treatment. PLoS ONE, 2014, 9:e108219.

[54] Azim AA, Costantini-Ferrando M, Oktay K. Safety of fertility preservation by ovarian stimulation with letrozole and gonadotropins in patients with breast cancer: a prospective controlled study. J Clin Oncol, 2008, 26:2630–2635.

[55] Oktay K, Hourvitz A, Sahin G, et al. Letrozole reduces estrogen and gonadotropin exposure in women with breast cancer undergoing ovarian stimulation before chemotherapy. J Clin Endocrinol Metab, 2006, 91:3885–3890.

[56] Boots CE, Meister M, Cooper AR, et al. Ovarian stimulation in the luteal phase: systematic review and meta-analysis.J Assist Reprod Genet, 2016, 33(8): 971–980.

[57] von Wolff M, Capp E, Jauckus J, et al. Timing of ovari stimulation in patients prior to gonadotoxic therapy: an analysis of 684 stimulations. Eur J Obstet Gynecol Reprod Biol, 2016, 199: 146–149.

[58] Wolff M V, Germeyer A, Liebenthron J, et al. Practical recommendations for fertility preservation in women by the FertiPROTEKT network. Part II: fertility preservation techniques. Arch Gynecol Obstet, 2018, 297(1): 257–267.

[59] Kuang Y, Hong Q, Chen Q, et al. Luteal-phase ovarian stim-ulation is feasible for producing competent oocytes in women undergoing in vitro fertilization/intra cytoplasmic sperm injection treatment, with optimal pregnancy outcomes in frozen-thawed embryo transfer cycles. Fertil Steril, 2014, 101(1): 105–111.

[60] Moffat R, Pirtea P, Gayet V, et al. Dual ovarian stimulation is a new viable option for enhancing the oocyte yield when the time for assisted reproductive technnology is limited. Reprod Biomed Online, 2014, 29(6): 659–661.

[61] Oktay K, Turan V, Bedoschi G, et al. Fertility preservation success subsequent to concurrent aromatase inhibitor treatment and ovarian stimulation in women with breast cancer. J Clin Oncol, 2015, 33(22): 2424-2429.

[62] Cobo A, García-Velasco J, Domingo J, et al. Elective and onco-fertility preservation: factors related to IVF outcomes. Hum Reprod, 2018, 33(12): 2222–2231.

[63] Iussig B, Maggiulli R, Fabozzi G, et al. A brief history of oocyte cryopreservation: arguments and facts. Acta Obstet Gynecol Scand, 2019, 98(5): 550–558.

[64] Doyle JO, Richter KS, Lim J, et al. Successful elective and medically indicated oocyte vitrification and warming for autologous in vitro fertilization, with predicted birth probabilities for fertility

preservation according to number of cryopreserved oocytes and age at retrieval. Fertil Steril, 2016, 105(2): 459–466.e2.

[65] Cohen Y, St-Onge-St-Hilaire A, Tannus S, et al. Decreased pregnancy and live birth rates after vitrification of in vitro matured oocytes. J Assist Reprod Genet, 2018, 35(9):1683–1689.

[66] Dolmans MM, Luyckx V, Donnez J, et al. Risk of transferring malignant cells with transplanted frozen-thawed ovarian tissue. Fertil Steril, 2013, 99(6): 1514–1522.

[67] Mortimer D, Cohen J, Mortimer ST, et al. Cairo consensus on the IVF laboratory environment and air quality: report of an expert meeting. Reprod Biomed Online, 2018,36(6): 658–674.

[68] Bastings L, Liebenthron J, Westphal JR, et al. Efficacy of ovarian tissue cryopreservation in a major European center. J Assist Reprod Genet, 2014, 31(8): 1003–1012.

[69] Beckmann MW, Lotz L, Toth B, et al. Concept paper on the technique of cryopreservation, removal and transplantation of ovarian tissue for fertility preservation. Geburt shilfe Frauenheilkd, 2019, 79(1): 53–62.

[70] Donnez J, Dolmans MM. Ovarian tissue freezing: current status. Curr Opin Obstet Gynecol, 2015, 27(3): 222–230.

[71] 李贺梅，赵义清. 女性癌症患者生育能力保存. 中华生殖与避孕杂志，2019，39(7): 586–591.

[72] Azim AA. Costantini Ferrando M, Oktay K. Safety of fertility preservation by ovarian stimulation with letrozole and gonadotropins in patients with breast cancer: a prospective controlled study. J Clin Oncol, 2008, 26(16):2630–2635.

[73] Azim HA. Kroman N, Paesmans M, et al. Prognostic impact of pregnancy after breast cancer according to estrogen receptor status: a multicenter retrospective study. J Clin Oncol, 2013, 31(1):73–79.

[74] Barnabei A, Strigari L, MarchettiP, et al. Predicting ovarian activity in women affected by early breast cancer: a meta-analysis based nomogram. Oncologist, 2015, 20(10).1111–1118.

[75] Barrie P. Anti-Müllerian hormone levels and evolution in women of reproductive age with breast cancer treated with chemotherapy. Eur J Cancer, 2017, 74:1–8.

[76] Chen W, Zheng R, Baade PD, et al. Cancer statistics in China. CA Cancer J Clin, 2016,66(4):115–132.

[77] Chien AJ, Chambers J, Mcauley F, et al. Fertility preservation with ovarian stimulation and time to treatment in women with stage II~III breast cancer receiving neoadjuvant therapy. Breast Cancer Res Treat, 2017, 165(1):151–159.

[78] Codacci Pisanelli G, Del L, Del M, et al. Mechanisms of chemotherapy- induced ovarian damage in breast cancer patients. Crit Rev Oncol Hematol, 2017, 113, 90–96.

[79] Constance ES, Moravek MB, Jeruss JS. Strategies to maintain fertility in young breast cancer patients. Cancer Treat Res, 2018, 60:1–13.

[80] Clark RM, Reid J. Carcinoma of the breast in pregnancy and lactation. Int J Radiat Oncol Biol Phys, 1978, 4(7-8):693–698.

[81] Clark RM, Chua T. Breast cancer and pregnancy: the ultimate challenge. Clin Oncol, 1989, 1(1):11–18.

[82] Sankila R, Heinävaara S, Hakulinen T.Survival of breast cancer patients after subsequent term pregnancy: "healthy mother effect". Am J Obstet Gynecol ,1994,170(3):818–823.

[83] Dabrosin C. An overview of pregnancy and fertility issues in breast cancer patients. Ann Med, 2015, 47(8):673–678.

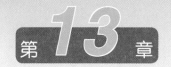

男性乳腺癌

一、概 述

男性乳腺癌（male breast cancer，MBC）是一种少见的恶性肿瘤，临床上易漏诊，发现时病期较晚，常导致预后不佳。由于病例少见，难以进行大样本的临床试验，基础研究也少有涉及，因此男性乳腺癌的治疗与女性乳腺癌相似，但是两者存在着重要差异。近年来，男性乳腺癌的发病率有逐年上升的趋势，随着新发病例的不断增加，有关男性乳腺癌发病及规范化治疗等方面的研究越来越受到重视。本章从流行病学、高危因素、临床病理特点、诊疗及预后等方面来详细阐述男性乳腺癌的特点。

二、男性乳腺癌的流行病学

男性乳腺癌发病率较低，占全部乳腺癌的不足 1%，女性、男性乳腺癌发生比例约为 122∶1。男性乳腺癌可于任何年龄发病，中位发病年龄为 72 岁，而女性为 61 岁。与女性乳腺癌相比，男性患者发病年龄更大，肿瘤分期及分级更高，激素受体阳性比例也更高。随着年龄的增长，男性乳腺癌的发病率呈上升趋势，70 岁左右达到平台期。与女性乳腺癌发病双峰的特点不同，男性乳腺癌呈单峰发病。2011 年的研究纳入过去 40 年全球多个国家共 459 846 例女性、2 665 例男性乳腺癌患者的资料，结果发现女性、男性乳腺癌平均发病率为 66.7/10 万和 0.40/10 万，平均发病年龄为 61.7 岁和 69.6 岁（图 13-1）。

近年来，男性乳腺癌的发病呈逐年上升趋势。美国 SEER 数据库显示，男性乳腺癌的发病率从 1975 年到 2004 年有轻微的上升（0.9/10 万上升到 1.2/10 万）。非洲和印度的男性乳腺癌发病率也在逐渐上升，同时患者年龄下降，进展期患者比例增加。我国男性乳腺癌发病率同样呈上升趋势，调查显示 1995—1999 年广东省

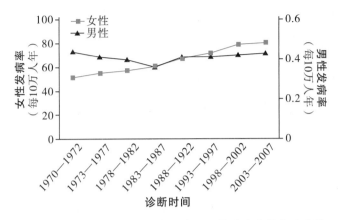

图 13-1　1970—2007 年全球女性和男性乳腺癌的发病率情况

中山市男性、女性乳腺癌发病率分别为 0.13/10 万和 14.32/10 万，较 1970—1999 年的数据有所上升（0.11/10 万和 10.07/10 万）。

男性乳腺癌的发病率在不同地区和不同种族间也存在一定差异。据报道，男性乳腺癌发病率最高的国家是以色列，为 1.24/10 万，随后是菲律宾、意大利和法国。男性乳腺癌发病率最低的国家是泰国，仅为 0.16/10 万，紧随其后的是日本、新加坡和哥伦比亚。我国男性乳腺癌的发病率约为 0.5/10 万，占全部乳腺癌的 0.82%~1.2%。在美国，黑人的男性乳腺癌病率最高（1.65/10 万），其次是白人（1.31/10 万），西班牙裔人、亚裔人及太平洋上的岛民最低。

男性乳腺癌的死亡率较女性乳腺癌高，可能与发现较晚、病情较重有关。美国和欧盟 20 世纪 90 年代男性乳腺癌死亡率约为 0.2/10 万。我国 29 个省市 1973—1975 年的肿瘤死亡回顾调查显示，男性乳腺癌的死亡率为 0.06/10 万。天津市肿瘤医院 1980—2012 年收治的资料完整的男性乳腺癌患者共 150 例，平均发病年龄为 59 岁，最小 26 岁，最大 83 岁；5 年和 10 年总生存（OS）率分别为 72.9% 和 53.9%，而同期女性乳腺癌的 5 年和 10 年 OS 为 83.2% 和 68.5%，均有显著统计学差异。

三、男性乳腺癌的危险因素

男性乳腺癌发病原因复杂，机制尚未明确。目前认为可能与几个因素有关：年龄、种族、性激素水平异常、乳腺癌家族史、遗传学因素以及职业和环境因素等。

（一）年　龄

与大多数恶性肿瘤一样，男性乳腺癌的发病率随着年龄增长而增加，在 70 岁时达到最高。Cardoso 等的大型回顾性研究显示，年龄 ≤ 50 岁的男性乳腺癌患者仅占 10%，诊断年龄中位数为 68 岁。在 Masci 等的研究中，诊断年龄中位数为 65 岁，而女性诊断乳腺癌患者的诊断中位年龄为 61 岁。

（二）种　族

在美国，无论是男性或是女性，黑种人较白种人或其他种族的人，乳腺癌的患病率更高。此外，男性黑种人通常肿瘤更大，分级更高，有更多的淋巴结转移，较少为激素受体阳性。Chavez-Macgregor 等研究了加利福尼亚州 2005—2009 年诊断为男性乳腺癌的 606 例患者，发现非西班牙裔黑种人男性更易患三阴性乳腺癌且预后更差。O'Malley 等的研究发现，男性乳腺癌患者中，白种人的 5 年 OS 为 66%，黑种人为 57%，而其他种族 / 民族的人为 75%，同时，黑种人男性乳腺癌患者的肿瘤分期更高，表明黑种人男性乳腺癌患者的预后最差。但目前尚不清楚这种种族差异是由于生物学差异、诊断延迟还是治疗缺失造成的。

（三）性激素水平异常

雌激素水平增高是罹患乳腺癌的重要危险因素。增加外源性雌激素可能会诱发乳腺癌。有研究报道使用雌激素治疗前列腺癌以及变性人服用雌激素后继发乳腺癌的情况。小规模的研究发现，男性乳腺癌患者的血清或尿液中的雌激素水平高于正常人。另有研究报道头胎男孩发生乳腺癌的风险是其弟弟们的 1.71 倍，原因是他们暴露于较高的子宫内雌激素中。

雄激素可能通过抑制细胞的增殖从而对乳腺组织起到保护作用。DNA 结合处发生的雄激素受体基因突变可能与男性乳腺癌发生有关。一项包含 43 例男性乳腺癌患者的研究中，免疫组织化学检测出的雄激素受体表达与男性乳腺癌生存率密切相关。此外，雄激素水平下降，使雌激素水平相对较高，从而增加男性乳腺癌的患病风险，包括有睾丸疾病者，如睾丸未降、畸形、睾丸炎、先天性睾丸发育不全伴染色体异常（Klinefelter 综合征，即克兰费尔特综合征，又称细精管发育障碍症、XXY 综合征）等可导致这种情况。Klinefelter 综合征是一种性染色体异常疾病，患者的性染色体中多了一个 X 染色体，核型为（47,XXY），是人类最常见的染色体异常，也是由于染色体增加而导致的第二大常见疾病。临床表现为睾丸发育不全，不育或生精障碍，男性乳房发育，身材过高和骨骼比例失常，促性腺激素（促卵泡激素、黄体生成素）升高，睾酮水平降低等，在男性人群中发病率为 0.1%。Klinefelter 综合征患者体内促性腺激素增加，伴随雄激素减少，导致雌 / 雄激素比例升高。目前认为，雄 / 雌激素比例失衡可能导致乳腺导管上皮细胞异常增殖，进而发展为浸润性乳腺癌，其乳腺癌的发病率可为正常男性的 20~50 倍，与女性乳腺癌的发病率相近。瑞典的一组包含 93 例男性乳腺癌的报道发现，7.5% 的患者患有 Klinefelter 综合征。该方面的流行病学研究数量不多，最大的一项队列研究包括 3 518 例经细胞遗传学诊断为 Klinefelter 综合征的男性，这部分人的男性乳腺癌发生率和病死率分别超出一般人群 19 倍和 58 倍。

慢性肝脏疾病如肝硬化、慢性酒精肝和血吸虫性肝硬化患者与男性乳腺癌患病风险增高有关。肝脏疾病导致体内雌激素灭活减少，使其水平相对升高，也可诱发乳腺癌。肝功能损害和肝血吸虫病患者的血清雌激素水平高于正常人，如埃及血吸虫病流行区男性乳腺癌占全部乳腺癌的 5%~6%，慢性酒精性肝硬化人群中男性乳腺癌的发病率明显升高，因为酒精是乳腺上皮细胞代谢的修饰剂，而且可能会促使雌二醇代谢为最易致癌的儿茶酚雌激素。在丹麦进行的回顾性队列研究结果也支持患肝硬化和其他导致高雌激素水平疾病的男性具有较高的乳腺癌发病风险。

在动物试验中，催乳素可作为癌变的启动因子和促进因子，催乳素对女性有双重作用，许多乳腺癌患者尤其是绝经期妇女，其血清催乳素水平显著升高，有人推断催乳素可能与雌激素有协同作用，增加了乳腺组织对致癌因素的敏感性。而催乳素的生理性升高在妊娠女性中非但不增加乳腺癌的患病风险，相反还有保护作用。几项研究描述了男性乳腺癌的发生与催乳素瘤相关，催乳素瘤可使血清睾酮水平较低。然而，催乳素过量是否为男性乳腺癌的危险因素尚不清楚。

雌激素过多引起的男性乳腺发育（gynaecomastia，GM）是与男性乳腺癌相关性最强的危险因素。有文献报道，男性乳腺癌患者中有 30%~50% 合并 GM，在其发育的乳腺组织中可见小管上皮细胞异常高度增生，并与癌灶间有明显的细胞移行。但总人群中约有 30% 以上的男子患有 GM，因此男性乳腺癌患者中 GM 的比例并不一定高于一般人群。有人认为，1% 的 GM 患者可能演变成乳腺癌，但 GM 是否使男子易患乳腺癌尚无定论。大多数 GM 由药物引起，曾有报道 3 例 GM 是服用非那雄胺治疗良性前列腺增生的男性乳腺癌患者。也有报道男性乳腺癌的发生与服用地高辛、硫利达嗪、螺内酯以及通过阉割或者服用大量雌激素成为变性人有关系。

（四）乳腺癌家族史

与女性乳腺癌相似，家族史也是男性乳腺癌的危险因素之一。研究显示，约有 20% 的男性乳腺癌患者有一级女性亲属患乳腺癌。一般认为，一级男女亲属患乳腺癌会使男性乳腺癌发病风险增高 2~3 倍。受影响的亲属越多，发生乳腺癌的概率越大。一级亲属患乳腺癌时年龄 <45 岁的男性发生乳腺癌的风险要比那些一级亲属发病时年龄较大的男性要高。另外，家族亲属患有其他恶性肿瘤也可能是男性乳腺癌的危险因素。天津市肿瘤医院 125 例男性乳腺癌患者中，有 21 例（16.8%）有恶性肿瘤家族史，3 例（2.4%）为乳腺癌家族史，2 例有多名亲属患恶性肿瘤。

（五）遗传学因素

5%~10% 的女性乳腺癌是可以遗传的，其中大多数与 *BRCA*1 和 *BRCA*2 基因的突变有关。*BRCA*1、*BRCA*2 是遗传性女性乳腺癌的易感基因，该基因突变的女性一生中患乳腺癌的风险为 40%~70%。据估计，约有 10% 的男性乳腺癌患者有遗传倾向，在男性乳腺癌患者中同样检测到这两个基因突变。男性 *BRCA*2 基因突变携带者患乳腺癌的风险是正常人群的 80~100 倍，而 *BRCA*1 基因突变携带者的风险较正常人群增加 58 倍。多项研究结果显示，*BRCA*2 基因突变的发生率为 4%~40%，高于 *BRCA*1 基因，与男性乳腺癌的发生关系更密切。对于 *BRCA*2 基因突变携带者，到 70 岁其累计男性乳腺癌发生率为 6.5%，比正常基因型男性的乳腺癌发生概率高 100 倍。*BRCA*2 基因突变的男性乳腺癌患者常较年轻，肿瘤分期较高，预后较差。

多发性错构瘤综合征（又称 Cowden 综合征）是一种 *PTEN* 基因突变的多发错构瘤综合征，发病率约为 1/25 万，主要表现为皮肤、黏膜、胃肠道、骨骼、中枢神经系统和泌尿生殖系统多发错构瘤。Cowden 综合征已证实可增加女性乳腺、甲状腺、肾脏、子宫的恶性肿瘤发生风险。20%~25% 的女性患者终生伴随乳腺癌的患病风险。文献报道 2 例有 Cowden 综合征家族史的男性乳腺癌患者存在 *PTEN* 基因突变，分别为 41 岁和 43 岁，表明 Cowden 综合征可能参与发病年龄较早的男性乳腺癌发生。另外，PR 的 DNA 结合区发生基因突变，*TP53* 基因发生突变而引起的利 – 弗劳梅综合征（又称 Li-Fraumeni 综合征）以及在基因修复过程中因基因错配而引起的遗传性非息肉病性结直肠癌也可能与男性乳腺癌的发生相关。其他可能与男性乳腺癌有关的突变基因有 *CHEK*2、*p*53、*AR*、*ESR*、*CYP*17，它们与男性乳腺癌的确切关系仍需进一步研究证实。

全基因组关联研究（Genome-Wide Association Study，GWAS）认为单核苷酸多态性（single nucleotide polymorphism，SNP）对女性乳腺癌的发生有影响。GWAS 将男性乳腺癌患者分成 823 例试验组和 2 795 例对照组，在独立样本中经验证发现 SNP RAD51B 与男性乳腺癌的发生有密切联系。其他的研究也发现男性和女性的基因变异型引起乳腺癌的发生概率是不同的。

NCCN 指南向有发生乳腺癌倾向的男性以及存在 *BRCA* 基因变异的家族、男性乳腺癌患者、有乳腺癌或卵巢癌家族史且存在遗传性乳腺癌或卵巢癌综合征的女性亲属推荐行基因检测。

（六）职业和环境因素

长期暴露于高温的工作环境可能引起睾丸衰竭，这会导致患男性乳腺癌的风险明显增加。职业暴露于汽油和尾气也可增加患癌风险，主要是因为汽车尾气中存在大量致癌物多环芳烃（polynuclear aromatic hydrocarbon，PAH）。有研究发现，在富含汽油和尾气的环境中工作 >3 个月的男性，乳腺癌的发生风险增加 2.5 倍。另外，高辐射环境使男性乳腺癌的风险明显增加。动物实验表明，电磁波辐射可抑制松果体功能，降低褪黑素水平，从而增加乳腺肿瘤的发生率。

四、男性乳腺癌的病理学特征

（一）组织病理学特征

与女性乳腺癌相似，男性乳腺癌最常见的组织病理学类型也是浸润性导管癌，占所有患者的 85%。男性浸润性小叶癌的发生率要比女性低，仅占男性乳腺癌患者的 1.7%。男性小叶癌之所以罕见可能是由于男性的正常乳腺组织中缺少腺泡和小叶。女性导管原位癌占女性乳腺癌的 20%~25%。而男性导管原位癌占男性乳腺癌的 0~17%，平均为 7%。几乎没有男性小叶原位癌的报道。乳腺 Paget 病在男性中高发（5%），而在女性中仅占 1%~4%，并且男性 Paget 病患者的 5 年生存率很差。然而，男性的浸润性乳头状癌（2%~4%）比女性（1%）多发，包括炎性乳腺癌在内的其他类型的男性乳腺癌已经被报道过。

（二）分子病理学特征

男性乳腺癌的免疫组化和分子特征显示激素受体阳性类型的发生率较高，而 HER-2 基因过表达型较少。研究显示，男性乳腺癌的 ER 阳性率约为 92%，而女性约为 77%；男性乳腺癌的 PR 阳性率为 92%~96%。此外，与女性相似，男性乳腺癌患者激素受体阳性率随着年龄的增加而升高。

男性乳腺癌中 HER-2 的阳性率仅为 2%~15%，女性乳腺癌中 HER-2 的阳性率为 18%~20%。一项研究对 58 例侵袭性男性乳腺癌患者和 202 例女性乳腺癌患者进行 HER-2 检测，结果仅有 1 例男性乳腺癌患者的免疫组化提示 HER-2 过表达，但 FISH 没有检测到基因扩增。HER-2 在男性乳腺癌中的数据很少见，因此很难针对 HER-2 状态对男性乳腺癌预后的影响作出任何结论，但目前多数研究结果显示 HER-2 过表达与男性乳腺癌预后差相关。

关于男性乳腺癌分子标记的相关研究越来越多。在 Kornegoor 等对 134 例男性乳腺癌患者的多中心研究中，通过肿瘤样本测定 ER、PR、HER-2、AR、cyclin D1 和 BCL-2，并根据免疫组化结果进行分子分型。结果显示，男性乳腺癌的分子分型以 Luminal A 型为主，占 75%，其次为 Luminal B 型，占 21%，其他类型仅占 4%。此外，AR（81%）、BCL-2（75%）和 cyclin D1（77%）的表达在男性乳腺癌中也很常见。p53 作为抑癌基因，其突变在癌症中常见。在女性乳腺癌中，约 30% 的患者有 p53 基因突变，常提示预后不良。而在男性乳腺癌中，其突变率约为 25%，低于女性乳腺癌。对于 p53 基因是否可作为男性乳腺癌的预后指标目前仍存争议。Ki-67 作为肿瘤细胞增殖指标，其预后及临床指导价值越来越受到关注。文献报道，20%~40% 的男性乳腺癌患者中 Ki-67 表达阳性，且其阳性表达与淋巴结转移、肿瘤分级 / 分期及无病生存期尤其相关。当然，对于 p53 基因、Ki-67 等分子指标在男性乳腺癌中的表达及预后价值还需要进行更大规模的研究来证实。

五、男性乳腺癌的临床表现

和女性乳腺癌相似的是，男性乳腺癌的典型表现也是无痛性肿块。由于男性的乳腺组织不发达，乳管主要集中在乳晕区，男性乳腺癌患者的肿块多数发生在乳晕下及其周围，乳腺外上象限是第二个易发部位，且似乎更易发生在左侧乳腺。肿块多为圆形或半圆形，无疼痛，质地硬，边界不清，多逐渐增大，也可静止多年后迅速增大，多与皮肤粘连或较固定。乳头受累发生很早，发生率为 40%~50%，乳头内陷占 9%，乳头溢液占 6%，乳头溃疡占 6%。双侧男性乳腺癌非常少见，占所有男性乳腺癌的 1.5%~2%。

男性的乳房皮下脂肪少，与胸壁紧贴，因此肿瘤易侵犯皮肤和胸肌，形成凹陷或溃疡并易与胸肌发生粘连，晚期皮肤可出现卫星结节。由于男性乳头乳晕下有丰富的淋巴管网，即使很小的肿瘤也很容易发生腋下及锁骨上、下淋巴结转移，且发生时间较早，约半数于就诊时已有淋巴结转移，内乳区淋巴结、锁骨上下淋巴结均可较早受累。有报道肿瘤直径 ≥ 3cm 时淋巴结阳性率达 100%，累及乳头者有 80% 淋巴结阳性。男性乳腺癌远处转移与女性乳腺癌相似，主要为骨、肺、胸膜、肝，有时可在原发灶不大时即发生远处转移，应予以重视。

六、男性乳腺癌的诊断

男性乳腺癌的诊断主要包括乳腺 X 线检查、超声检查和组织病理学检查。

（一）乳腺 X 线检查

乳腺 X 线检查是诊断男性乳腺癌的有效方法之一，有 80%~90% 的男性乳腺癌患者可通过乳腺 X 线检查识别，同时也能有效地与男性乳腺发育（GM）相鉴别。男性乳腺癌特征性的 X 线征象为肿块较小，界限清晰，多位于乳头偏心侧。多数男性乳腺癌表现为界线锐利的孤立结节，个别可因癌周间质增生或继发感染而显示肿块边缘有毛刺样突起或模糊。60% 以上的男性乳腺癌肿块为偏心位，而男性乳房的良性病变仅 3.4% 为偏心位。除此之外，也有一些与女性乳腺癌共有的恶性征象，如皮肤粘连与增厚、皮肤溃疡、血运增加等。

男性乳腺癌的 X 线检查与女性乳腺癌有以下几点区别：①男性乳腺癌常出现局部进展，累及乳头或皮肤，易有胸壁侵犯而导致乳后脂肪线闭塞；②男性乳腺癌肿块常位于乳晕区，而女性乳腺癌肿块大部分位于外上象限；③男性乳腺癌钙化较少见，部分呈现散在点状钙化，而女性乳腺癌常与良性乳腺疾病伴发；④男性乳腺中单纯的囊性病变较少见，乳头状瘤有时会表现为囊实性病变，所以男性乳腺中的囊性改变可能也需要活检；⑤临床触诊肿块大小与 X 线测量肿块大小的差异在女性乳腺癌的诊断中颇为重要，但在男性乳腺癌诊断中价值不大。

（二）超声检查

男性乳腺癌的超声特征性表现为位于乳头偏心侧的低回声肿块影，边界较清晰，形态可为圆形、卵圆形，多数为不规则形，这跟女性乳腺癌的超声所见相同。钙化的发生率较女性乳腺癌低，且较散在分布，较粗大。任何一个显像所看到的囊肿都应该做取样检查，因为这种单纯性囊肿在男性中是罕见的，并且与乳头状瘤病变有关。同样地，一个经由放射性检查认定为良性的病变对于女性来说就是良性的，而对于男性来说却是不可靠的，需要再次活检。男性乳腺癌较女性乳腺癌更易侵犯胸壁而导致乳腺后间隙闭塞或胸大肌受累。可见粗大血流信号，流速加快，血流频谱一般表现为高阻动脉频谱。

（三）组织病理学检查

对可疑的男性乳腺癌患者需行空芯针穿刺或细针穿刺（fine needle aspiration，FNA）以明确诊断，必要时需要术中冷冻切片病理学检查。FNA 是一种可靠的方法，它可以使 59% 的患者避免行传统的活检术。然而，据报道，153 例行男性乳腺 FNA 的病例中有 13% 未能提供足够的组织用于诊断。与 FNA 相比，空芯针穿刺活检能提供更明确的组织学诊断，避免了组织样本取材不充足的缺点，并且经常能鉴别出转移性癌和原位癌。另外，术前可获得病理结果者还应检查激素受体和 HER-2 表达情况，这些可能会影响治疗策略。

七、男性乳腺癌的鉴别诊断

（一）男性乳腺发育

由于正常男性人群中约 30% 有男性乳腺发育（GM），所以大多数男性乳房肿块并不一定是乳腺癌。GM 常见于青春发育期，生理激素改变的老年人，以及肝病、酗酒患者，多为单侧或双侧对称性乳房增大，可自行消失或治疗后消失。多为盘状肿块，质地软，边界清晰，活动度好，一般无乳头及皮肤改变，无胸肌粘连，少数可伴有疼痛。

男性乳腺发育在 X 线上可呈现树枝型与非树枝型改变，后者又称结节型或三角型。树枝型增生多见于组织学上以导管增生为主的病例，而非树枝型增生多见于腺泡或小叶增生病例。超声表现为患侧腺体较对侧明显增厚，回声与女性乳腺图像相似，一般无导管扩张。乳腺中央区位于乳头和乳晕深面可见片状低回声区，边界清晰，形态不规则，无明显血流信号。针吸细胞学检查或切除活检组织学检查为重要的鉴别手段。

（二）男性乳腺良性肿瘤

男性乳腺良性肿瘤很少见，主要为生长于该部位的脂肪瘤、表皮样囊肿、腺纤维瘤、导管内良性肿瘤、导管扩张、硬化性腺病、乳腺炎症等。鉴别诊断主要根据临床表现，如男性乳头状瘤常见乳头血性溢液。

八、男性乳腺癌的治疗

由于男性乳腺癌的发病率低致使临床试验不能按时完成而达不到试验研究的目的，与男性乳腺癌肿瘤切除术后有关的放化疗、内分泌治疗或是生物治疗方面的治疗原则都是根据女性乳腺癌的干预措施提出来的。因此，男性乳腺癌的治疗原则与女性乳腺癌基本相同，包括手术、辅助化疗、辅助放疗、内分泌治疗及靶向治疗等综合治疗模式。

（一）手术治疗

与女性乳腺癌一样，手术治疗是男性乳腺癌治疗的重要手段。现在男性乳腺癌的手术选择是乳房全切术 + 前哨淋巴结活检术（sentinel lymph node biopsy，SLNB）。而传统的首选术式是乳腺癌根治术。尽管还没有做过男性乳腺癌的随机化研究，但是回顾性数据显示，在局部复发和生存率上乳房根治术和乳房改良根治术的效果相同，对于女性的研究也是如此。唯一的例外是当广泛的胸壁肌肉受累时，如果新辅助化疗并不能充分降低肿瘤的负荷，那么根治术可能会使患者受益。保乳治疗（肿瘤切除术后行放疗）对于男性乳腺癌来说是可能是一个合适的选择。然而，由于男性乳腺组织较少且肿瘤多位于乳晕区，所以大部分男性乳腺癌的保乳手术并不可行。

腋窝淋巴结受累是局部复发和转移的一个强信号，腋窝淋巴结的手术评估也是初步治疗的重要组成部分。曾经认为腋窝淋巴结清扫术（axillary lymph node dissection，ALND）很重要，可以改善患者的预后，并且为预测预后提供准确的信息。Cutuli 的研究纳入了 397 例患者，未行 ALND 的患者中有 13% 术后局部淋巴结复发，而行 ALND 的患者中只有 1.2% 发生局部淋巴结复发。但是 ALND 有很多缺陷，可造成上肢水肿、疼痛、感觉及功能障碍等乳腺癌术后并发症，影响患者术后的生活质量。SLNB 是乳腺外科领域中程碑式的重要进展，为乳腺癌患者带来了福音。对于女性早期乳腺癌，SLNB 已代替 ALND。前哨淋巴结能精确地预测剩余区域淋巴结的状态，前哨淋巴结阴性就不需要再进行 ALND。1999 年，Hill 报道了第一例男性乳腺癌患者行 SLNB。随后欧美进行了多项单中心小样本研究。目前，美国临床肿瘤学会（ASCO）指南推荐 SLNB 适用于男性乳腺癌，肿瘤不固定于胸大肌时推荐行乳腺癌改良根治术 +ALND 或 SLNB，而对于累及胸壁和胸肌间淋巴结（Rotter 淋巴结）的患者推荐行乳腺癌根治术。部分老年患者，若有严重伴随疾病，可考虑行保乳手术，但较少应用。

（二）化 疗

规范的辅助化疗对于降低女性乳腺癌复发转移风险、提高 DFS 和 OS 有着重要意义，是女性乳腺癌重要的全身治疗手段。男性乳腺癌少见，因此缺乏关于男性乳腺癌辅助化疗的研究。目前的研究显示，辅助化疗可以降低男性乳腺癌的复发转移风险，使患者临床获益。研究显示 11 例 Ⅱ / Ⅲ 期的男性乳腺癌患者，给予环磷酰胺 + 氨甲蝶呤 + 氟尿嘧啶（CMF 方案）治疗后，与历史对照组相比获得了较好的效果。在 NCI，31 例 Ⅱ 期伴有腋窝淋巴结阳性的男性乳腺癌患者给予了 12 个周期的 CMF 辅助化疗。在 20 年的随访中，10 年总生存（OS）率为 65%，15 年 OS 率为 52%，20 年 OS 率为 20%。此外，转移性男性乳腺癌的预后和治疗率与女性乳腺癌相似。因此认为早期男性乳腺癌患者能够从辅助治疗中获益。目前还没有足够的信息用来预测不良的预后因素。通常女性适用的预后因素同样适用于男性，如淋巴结阳性、肿瘤直径 >1cm、激素受体阴性。三阴性男性乳腺癌侵袭性强，提示高风险，建议给予化疗。HER-2 和 p53 基因的表达是预后不良的指标，此类患者需要更积极的全身治疗。淋巴结阴性患者首选蒽环类药物，淋巴结阳性患者首选蒽环类联合紫杉类药物。由于男性乳腺癌的发病率低，大样本的男性乳腺癌辅助化疗随机对照研究几乎不可能，目前认为其治疗原则可借鉴女性乳腺癌的治疗指南。

（三）放 疗

评估男性乳腺癌辅助放疗的价值和对临床影响的数据目前还不够充分。在多个系列研究中，对很多患者都实施了术后放疗，但是在不同研究中及不同时代采用的放疗技术有所差别，这使得评估放疗对患者的影响有一定困难。由于担心手术切缘，即使是很小的肿瘤以及乳头或是皮肤受累的患者，男性乳腺癌多行乳房切除术后胸壁放疗。辅助放疗的前瞻性研究已经证明了淋巴结阳性女性乳腺癌患者的生存优势，尽管这对男性乳腺癌是否适用还未可知。在一项纳入了 75 例男性乳腺癌患者的研究中，29 例（39%）未行辅助放疗，46 例（61%）行辅助放疗。接受了辅助放疗的患者尽管总生存率没有改善，但是与未行辅助放疗的患者相比，局部复发率得到明显改善。在一项回顾性研究中发现女性乳腺癌患者接受术后辅助放疗的适应证同样适用于男性乳腺癌患者。与女性乳腺癌患者一样，有 4 个或更多阳性淋巴结（N2/N3）或处于局部晚期（T3/T4）的男性乳腺癌患者可接受辅助放疗。对于伴有较少淋巴结阳性的患者是否接受辅助放疗仍无定论。两个丹麦试验和 NCIC CTG MS.20 试验的综合数据表明，不足 4 个淋巴结阳性的患者接受了辅助放疗之后获得了较好的生存率。因此，1~3 个淋巴结阳性的男性乳腺癌患者也需要放疗。目前认为，男性乳腺癌的放疗原则，包括剂量、放射源和治疗时间均参考女性乳腺癌的治疗指南。总体来说，当男性乳腺癌的腋窝淋巴结阳性、肿瘤直径 >5cm、切缘阳性时，推荐给予放疗。

（四）内分泌治疗

1. 他莫昔芬

他莫昔芬是男性乳腺癌治疗中研究最多、疗效最确切的一种非类固醇类抗雌激素药物。他莫昔芬与雌激素受体（ER）竞争结合，形成不易解离的药物受体复合物，阻止雌激素促进肿瘤细胞的生长，同时还能上调 TGF-β，特异性抑制蛋白激酶 C，这些均对肿瘤细胞有抑制作用。由于大多数男性乳腺癌的激素受体阳性，因此内分泌治疗在男性乳腺癌治疗中显得尤为重要，通常推荐行 5 年的他莫昔芬内分泌治疗。1978 年，Morgan 等首先应用他莫昔芬治疗晚期男性乳腺癌，有效率达 48%。Ribeiro 对可手术的 Ⅲ 期男性乳腺癌患者在手术和放疗后加用他莫昔芬治疗 1 年，5 年生存率为 55%。对大部分 ER 阳性的男性乳腺癌，他莫昔芬可明显提高 DFS 率和 OS 率，文献报道 5 年 DFS 率可从 28% 提高至 56%，OS 率从 44% 提高至 61%。对局部进展期和晚期男性乳腺癌有效率可达 25%~80%，对老年体弱的晚期男性乳腺癌患者，应用他莫昔芬的疾病缓解率可达 66%。同时他莫昔芬不良反应轻，患者耐受性好，适用于任何年龄的患者。因此，目前对局部复发或远处转移的男性乳腺癌患者，他莫昔芬已作为首选内分泌治疗药物，代替了传统的手术切除疗法。

他莫昔芬的耐受性很好，但还是有很多研究表明很多男性不到 5 年就终止了治疗。MD Anderson 肿瘤中心评估了 64 例接受他莫昔芬治疗的男性乳腺癌患者，发现服用他莫昔芬发生不良反应的概率很高。随访中位时间为 3.9 年，34 例（53%）

有一种或多种毒性反应，大多数人都有体重增加（22%）和性欲减退（22%）。13 例（20.3%）因为毒性反应终止了他莫昔芬治疗，包括眼病（1 例）、腿抽筋（1 例）、神经退行性病变（2 例）、骨痛（2 例）、性欲减退（3 例）以及血管栓塞（4 例）。对 116 例男性进行研究，服用他莫昔芬治疗的患者从第 1 年的 65% 下降到第 5 年的 18%。这些与缺少社会支持，年龄 <60 岁以及不良反应有关。与服用他莫昔芬治疗的患者相比，这些患者的 OS 率（98% $vs.$80%，P=0.008）和 DFS 率（95% $vs.$73%，P=0.007）明显降低。64% 的患者有不良反应，包括乏力、焦虑、睡眠紊乱、性欲减退和体重增加。但是最近一项以大型人群为基础的包含 158 例男性乳腺癌患者的研究显示，给予 109 例患者他莫昔芬辅助治疗，只有 14 例（11.7%）因为毒性反应停用他莫昔芬，这与相对应的女性对照组的结果相似。

2. 芳香化酶抑制剂

芳香化酶是存在于周围脂肪组织和乳腺细胞中的一种酶，可使雄激素前体转化为雌酮和雌二醇，芳香化酶抑制剂（AI）通过抑制肾上腺脂肪、肌肉及肝脏组织，特别是乳腺组织中的芳香化酶，阻止其利用雄烯二酮及睾酮转化为雌激素，从而降低血液中雌激素水平，是绝经后激素受体阳性女性乳腺癌患者的主要内分泌治疗药物。研究发现，非类固醇类 AI 可以显著降低健康男性的血清雌激素水平，但应用 AI 治疗男性乳腺癌的研究有限。1984 年，Patel 首次对 1 例睾丸切除失效后患者应用第一代 AI 氨鲁米特（aminoglutethimide，AG）治疗，病情缓解维持 7 个月。Harris 对 22 例睾丸切除无效的病例进行的研究也得到了相同的疗效。男性体内 80% 的雌激素来自睾丸、肾上腺等产生的雄激素的芳香化，其余 20% 直接来自睾丸。同时由于反馈机制的存在，AI 的应用可能会导致促卵泡刺激素、黄体生成素增加，继而增加芳香化作用。单一应用 AI 抑制激素的产生可能是不够的。应用戈舍瑞林去势或睾丸切除术联合第三代 AI 来治疗男性乳腺癌可能会获得更好的效果。因此，AI 在男性乳腺癌中的应用需要更多的循证医学证据。

（五）靶向治疗

曲妥珠单抗是一类针对 HER-2 蛋白的人源化单克隆抗体，当与化疗联合应用时，可使 HER-2 阳性女性乳腺癌患者的生存明显获益。男性乳腺癌的 HER-2 过表达或扩增的发生率较低，而且还没有前瞻性的数据来评估曲妥珠单抗辅助治疗的效果。鉴于对 HER-2 阳性女性乳腺癌的治疗效果和没有可预见的生物原因导致曲妥珠单抗对男性和女性乳腺癌治疗效果不同，对于 HER-2 阳性男性乳腺癌患者，考虑同女性乳腺癌患者一致的抗 HER-2 治疗原则。根据女性乳腺癌治疗经验，对于淋巴结阳性或淋巴结阴性但高风险患者，如果 HER-2 阳性必须给予曲妥珠单抗治疗。

九、男性乳腺癌的预后因素

男性乳腺癌比女性乳腺癌的预后要差。研究发现，男性乳腺癌的 5 年、10 年 OS 率分别为 63% 和 41%，对美国国家癌症研究所监测、流行病学和最终结果数据库（简称 SEER 数据库）中 1973—2008 年的 6 157 例男性乳腺癌患者和 877 885 例女性乳腺癌患者进行比较，女性乳腺癌比男性乳腺癌患者的生存率高，且男性乳腺癌患者的生存率随时间的推移较女性乳腺癌降低更快（1 年 96% vs.91%；3 年 85% vs.80%；5 年 77% vs.68%）。但是将两性的年龄和性别相匹配后进行比较研究发现，两者的 DFS 和 OS 无显著差异。一项入组 335 例男性乳腺癌患者的大型研究发现，如果采用淋巴结状态来分层比较男性乳腺癌和女性乳腺癌，两组的预后相似。另一项纳入 144 例早期乳腺癌患者的个案对照研究中（男女各为 72 例），均接受全身治疗，两者的 DFS 和 OS 无显著差异，这意味着男性性别并不是治疗结果预后较差的因素。

男性和女性乳腺癌的分期是参照美国临床分期联合会（American Joint Committee on Cancer，AJCC）制订的标准。与女性乳腺癌相似，肿瘤分级、肿瘤大小、腋窝淋巴结状态是影响预后最重要的因素。SEER 数据库中对 1 541 例男性乳腺癌患者的报道显示，乳腺癌特异性病死率随分期的升高而升高：原位癌为 1%，I 期为 5%，II 期为 15%，III 期为 38%，IV 期为 57%。Borgen 在其报道的 104 例男性乳腺癌中，0、I、II、III 期的 5 年 OS 率分别为 100%、83%、70%、74%。研究显示，肿瘤直径 <1cm 患者的 5 年 OS 率为 94%，1~4cm 者为 80%，>4cm 者为 40%，表明肿瘤大小仍是一个独立的生存预测因子。腋窝阳性淋巴结数目是影响预后的重要因素，生存率随阳性淋巴结数目的增加而呈下降趋势。Guinee 报道 335 例男性乳腺癌患者中，腋窝淋巴结阴性、1~3 个淋巴结阳性及 ≥ 4 个淋巴结阳性患者的 5 年 OS 率分别为 84%、44%、14%。多变量分析显示，阳性淋巴结 ≥ 4 个患者的死亡风险明显增加。

分子分型是女性乳腺癌预后的重要预测指标，由于男性乳腺癌很少见，所以缺乏评估分子分型的系列研究。一些研究发现男性乳腺癌肿瘤亚型的分布与女性不同，这可能表明在生物学和治疗效果上两者存在着重要差异。在一项纳入了 197 例患者的研究中，尽管大部分病例都没有接受辅助化疗或曲妥珠单抗治疗，但是 HER-2 阳性与较差的预后并无相关性。当然，此结论还需要大量的研究来证实。

男性乳腺癌患者发生第二原发肿瘤如对侧乳腺癌、黑色素瘤及前列腺癌等的风险较一般人群明显增加，发生率为 9%~12%。来自美国和瑞典相关资料库的数据显示，男性乳腺癌患者发生对侧乳腺癌的风险较普通人群高 30 倍以上，而女性乳腺癌患者发生对侧乳腺癌的风险仅为 2~4 倍。对 SEER 数据库中 4 873 例男性乳腺癌患者的回顾分析发现，93 例（2%）被诊断为再发男性乳腺癌，1 001 例（21%）被诊断为再发原位癌。因此，男性乳腺癌患者应定期常规复查对侧乳腺，警惕对侧乳腺癌的发生。

种族可能也是一项影响乳腺癌预后和治疗的因素。黑人女性比白人女性的生存率要低，SEER 数据显示，即使应用相同的治疗方法，黑人男性还是比白人男性的生存年限低 1~5 年。黑人的低分化癌发生率要高于白人（分别为 19% 和 13%）。在对 510 例男性乳腺癌患者的分析中（456 例白人，34 例黑人），约有 50% 的黑人不会去咨询肿瘤科医生，并接受化疗，但是这个结果并不具有显著的统计学差异，多变量分析显示黑人的乳腺癌死亡率比白人高出 3 倍多。

参考文献

[1] Ly D, Forman D, Ferlay J, et al. An international comparison of male and female breast cancer incidence rates. Int J Cancer,2013,132(8): 1918–1926.

[2] Siegel RL, Miller KD, Fuchs HE, et al. Cancer Statistics, 2021. CA Cancer J Clin,2021, 71(1): 7–33.

[3] Miao H, Verkooijen HM, Chia KS, et al. Incidence and outcome of male breast cancer: an international population-based study. J Clin Oncol,2011,29(33): 4381–4386.

[4] Anderson WF, Jatoi I, Tse J, et al. Male breast cancer: a population-based comparison with female breast cancer. J Clin Oncol,2010,28(2): 232–239.

[5] 魏矿荣,曾志灵,林建友,等. 中山市 1970—1999 年乳腺癌发病动态分析. 中山大学学报 (医学科学版), 2004, S1: 379–381.

[6] Crew KD, Neugut AI, Wang X, et al. Racial disparities in treatment and survival of male breast cancer. J Clin Oncol, 2007, 25(9): 1089–1098.

[7] Ferzoco RM, Ruddy KJ. The Epidemiology of Male Breast Cancer. Curr Oncol Rep, 2016，18(1): 1.

[8] Sun B, Zhang LN, Zhang J, et al. The prognostic value of clinical and pathologic features in nonmetastatic operable male breast cancer. Asian J Androl, 2016, 18(1): 90–95.

[9] Cardoso F, Spence D, Mertz S, et al. Global analysis of advanced/metastatic breast cancer: Decade report (2005-2015). Breast, 2018, 39: 131–138.

[10] Masci G, Caruso M, Caruso F, et al. Clinicopathological and Immunohistochemical Characteristics in Male Breast Cancer: A Retrospective Case Series. Oncologist, 2015, 20(6): 586–592.

[11] Chavez-Macgregor M, Clarke CA, Lichtensztajn D, et al. Male breast cancer according to tumor subtype and race: a population-based study. Cancer, 2013, 19(9): 1611–1617.

[12] O'Malley CD, Prehn AW, Shema SJ, et al. Racial/ethnic differences in survival rates in a population-based series of men with breast carcinoma. Cancer, 2002, 94(11): 2836–2843.

[13] Di Lauro L, Barba M, Pizzuti L, et al. Androgen receptor and antiandrogen therapy in male breast cancer. Cancer Lett, 2015, 368(1): 20–25.

[14] Brinton LA. Breast cancer risk among patients with Klinefelter syndrome. Acta Paediatr, 2011, 100(6): 814–818.

[15] Sørensen HT, Olsen ML, Mellemkjaer L, et al. The intrauterine origin of male breast cancer: a birth order study in Denmark. Eur J Cancer Prev, 2005, 14(2): 185–186.

[16] Volm MD, Talamonti MS, Thangavelu M, et al. Pituitary adenoma and bilateral male breast cancer: an unusual association. J Surg Oncol, 1997, 64(1): 74–78.

[17] Niewoehner CB, Schorer AE. Gynaecomastia and breast cancer in men. BMJ, 2008, 336(7646): 709–713.

[18] Ruddy KJ, Winer EP. Male breast cancer: risk factors, biology, diagnosis, treatment, and survivorship. Ann Oncol, 2013, 24(6): 1434–1443.

[19] Ottini L, Silvestri V, Rizzolo P, et al. Clinical and pathologic characteristics of BRCA-positive and BRCA-negative male breast cancer patients: results from a collaborative multicenter study in Italy. Breast Cancer Res Treat, 2012, 134(1): 411–418.

[20] Tai YC, Domchek S, Parmigiani G, et al. Breast cancer risk among male BRCA1 and BRCA2 mutation carriers. J Natl Cancer Inst, 2007, 99(23): 1811–1814.

[21] Weiss JR, Moysich KB, Swede H. Epidemiology of male breast cancer. Cancer Epidemiol Biomarkers Prev, 2005, 14(1): 20–26.

[22] Orr N, Lemnrau A, Cooke R, et al. Genome-wide association study identifies a common variant in RAD51B associated with male breast cancer risk. Nat Genet, 2012, 44(11): 1182–1184.

[23] Khan N, Tirona M. An updated review of epidemiology, risk factors, and management of male breast cancer. Med Oncol, 2021, 38(4): 39.

[24] Tawil AN, Boulos FI, Chakhachiro ZI, et al. Clinicopathologic and immunohistochemical characteristics of male breast cancer: a single center experience. Breast J, 2012, 18(1): 65–68.

[25] Fouad D. Paget's disease of the breast in a male with lymphomatoid papulosis: a case report. J Med Case Rep, 2011, 5: 43.

[26] Spigel JJ, Evans WP, Grant MD, et al. Male inflammatory breast cancer. Clin Breast Cancer, 2001, 2(2): 153–155.

[27] Korde LA, Zujewski JA, Kamin L, et al. Multidisciplinary meeting on male breast cancer: summary and research recommendations. J Clin Oncol, 2010, 28(12): 2114–2122.

[28] Kornegoor R, Verschuur-Maes AH, Buerger H, et al. Molecular subtyping of male breast cancer by immunohistochemistry. Mod Pathol, 2012, 25(3): 398–404.

[29] Sun WY, Lee KH, Lee HC, et al. Synchronous bilateral male breast cancer: a case report. J Breast Cancer, 2012, 15(2): 248–251.

[30] Sousa B, Moser E, Cardoso F. An update on male breast cancer and future directions for research and treatment. Eur J Pharmacol, 2013, 717(1–3): 71–83.

[31] Freedman BC, Keto J, Rosenbaum Smith SM. Screening mammography in men with BRCA mutations: is there a role. Breast J, 2012, 18(1): 73–75.

[32] Westenend PJ, Jobse C. Evaluation of fine-needle aspiration cytology of breast masses in males. Cancer, 2002, 96(2): 101–104.

[33] Veronesi U, Paganelli G, Viale G, et al. A randomized comparison of sentinel-node biopsy with routine axillary dissection in breast cancer. N Engl J Med, 2003, 349(6): 546–553.

[34] Walshe JM, Berman AW, Vatas U, et al. A prospective study of adjuvant CMF in males with node positive breast cancer: 20-year follow-up. Breast Cancer Res Treat, 2007, 103(2): 177–183.

[35] Yu E, Suzuki H, Younus J, et al. The impact of post-mastectomy radiation therapy on male breast cancer patients-a case series. Int J Radiat Oncol Biol Phys, 2012, 82(2): 696–700.

[36] Chakravarthy A, Kim CR. Post-mastectomy radiation in male breast cancer. Radiother Oncol, 2002, 65(2): 99–103.

[37] Ribeiro G, Swindell R. Adjuvant tamoxifen for male breast cancer (MBC). Br J Cancer, 1992, 65(2): 252–254.

[38] Pemmaraju N, Munsell MF, Hortobagyi GN, et al. Retrospective review of male breast cancer patients: analysis of tamoxifen-related side-effects. Ann Oncol, 2012, 23(6): 1471–1474.

[39] Xu S, Yang Y, Tao W, et al. Tamoxifen adherence and its relationship to mortality in 116 men with breast cancer. Breast Cancer Res Treat, 2012, 136(2): 495–502.

[40] Gnerlich JL, Deshpande AD, Jeffe DB, et al. Poorer survival outcomes for male breast cancer compared with female breast cancer may be attributable to in-stage migration. Ann Surg Oncol, 2011, 18(7): 1837–1844.

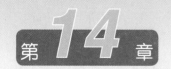

男性乳腺癌患者的生育力保存

一、概　述

随着工业化的飞速发展和环境污染的日益加重，目前全球范围内男性精液质量持续下降，不孕不育率不断攀升。此外，肿瘤发病率也出现明显上升，且呈年轻化趋势。

男性生育力保存（male fertility preservation，MFP）是指通过冻存男性精子（包括精原干细胞）或睾丸组织以期预防未来的生育风险，并借助人类辅助生殖技术（ART）最终达到生育目的的技术和方法。MFP 既适用于拟实施 ART 的不育症患者，也适用于有生育力保存需求的正常男性和有不育风险的男性，旨在为有需求的男性提供生育力保存服务，为男性在接受可能影响生育能力的治疗或暴露前保存生育力，同时最大限度地降低 ART 治疗过程中女方取卵或人工授精当日男方无可用精子的风险。

随着肿瘤患者的生存率显著提高，男性生育力保存越来越受到医生与患者的关注。美国肿瘤学会已制定指南和专家共识，要求肿瘤专业人员为患者提供生育力保存相关信息，在启动肿瘤治疗前建议患者接受关于生育力保存的咨询，实施生育力保存。

近年来国内男性生育力保存领域取得了重要进展，随着 ART 和男科学的发展，稀少（或微量）精子甚至单精子冻融已经取得重要进展，已经建立超细麦管和超薄片法等冻融稀少（单）精子体系，并出生了健康子代，临床证明安全可靠。这些技术的发展为实施 ART 的男性不育患者，尤其是严重少、弱、畸形精子症患者带来了福音。

二、男性生育力保存的适用人群

1. 青春期后和成年男性肿瘤患者

对于青春期后和成年男性肿瘤患者，强烈推荐其在治疗前咨询人类精子库或辅助生殖机构男科医生，及时进行生育力保存，建议生育力保存在人类精子库进行。男性肿瘤患者的生育能力会有不同程度的损伤，一方面肿瘤本身直接影响精子质量；另一方面肿瘤患者在接受治疗时，尤其放射性与化学药物治疗可能损伤生殖细胞进而导致精液异常（如严重少精子或无精子症）；此外，某些破坏生殖系统器官或组织的手术也会导致不育。因此，强烈推荐肿瘤患者在进行可能影响生育力的治疗前，咨询辅助生殖机构或人类精子库男科医生，行精子冷冻保存生育力。已经实行可能影响生育力的放射治疗或化学药物治疗患者，推荐尽快行补救性精子冷冻保存生育力，但需充分告知患者放射治疗或化学药物治疗可能会对精子质量造成一定程度的影响，而这种影响取决于所使用的药物种类和剂量、治疗周期以及放射治疗的剂量与位置等。

2. 青春期前男性肿瘤患者

对于青春期前男性肿瘤患者，建议在治疗前评估治疗方案对其生育力的影响，在充分保证患者权益的条件下，可行生育力保存。对于无法获取精液的儿童，可考虑冻存睾丸组织（或精原干细胞）。近年来，随着诊疗技术的进步，约80%的儿童肿瘤患者都可长期存活，但肿瘤治疗措施可能导致男性生殖干细胞损伤，因此，这类患者的生育力保存需求剧增。推荐在治疗前由生殖医学、肿瘤学和儿科学专业人员联合会诊，在综合考虑患者的病情及未来生育需求的前提下，充分评估患者的治疗方案对生殖细胞的损伤。同时，应充分告知患儿监护人，精液冷冻保存是目前唯一有效的生育力保存方法。对于无法获取精液的儿童可尝试通过保存睾丸组织（或精原干细胞）保存生育力。实施生育力保存前，需向患儿监护人充分告知睾丸组织（或精原干细胞）需要通过手术获取，存在手术相关影响等。另外，还需告知其实现生育还需依靠精原干细胞体外诱导分化为成熟精子和自体睾丸组织移植等技术的不断成熟与完善。目前精原干细胞体外培养等技术仍在探索研究阶段，尚不能用于临床。

3. 取精困难和需采用手术取精者

对于取精困难和需采用手术取精者，推荐提前进行生育力保存。部分患者在实施ART治疗时，可能会出现取精困难或因个人因素［如体外受精（IVF）］当日无法来医院取精等，推荐患者提前进行精液冷冻保存。极重度少精子症患者、隐匿精子症患者可能因为精子数量过少，卵细胞质内单精子注射（ICSI）时无足够精子可用，在ART治疗前可通过微量精子冷冻技术多次冻存精子，提高卵子利用率和ART成功率。手术取精和其他男科手术是男性不育患者的重要治疗手段，但无法预测其术后效果，可选择冷冻保存术中获得的睾丸或附睾精子用于将来的ART治疗。

4. 患有影响男性生育力的自身免疫疾病者和高危职业人群

对于此类人群经人类精子库或辅助生殖机构男科医生进行生育力评估后，推荐实施生育力保存。某些自身免疫性疾病如系统性红斑狼疮，可能引起精子质量下降。还有一些自身免疫性疾病如肾小球肾炎、强直性脊柱炎、炎症性肠病等，在治疗过程中使用具有生殖毒性的药物会影响精子质量。因此，对于这些患者临床医生可推荐行相应的生育力评估与保存。此外，从事某些可能影响生育力的职业的人群，如长期接触电离辐射、环境雌激素、重金属污染等可能通过影响生精功能而损伤男性生育力，推荐对这些人群经辅助生殖机构或人类精子库男科医生进行生育力评估后，行生育力保存。

5. 其他有生育力保存需求的男性

对于其他有生育力保存需求的男性，经人类精子库或辅助生殖机构男科医生评估后，可行生育力保存。男性的生育能力会受到年龄等因素的影响。对于有延迟生育需求、拟行绝育手术、夫妻长期两地分居者，提前保存精子用于将来生育的需求日益迫切。与女性通过手术获取卵子行生育力保存相比，手淫法获取精液保存男性生育力对人体无任何损伤。因此，有合理需求的男性经人类精子库或辅助生殖机构男科医生的评估后，推荐行精液冷冻保存男性生育力。男性生育力保存的适应证建议及推荐等级详见表 14-1。

表 14-1　男性生育力保存的适用人群建议及推荐等级

序号	推荐内容	推荐等级
1	强烈推荐青春期后和成年男性肿瘤患者在治疗前和治疗后，咨询人类精子库或辅助生殖机构男科医生，及时行生育力保存。建议生育力保存在人类精子库实施。	A
2	对青春期前男性肿瘤患者，建议在治疗前评估治疗方案对其生育力的影响，在充分保证患者权益的条件下，可行生育力保存。对于无法获取精液的儿童，可考虑冻存睾丸组织。	B
3	对取精困难、因个人因素 ART 当日无法取精者及需采用手术取精者，推荐提前进行生育力保存。	B
4	对患有影响男性生育力的自身免疫性疾病者、高危职业人群，经人类精子库或辅助生殖机构男科医生进行生育力评估后，推荐实施生育力保存。	C
5	对其他有生育力保存需求的男性，经人类精子库或辅助生殖机构男科医生评估后，可行生育力保存。	B

注：A 表示强烈推荐（证据肯定，能改善健康结局，利大于弊）；B 表示推荐（有较好证据，能改善健康结局，利大于弊）；C 表示不作为常规推荐，可选择（有证据能改善健康结局，但无法明确风险 - 获益比）；

ART ＝辅助生殖技术

二、男性生育力保存前准备

患者在进行生育力保存前必须签署知情同意书，并进行精液质量、性传播疾病检查，必要时进行染色体核型分析等检查。推荐严重少、弱精子症和显微取精患者在取精前或手术前进行适当的对因与对症治疗，可以改善精子质量。

患者在进行生育力保存前必须进行精液分析，以便选择合适的冻存方法和冷冻精液量；乙型和丙型病毒性肝炎、艾滋病、梅毒及血型等指标是精液冷冻前的必要检查项目；推荐辅助生殖治疗前的患者行染色体核型分析检查，对于有较高遗传风险的少、弱、畸形精子症患者可行全外显子测序等检测。对于肿瘤患者因疾病治疗的急迫性限制，推荐在完善相关检查的同时，进行多次精子冻存，保存足够的精液标本用于将来的 ART 治疗。在未排除传染病之前精液标本需单独储存，避免交叉感染。

在非梗阻性无精子症（non-obstructive azoospermia，NOA）患者和严重少、弱精子症患者中进行内分泌治疗尚存在争论。但有部分研究结果提示，这些患者可能在内分泌治疗中获益，所用的药物包括氯米芬、来曲唑、阿那曲唑、卵泡刺激素、黄体生成素、人绒毛膜促性腺激素或生长激素制剂等。另有一项 meta 分析表明，患有精索静脉曲张的 NOA 患者在显微取精之前行精索静脉手术治疗或栓塞术，其精子获取率可提高 2.65 倍，这一结果也得到了美国生殖医学协会的支持。因此，严重少、弱精子症和显微取精患者在获取精液或手术前，推荐进行适当的药物或手术干预。

三、生育力保存的冻存样本获取

1. 成年肿瘤患者和 ART 治疗前冻存精子患者

对成年肿瘤患者和 ART 治疗前冻存精子患者，若精液中有足够数量的精子冷冻，强烈推荐手淫取精行精子冷冻保存；取精困难时，推荐服用磷酸二酯酶 5 型抑制剂，有利于勃起射精，提高取精成功率。成年肿瘤患者在放化疗之前，多数精液中有足够数量的活动精子供冷冻，强烈推荐手淫取精用于生育力保存。部分放化疗后患者可能出现精子质量明显下降，推荐尽快冷冻保存残留的少量精子。对于绝育术前或担心取精日取精困难者，推荐常规手淫取精，对无禁忌证者可以适当辅助药物治疗，提高取精成功率。

2. 梗阻性无精子症患者

对梗阻性无精子症（obstructive azoospermia，OA）患者可选择在睾丸穿刺／活检手术时获取睾丸精子冷冻保存；行输精管道复通手术时可选择留取附睾、输精管或睾丸精子冷冻保存以备将来使用；推荐优先使用睾丸精子。OA 在无精子症中占 30%~40%。我国 OA 患者的梗阻部位多位于附睾、输精管、射精管等。根据梗阻部位不同，可采取不同的手术复通方式。在 OA 患者行诊断性穿刺或输精管道重建手术的同时，可选择冻存附睾液或睾丸精子用于卵细胞质内单精子注射（ICSI）治疗，减少助孕期间反复侵入性操作。对于有输精管道重建可能的 OA 患者，优先推荐睾丸穿刺，以免损伤附睾，导致患者失去输精管道重建或复通的手术机会。另有研究提示无论何种因素导致的 OA，患者 ART 治疗后的临床妊娠结局差异无统计学意义。推荐结合患者的梗阻原因、部位和助孕方案合理选择睾丸或附睾精子用于 ICSI。

3. 非梗阻性无精子症患者

对非梗阻性无精子症（NOA）患者推荐睾丸显微取精获取精子，行微量精子冷冻保存。NOA 患者大部分为睾丸生精功能障碍，但已有较多的证据显示 NOA 患者的睾丸内仍可能存在局灶生精现象。NOA 患者可尝试通过睾丸显微取精术获取精子。术中于高倍手术显微镜下寻找可能存在局灶生精的生精小管，获取其中的精子，通过 ICSI 技术使患者生育自己的遗传学后代。一项系统评价研究显示在 NOA 患者中，显微取精术的精子获取率优于常规睾丸取精术，常规睾丸取精术的精子获取率优于睾丸抽吸术。理论上讲，NOA 患者都可以尝试显微取精术，但应该综合预估取精成功率、手术损伤和生育结局，并尊重患者及女方的意愿，对预估成功率高的情况，如青春期后腮腺炎合并睾丸炎患者、克氏综合征患者、隐睾术后患者等推荐手术，而对一些预估取精成功率过低的患者应谨慎推荐或不推荐。所获得的精子何时行 ICSI 应该根据预估取精成功率、女方情况以及冻存技术等对不同患者推荐同步或非同步方案（获得精子后行微量精子冷冻保存，择期行 ART 助孕）。建议术前完善相关检查，如染色体核型分析、Y 染色体微缺失和性激素等检测，为手术效果的预判提供依据。显微取精术可以安排在取卵前冻融精子，或者在取卵术当日或前一日。辅助生殖机构在不同院区（医院）或手术室实施取精术时，应制定严格的操作流程，包括配备专职人员术中规范评估生精小管功能，正确判断有无精子，所有取精标本用于 ICSI 时，务必双人核对，对获取精子样本进行规范化处理。

4. 给予性心理行为疗法及药物治疗无效的不射精患者

对此类患者推荐行睾丸穿刺、睾丸活检取精术、阴茎震动刺激取精或经直肠电刺激取精。功能性不射精患者是指手淫可射精，性生活时不能射精，这类患者可根据手淫取精的精液质量决定何种 ART 助孕方式［夫精人工授精（artificial insemination by husband，AIH）/ 体外受精（IVF）联合胚胎移植 / 卵细胞质内单精子注射（ICSI）］。对于器质性不射精或者交感神经损伤（如脊髓损伤、腹膜后淋巴结清扫术后、巨结肠手术、糖尿病等）引起的不射精患者，可直接推荐行睾丸穿刺、睾丸活检取精术、阴茎震动刺激取精或经直肠电刺激取精，也可先给予药物治疗，若药物治疗无效行前述方法取精。

四、精液、手术获取精子和睾丸组织冷冻与复苏方法（图 14-1）

1. 正常或非严重少、弱精子症患者

正常或非严重少、弱精子症的精液标本推荐常规冷冻，推荐使用更安全的不含卵黄液的冷冻保护剂，程序降温仪冷冻法和手工液氮熏蒸法均可使用。

推荐使用不含卵黄液的冷冻保护剂实施精子冻融，降低潜在的动物源性病毒感染机会。程序降温仪冷冻法和手工液氮熏蒸法均可使用。程序降温仪冷冻法降温方式灵活，适用于批量冷冻，且冻融效果相对稳定；手工液氮熏蒸法所需仪器价格低廉，操作简单，用时短，具有更强的临床实用性。常规冻存的精液标本复苏推荐使用 37℃ 水浴复苏。

2. 严重少、弱精子症和梗阻性无精子症行外科手术取精患者

严重少、弱精子症和梗阻性无精子症行外科手术取精患者推荐采用微量精子冷冻法，可根据精子数量的多少选择麦管、超细麦管及各种新型冷冻载体冷冻。

严重少、弱精子症患者和无精子症行外科手术取精患者可视精子总量，选取麦管、超细麦管或各种新型冷冻载体行快速冷冻法。采用麦管和超细麦管作为冷冻载体则使用 37℃ 水浴复苏，当使用新型冷冻载体时，操作者需根据具体载体的使用说明选择合适的复苏方法。

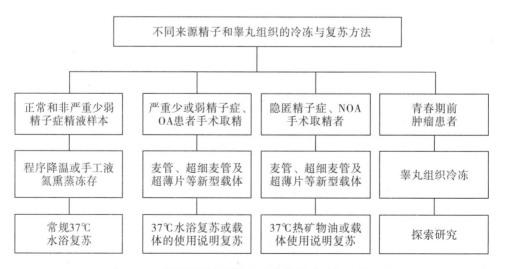

图 14-1　不同来源精子和睾丸组织的冷冻与复苏方法
（注：OA= 梗阻性无精子症；NOA= 非梗阻性无精子症）

3. 隐匿精子症、非梗阻性无精子症行显微外科手术取精患者

此类患者获取的极微量精子推荐行微量精子快速冷冻法或单精子冷冻。

隐匿精子症、非梗阻性无精子症（NOA）行显微外科手术取精患者获取的精子数量极少，推荐使用超薄片（Cryopiece 冷冻片）等新型冷冻载体行单精子或微量精子冷冻，复温使用 37℃ 的热矿物油；除了超薄片以外，文献报道的单精子冷冻载体还有空透明带、Hollow-core Agarose capsules、Cryoloop、Cryotop、Cell sleeper、Sperm VD、ICSI 针等，但临床价值均较低。

4. 青春期前肿瘤患者睾丸组织（精原干细胞）冻存

青春期前肿瘤患者睾丸组织（精原干细胞）冻存可以为将来生育提供可能。

睾丸组织复苏后的原位、异位、异体移植，以达到保存、恢复生育力的策略是目前研究的热点领域，睾丸组织冻存有良好的应用前景，但仍处于探索研究阶段。

五、男性生育力保存者的样本管理

按照人类辅助生殖技术（ART）质控策略，对男性生育力保存者的样本应实施严格管理。

1. 男性生育力保存地点

男性生育力保存地点应根据患者的具体情况选择人类精子库或辅助生殖机构。

以短期内不育症治疗为目的的男性生育力保存患者可在辅助生殖机构进行；原则上以 ART 助孕为目的的精液冷冻在辅助生殖机构保存时间不超过 3 年，如确因治疗需要延长保存时间，需要提交给单位生殖医学伦理委员会讨论，以延长保存时间。对于肿瘤患者和短期内无生育要求男性的生育力保存应在人类精子库进行，这有利于长期保存男性生育力。

2. 男性生育力保存的样本管理

男性生育力保存的样本管理推荐使用计算机样本管理系统，通过接待、样本采集与处理、档案管理、样本供给四个工作平台对样本采集、冻存、供应进行全程管理。

计算机样本管理系统应包括接待、样本采集与处理、档案管理、样本供给四个工作平台。各平台相对独立，均可单独工作、互不影响，信息数据可即时传输和共享。接待平台用于生育力保存者信息的采集与录入、统计与查询等；样本采集与处理平台用于对精液等样本参数的录入、对冻存样本进行仓库管理、统计查询等功能；档案管理平台主要负责生育力保存者档案的电子化管理、随访反馈信息管理以及统计查询等，内容包括病史、体格检查、辅助检查、知情同意书、保存协议书、精液冷冻复苏信息、精液外供及精液使用后的妊娠和子代信息等；供给平台主要用于冷冻精液、组织等标本的供应和用精部门或机构的联系和管理等。

3. 精液或睾丸组织样本的编号

样本编号是精液或睾丸组织样本的重要标识，应遵循唯一性原则，尽量精简，编号长度尽可能保持一致。建议采用编号＋本人姓名＋妻子姓名（或监护人姓名）标记样本。推荐选择冷冻条码打印双条码标签，在冻存管（或麦管）的管壁和管盖各贴一个条码标签，以防其中任意一标签脱落缺失。有条件时可选择包含较多患者信息的二维码与射频识别码（radio frequency identification，RFID），使用计算机读取信息进行夫妻双方自动纠错，以确保实施 ART 时精确无误。使用麦管或超细管冻融，在麦管与外套管均应贴上标签。

4. 冻融精液或睾丸穿刺／活检组织的复苏时机

关于冻融精液或睾丸穿刺／活检组织的复苏时机，强烈推荐选择在人类辅助生殖过程中合适的时间。

一般情况下，通常在夫精人工受精（AIH）的受精日、体外受精（IVF）或卵细胞质内单精子注射（ICSI）的取卵日进行冷冻精液或睾丸穿刺／活检组织样本的复苏与培养。过早或过迟的复苏可能影响辅助生殖治疗的成功率。

5. 复苏标本的数量

关于复苏标本的数量，强烈推荐根据人类 ART 诊疗方案进行选择，而不应一次性复苏所有的冷冻标本。

对于有多份冷冻精液的患者，应该根据具体情况（如 AIH 或 IVF 配偶的获卵数）解冻合适数量的冷冻标本，根据解冻的精液质量情况再决定是否继续解冻剩余标本。供精子的解冻按照精子库管理相关规定执行。此外，同一自精保存者的多份冻存精子建议分装保存，以降低全部意外损毁的风险。

6. 样本储存罐的管理

对任何开展男性生育力保存的机构，强烈推荐专人管理液氮罐和监测液氮罐内温度，并做好记录，推荐安装液氮罐液位报警器。

由于各种样本储存罐的形式、用途、容积各不相同，因此样本储存罐的管理和编号需要有专人负责。定期检查，排查故障，保证液氮罐内维持冻存温度。推荐安装液氮罐液位报警器，及时通知管理人员补充液氮。

7. 核对步骤

所有涉及精液或睾丸组织标本的识别步骤，强烈推荐双人核对。涉及精液或睾丸组织标本的身份识别，包括样本接收入库、样本处理、标注标签、复苏样本及丢弃样本等步骤，均须双人核对，核对过程应登记备案。标本复苏一次仅处理一份冷冻样本，以避免混淆。

六、冷冻样本的使用流程

生育力保存标本可能冻存于人类精子库或辅助生殖机构，因此标本使用按照不同的流程处理。

（一）人类精子库冻存标本使用流程

（1）用精者（或监护人）应携带夫妻双方身份证件、结婚证、冻存标本相关证明到有资质的生殖医学机构就诊，完成 ART 助孕前准备后提交用精申请。

（2）人类精子在收到用精申请后，根据患者的治疗需要，在使用精子前的一段时间内向辅助生殖机构发放冷冻标本，由人类精子库与辅助生殖机构双方工作人员共同核对出库单与样本标签信息，使用精子当日由辅助生殖机构工作人员解冻精液，并留存精液保存卡。

（3）使用机构应与人类精子库签订精液使用协议，以确保精液的安全性、信息反馈的可靠性；另外，提供精液标本的同时，应提供用精者的检测报告及精液质量信息。

（二）辅助生殖机构冻存标本使用流程

患者夫妇应携带双方身份证、结婚证原件到有资质的辅助生殖机构就诊，根据具体病情需要在该辅助生殖机构冻存精液。患者在确定使用精子或睾丸穿刺 / 活检组织的日期后，携带生育力保存证明至辅助生殖机构相应部门申请使用标本，辅助生殖机构经双人核对信息无误后，复苏该样本，并留存样本保存卡。

七、生育力保存专业培训与质量控制体系的建立

男性生育力保存在不同单位开展的状况和水平良莠不齐，这与缺乏专业系统的培训和质量控制体系密切相关，因此强烈推荐从事男性生育力保存的工作人员接受专业系统的培训，提高操作技术人员的低温生物学基础理论水平和实际操作能力；推荐进行生育力保存的单位建立科学、可行的质控体系，以保证为患者提供安全、可靠的生育力保存服务。

1. 男性生育力保存基础理论与实践技能培训

强烈推荐工作人员掌握精子发生和男性不育发病机制、精子冷冻的低温生物学相关基础理论知识，参加专业的男性生育力保存的培训班，掌握不同来源精子样本的冷冻方法。工作人员应能根据自精冻存者精液或睾丸组织内存在精子的数量，选择适当的冷冻载体，包括冷冻管、麦管、超细麦管与超薄片等。实验室技术人员经过以上培训和相应操作能力考核合格后方可上岗。

2. 质量控制体系的建立

（1）精液冷冻复苏率的质量控制。应严格按照人类精子库基本标准和技术规范的要求，进行精液分析和精液冷冻。为了保证精液冷冻的效果，定期使用质控精液样本进行精液冻融复苏实验值得推荐，冷冻技术的质量控制可以保证冻融后精子的利用率和助孕成功率。

（2）样本冷冻相关的仪器、试剂、耗材的质量控制。应选用具有注册证、质量可靠的试剂和耗材。不同批号、同品牌的冷冻保护剂使用前需与正在使用的冷冻保护剂进行性能比对，两者性能一致方可使用。取精杯、冷冻管、麦管及分装吸管等所有与精液接触的耗材在使用前必须做精液容器相容性试验，明确检测耗材对精子无毒性后方可使用。定期对仪器设备进行校准，对实验室环境进行检测。

八、男性生育力保存涉及的主要伦理问题

（1）男性行生育力保存时，需遵循知情同意、自愿、保密、伦理监督及非商业化的原则，充分保障生育力保存者及其子代的权益。

（2）有生育力保存需求的男性均拥有保存生育力的权利，建议其在行生育力保存前咨询人类精子库或辅助生殖机构男科医生，并签署知情同意书。选择生育力保存方式时，建议成年男性首选存贮精液；未成年男性在其监护人同意的情况下，冻存精液或考虑冻存睾丸组织（或精原干细胞）。

（3）强烈建议成年男性在行生育力保存之前，约定其保存的精子和睾丸组织的使用范围，以及未及时缴纳保存费用和保存者死亡等情况下精子和睾丸组织的处置方法；未成年人保存的精液或睾丸组织处理，在其未成年之前由其监护人决定，成年后由其本人决定。进行生育力保存的各种行为均应符合我国现有的法律法规，必要时咨询法学及伦理学专业人员。

（4）关于男性生育力保存精子保存时限，建议行生育力保存的男性，在遵守国家法律或法规的前提下，当条件具备时尽早实施生育方案。

九、精子的冷冻保存

精子与睾丸组织的冷冻与复苏是目前男性生育力保存的主要方法，男性进入青春期后，睾丸生精上皮中精原干细胞即开始精子发生的过程，经过约64d的发育，完成减数分裂并最终形成精子。在我国，一般13岁以后的青少年男性精液中即可见到精子，此时，如果需要进行生育力保存，可采集新鲜精液进行冷冻保存。而对于青春期前的男孩，如恶性肿瘤患者放化疗之前，则需冷冻睾丸组织来进行生育力保存。

目前，男性生育力保存的首选和唯一临床常规应用方式是采用人类精子冷冻保存技术，该技术将精子冷冻储存在超低温环境中，具有稳定、高效、无创伤、复苏率高等特点。

（一）冷冻的基本原理

在一定的低温条件下，以足够的时间作用于细胞，使细胞降温、凝固、非损伤性结冰或玻璃化转变，让细胞代谢降低进入休眠状态，从而达到长期储存细胞的目的。精子不同于身体其他细胞，仅含有少量的细胞质与水分，相对来说，在冷冻过程中，细胞能发生足够的脱水和皱缩，在极低的温度下不形成过多的细胞内冰晶。精子冷冻储存的基本原理是利用冷冻保护剂和冷冻过程中细胞外冰晶的作用，形成细胞内外的渗透压梯度使细胞皱缩，减少损伤细胞的细胞内冰晶形成，并最终在深低温下，在细胞内形成玻璃化状态。在精子冷冻过程中，随着温度的不断下降，细胞外液中的水分先形成细小的颗粒状冰晶，导致细胞外液减少，造成脱水状态，电解质浓度增加，细胞外液渗透压升高，细胞内外渗透压失衡，水分从细胞内向细胞外流动，引起细胞自身脱水皱缩。冰晶在细胞外形成还是在细胞内外同时形成主要取决于冷冻降温速度。降温过快，细胞外液渗透压忽然升高，细胞内液来不及脱水，因而在细胞内形成冰晶，细胞内冰晶的机械损伤可破坏细胞内超微结构，造成细胞死亡，这一现象称为"快速冷冻损伤"。相反，在慢速冷冻时，细胞外液中冰晶大量形成，而又未达到储存温度，细胞发生了严重的脱水皱缩而死亡，成为"慢速冷冻损伤"。选择一个既不引起快速冷冻损伤，又不会产生慢速冷冻损伤的降温速度，同时，借助冷冻保护剂的作用，采用适合的冷冻方法，能最大限度地获得细胞复苏率。

（二）冷冻保护剂

冷冻保护剂的作用主要是减少冰晶的形成，保护细胞顺利地通过临界温度阶段。选择冷冻保护剂时需具备两个基本条件：①对冷冻的细胞无毒性；②须具有高度水溶性，保证在冰晶形成过程中，冷冻保护剂的浓度增加时仍然留在溶液中不被析出。

冷冻保护剂分为渗透性和非渗透性两种，两者的区别是是否可以自由渗入和渗出细胞膜。

（1）渗透性保护剂，也称胞内保护剂，多为小分子物质，能够自由通过精子细胞膜，可以在冷冻时渗入细胞内平衡精子内外渗透压，减少冰晶形成。常见的渗透性保护剂有丙三醇、甲醇、乙二醇、二甲基亚砜、葡萄糖等。

（2）非渗透性保护剂，也称胞外保护剂，主要是一些大分子物质，不能自由通过细胞膜，冷冻时细胞皱缩，细胞内水分外溢，从而减少细胞内冰晶的形成。此类保护剂对快速和慢速冷冻同样有效。常见的非渗透性保护剂有卵黄、人血清白蛋白、蔗糖、氨基己酸、乳糖等。

20 世纪 60 到 70 年代，人类精子库技术逐渐成熟，对于精子保护剂的研究大量涌现，比较常见的有甘油 – 卵黄 – 枸橼酸钠复合剂，主要由甘油、纯净水、蔗糖、卵黄、甘氨酸、二水柠檬酸三钠等成分组成。配置好冷冻保护剂后还需置于 56℃水浴中约 30min 进行补体热灭活。并且还要将保护剂进行细菌培养、精子毒性试验等检测，检测无异常后方可放入 –70℃低温冰箱保存，保存期一般不超过 3 个月。出于对卵黄生物安全性的考虑，研究者不断寻求可以替代卵黄的优质保护剂原料，如人血清白蛋白等。近年来，商品化冷冻保护剂更新面世，也能得到良好的冷冻复苏率。

（三）冷冻方法

目前，冷冻管储存法是我国人类精子库使用最为普遍的精液保存方法，将精液与保护剂按照一定比例混匀后，分装至冷冻管内，并进行标记。

精子的冷冻方法较多，主要有液氮熏蒸法、快速冷冻法、三阶段冷冻法（程序冷冻法）、微量精子冷冻法等。

（1）液氮熏蒸法。将装有精液与保护剂的冷冻管放至液氮水平面一定高度，持续一定时间，最后投入液氮中储存。

（2）快速冷冻法。先将装有精液与保护剂的冷冻管放至冰箱冷冻室 –20℃中，再放入 –80℃冰箱中一段时间，最后投入液氮中。

（3）三阶段冷冻法（程序冷冻法）。利用程序冷冻仪，将标本以不同的速度通过 3 个不同的温度阶段（20℃ ~–5℃，1.5℃ /min；–5℃ ~–80℃，6℃ /min；–80℃ ~–196℃，30℃ /min）进行降温冷冻，温控更准确，可以大批量冷冻精子，是目前人类精子库最常采用的冷冻方法。

（4）微量精子冷冻法。针对严重少、弱精子症患者或排精困难需行睾丸、附睾穿刺取精方可获得少量精子的患者，均可采用微量精子冷冻法。微量精子冷冻目前多采用玻璃化冷冻法。玻璃化冷冻法是指使用微型载体承载细胞及其保护剂溶液，以足够快的降温速度，从液相直接固化为完全的玻璃态，并以玻璃态在超低温下长期储存的技术。玻璃化过程中无冰晶的形成，避免了冰晶对细胞的物理、化学损伤，可获得较好的复苏效果。

（四）冷冻损伤

一般认为，精子经过超低温冷冻与复苏，近 1/3 的活动精子会丧失其活动力。精子的冷冻复苏率与精液的质量呈正相关，来自供精者的精液的冷冻复苏率可高达80% 以上。同时，冷冻导致了精子发生形态、生化改变。大部分超微结构的变化是发生在融化期间或者融化之后。扫描电镜下可以观察到冷冻所引起的精子超微结构的损伤，以顶体和中段最为严重，主要表现为顶体膜皱缩甚至破裂、线粒体肿胀或者破裂。精子尾部也对冷冻 – 复温过程较敏感，如损伤可引起尾部摆动异常，出现不规则和环形运动精子。冷冻使精子的新陈代谢发生变化，乳酸盐、果糖代谢都可能受到影响。在以往的研究中一般认为冷冻并不会损伤精子 DNA，而近年来，冷冻损伤导致精子遗传学、表观遗传学的改变已成为辅助生殖技术安全性的研究热点。有报道指出冷冻会造成精子 DNA 损伤，而这种损伤可能会导致胚胎发生流产的风险增加。

（五）精子冷冻保护生育力的时机

对于正常男性来说，进行精子冷冻之前通常需要禁欲 3~5d，完成一次精子采集后可以禁欲 3~5d 再次采集精子以达到所需样本量。然而对于恶性肿瘤患者来说，时间是至关重要的，因为从诊断到开始抗肿瘤治疗往往只有 2~3d 的时间，这对于患者和医生来说，都是极大的挑战。一方面，患者需要在很短的时间内理解和接受自己罹患重病以及抗肿瘤治疗可能使生育力受损的现实，并且要在极短的时间内做出是否要精子冷冻保护生育力的决定；另一方面，肿瘤科医生需要迅速判断并制订抗肿瘤方案，还要考虑到生存质量与生育需求等因素，因此，患者应及时咨询生殖医学专家。精子冷冻需要在开始化疗或放疗之前完成，美国临床肿瘤学会（ASCO）强烈建议所有有生育要求的肿瘤患者都应接受生育力保存咨询，生殖医学的医生应依据患者的年龄、抗癌治疗的紧迫性、抗癌治疗的生殖损伤程度、患者预计的生存期和精液、精子质量等因素来确定精子冷冻保存生育力的适应证，并建议如果肿瘤患者必须在短时间内完成精子冷冻，那么每 24h 就可以完成 1 次采集，直到完成所需的样本采集数量。其实，精子冷冻保存生育力不仅适合于肿瘤患者，也适合其他需要放疗、化疗等辅助治疗的疾病（如各种结缔组织病），也可以作为需要推迟生育又担心精子质量下降的预防性措施。

（六）精子的复苏

随着温度升高，精子冷冻过程中的一系列变化也会以反向顺序发生在复苏过程中。研究表明，如果慢速复温，可能在精液融解前（常在 –10℃ ~0℃）再次形成冰晶损伤细胞，而快速复温可以避免大冰晶对精子的损伤。对于采用冻存管储存的冷冻精液，目前最常采用的复苏方法是将其从液氮中取出后迅速垂直放置在 37℃ 的水浴摇床中进行快速复温，同时要控制水浴摇床水面高度防止水流入冷冻管污染精液。

十、睾丸组织冷冻保存及应用

睾丸组织冷冻保存是男性生育力保存的重要策略之一，尤其是在无法获取精液或精子的情况下。目前睾丸组织冻存联合睾丸组织的原位、异位、异体移植，或通过精原干细胞分离、体外扩增、冷冻保存和移植来重建精子发生，以达到生育力保存的途径正越来越受到重视，但该方法尚未成为临床常规应用技术。

（一）睾丸组织的来源

目前手术获取睾丸组织的方法主要有睾丸活检术、睾丸细针抽吸术（testicular fine needle aspiration，TFNA)、睾丸显微切割取精术（microdissection testicular sperm extraction，Micro-TESE）。睾丸组织块冷冻是保存未成年男性生育力的方法。另外，采用玻璃化冷冻法将睾丸组织剪碎后制成细胞悬液进行冷冻保存也能取得不错的冷冻效果。

（二）冷冻方法

（1）慢速冷冻法。获取到睾丸组织后，将睾丸组织剪切成 $0.5\sim1.5mm^3$ 的碎块，与冷冻保护剂充分渗透混合后，使用程序冷冻仪慢速降温冷冻，最后转至液氮中保存。

（2）玻璃化冷冻法。与精子的玻璃化冷冻程序相似，获取到睾丸组织后需先进行处理，通过机械分离与酶消化分离法等方式，制成细胞悬液后再进行玻璃化冷冻。

（三）睾丸组织的复苏

睾丸组织的解冻复苏过程并不复杂。将标本从液氮中取出，室温中放置 30s 后放入 37℃水浴震荡至完全解冻，可配合使用解冻液，帮助细胞形态的正常恢复。玻璃化冷冻的睾丸组织解冻复苏时，一般直接放入 37℃水浴震荡，快速解冻，避免冰晶形成引起细胞的复苏损伤。冻存后的睾丸组织可行自体移植，重建生精过程，使患者恢复生育力而自然生育，也可将精原干细胞分离出来进行体外培养扩增，自体移植后可形成精原干细胞群落，逐步恢复生精功能。在国外实验室甚至已经探索出通过在体外培养与诱导，将精原干细胞进一步培养成为成熟精子的方法，可为临床治疗男性不育提供帮助。

人类精子的冷冻与复苏技术已经相当成熟和稳定，并广泛应用于辅助生殖技术助孕过程，是成年男性保存生育力的首选方法，但我们仍要警惕冷冻损伤对妊娠结局可能带来的不利影响，深入研究冷冻精液的安全性。睾丸组织的冷冻复苏与移植是潜在的人类生育力保存方法，但目前仍处于实验研究阶段，在临床使用之前，应对整个技术平台操作体系建立完善的质量控制系统，包括睾丸组织功能、遗传学检测与安全性检测等，保障组织冷冻复苏后仍然保持其功能，遗传学检测则能确保冷

冻 – 移植后获得健康、成熟的生殖细胞群。还应重视如癌症患者睾丸组织自体移植后，恶性肿瘤细胞的回输问题，探索出更合适的癌症污染分析方法与恶性肿瘤细胞分离方法，以确保临床使用的安全性。

十一、总　结

总之，目前男性生育力保存的社会需求越来越大，但是我国人类精子库和辅助生殖机构在生育力保存的适用人群和精液样本冻存的管理方面尚不规范，各地区在稀少精子冻存技术等关键领域水平参差不齐。作为一个新兴的领域，男性生育力保存还存在诸多技术难点和生殖伦理问题，需要在今后的临床实践中不断改进和发展。

参考文献

[1] Qiao J, Li R. Fertility preservation: challenges and opportunities. Lancet, 2014, 384(9950): 1246–1247.

[2] Katz DJ, Kolon TF, Feldman DR, et al. Fertility preservation strategies for male patients with cancer. Nat Rev Urol, 2013, 10(8): 463–472.

[3] Oktay K, Harvey BE, Partridge AH, et al. Fertility preservationin patients with cancer: ASCO clinical practice guideline update. J Clin Oncol, 2018, 36(19): 1994–2001.

[4] 薛松果，彭秋平，曹少锋，等．一种微量精子冷冻保存载体：中国，CN205143336U. 2016–04–13.

[5] 薛松果，彭秋平，曹少锋，等．精子冷冻保存载体及培养注射皿套装：中国，CN209898090U. 2020–01–07.

[6] Liu F, Zou SS, Zhu Y, et al. A novel micro-straw for cryopreservation of small number of human spermatozoon. Asian J Androl, 2017, 19(3): 326–329.

[7] Sun J, Chen W, Zhou L, et al. Successful delivery derived from cryopreserved rare human spermatozoa with novel cryopiece. Andrology, 2017, 5(4): 832–837.

[8] Bahadur G, Ling KL, Hart R, et al. Semen quality and cryopreservation in adolescent cancer patients. Hum Reprod, 2002,17(12):3157–3161.

[9] Jones OM, Stevenson AR, Stitz RW, et al. Preservation of sexual and bladder function after laparoscopic rectal surgery. Colorectal Dis, 2009, 11(5): 489–495.

[10] Phillips SM, Padgett LS, Leisenring WM, et al. Survivors of childhood cancer in the United States: prevalence and burden of morbidity. Cancer Epidemiol Biomarkers Prev, 2015, 24(4): 653–663.

[11] Li YX, Zhou L, Lv MQ, et al. Vitrification and conventional freezing methods in sperm cryopreservation: a systematic review and meta-analysis. Eur J Obstet Gynecol Reprod Biol, 2019, 233:84–92.

[12] Onofre J, Baert Y, Faes K, et al. Cryopreservation of testicular tissue or testicular cell suspensions: a pivotal step in fertility preservation. Hum Reprod Update, 2016, 22(6):744–761.

[13] Bernie AM, Mata DA, Ramasamy R, et al. Comparison of microdissection testicular sperm extraction, conventional testicular sperm extraction, and testicular sperm aspiration for nonobstructive azoospermia: a systematic review and meta-analysis. Fertil Steril, 2015, 104(5): 10991103.e1091–1093.

[14] Rodriguez-Wallberg KA, Oktay K. Fertility preservation during cancer treatment: clinical

guidelines. Cancer ManagRes, 2014, 6:105–117.

[15] Picton HM, Wyns C, Anderson RA, et al. A European perspective on testicular tissue cryopreservation for fertility preservation in prepubertal and adolescent boys. Hum Reprod, 2015, 30(11): 2463–2475.

[16] 郭应禄, 李宏军. 男性生殖健康面临的挑战. 中华男科学杂志, 2003, 9(1):1–6.

[17] Martinez F. Update on fertility preservation from the Barcelona International Society for Fertility PreservationESHRE-ASRM 2015 expert meeting: indications, results and future perspectives. Hum Reprod, 2017, 32(9): 1802–1811.

[18] Foresta C, Ferlin A, Gianaroli L, et al. Guidelines for the appropriate use of genetic tests in infertile couples. Eur J Hum Genet, 2002, 10(5): 303–312.

[19] He X, Li W, Wu H, et al. Novel homozygous CFAP69 mutations in humans and mice cause severe asthenoteratospermia with multiple morphological abnormalities of the sperm flagella. J Med Genet, 2019, 56(2): 96–103.

[20] Tedder RS, Zuckerman MA, Goldstone AH, et al. Hepatitis B transmission from contaminated cryopreservation tank. Lancet, 1995, 346(8968): 137–140.

[21] Ko EY, Siddiqi K, Brannigan RE, et al. Empirical medical therapy for idiopathic male infertility: a survey of the American Urological Association. J Urol, 2012, 187(3): 973–978.

[22] Ring JD, Lwin AA, Kohler TS. Current medical management of endocrine-related male infertility. Asian J Androl, 2016, 18(3): 357–363.

[23] Esteves SC, Miyaoka R, Roque M, et al. Outcome of varicocele repair in men with nonobstructive azoospermia: systematic review and meta-analysis. Asian J Androl, 2016, 18(2):246–253.

[24] Practice Committee of the American Society for Reproductive Medicine. Management of nonobstructive azoospermia: a committee opinion. Fertil Steril, 2018, 110(7):1239–1245.

[25] Paulus WE, Strehler E, Zhang M, et al. Benefit of vaginal sildenafil citrate in assisted reproduction therapy. Fertil Steril, 2002, 77(4): 846–847.

[26] Jannini EA, Lombardo F, Salacone P, et al. Treatment of sexual dysfunctions secondary to male infertility with sildenafil citrate. Fertil Steril, 2004, 81(3): 705–707.

[27] Jungwirth A, Giwercman A, Tournaye H, et al. European association of urology guidelines on male infertility: the 2012 update. Eur Urol, 2012, 62(2): 324–332.

[28] Wosnitzer MS, Goldstein M. Obstructive azoospermia. Urol Clin North Am, 2014, 41(1): 83–95.

[29] 李朋, 李铮, 李石华. 梗阻性无精子症显微外科治疗进展和展望. 中华男科学杂志, 2018, 24(7): 579–588.

[30] Buffat C, Patrat C, Merlet F, et al. ICSI outcomes in obstructive azoospermia: influence of the origin of surgically retrieved spermatozoa and the cause of obstruction. Hum Reprod, 2006, 21(4): 1018–1024.

[31] Peng QP, Cao SF, Lyu QF, et al. A novel method for cryopreservation of individual human spermatozoa. InVitro Cell Dev Biol Anim, 2011, 47(8): 565–572.

[32] Chen Y, Li L, Qian Y, et al. Small-volume vitrification for human spermatozoa in the absence of cryoprotectants by using Cryotop. Andrologia , 2015, 47(6): 694–699.

[33] AbdelHafez F, Bedaiwy M, El-Nashar SA, et al. Techniques for cryopreservation of individual or small numbers of human spermatozoa: a systematic review. Hum Reprod Update, 2009, 15(2): 153–164.

[34] Endo Y, Fujii Y , Shintani K , et al. Simple vitrification for small numbers of human spermatozoa. Reprod Biomed Online , 2012, 24 (3): 301–307.

[35] Practice Committee of the American Society for Reproductive Medicine . Fertility preservation in patients undergoing gonadotoxic therapy or gonadectomy : a committee opinion.Fertil Steril, 2019,

112 (6): 1022–1033.

[36] Michaelson ZP, Bondalapati ST, Amrane S, et al . Early detection of cryostorage tank failure using a weight-based monitoring system. J Assist Reprod Genet , 2019, 36(4):655–660.

[37] Keel BA, Stembridge TW, Pineda G, et al. Lack of standardization in performance of the semen analysis among laboratories in the United States. Fertil Steril, 2002, 78(3):603–608.

[38] Keel BA. Quality control, quality assurance, and proficiency testing in the andrology laboratory. Arch Androl, 2002, 48(6): 417–431.

[39] Bjorndahl L, Barratt CL , Fraser LR, et al. ESHRE basic semen analysis courses 1995-1999: immediate beneficial effects of standardized training. Hum Reprod, 2002, 17(5): 1299–1305.

[40] 曹云霞 . 人类生育力保存 . 北京 : 人民卫生出版社 , 2015.

[41] Ethics Committee of the American Society for Reproductive Medicine . Fertility preservation and reproduction in patients facing gonadotoxic therapies: an Ethics Committee opinion. Fertil Steril, 2018, 110(3): 380–386.

[42] Fallat ME, Hutter J. Preservation of fertility in pediatricand adolescent patients with cancer. Pediatrics, 2008, 121(5): e1461–e1469.

[43] 邢柳 , 朱文兵 , 范立青 , 等 . 精子与睾丸组织的冷冻与复苏 . 实用妇产科杂志 , 2016, 32(4):245–247.

第**15**章

生育力保存的伦理与管理

一、生育力保存的伦理原则

生育力保存的最终目标是孕育健康的遗传学子代。作为一种正在发展成熟中的生殖医学技术，为实现上述目标，保证技术的安全性和有效性，应遵循以下伦理原则。

（1）有利于患者的原则。"有益"和"无损害"应是指导临床医生实施生育力保存的最基本准则。具体实施时还应为患者寻求成本－效益最大化，即采用对患者损伤最小的技术，实现患者最大程度的获益。在综合考虑患者年龄、婚配、病情、肿瘤分期及疾病遗传风险的情况下，来选择合适的生育力保存方法。例如，一般来说性腺组织冷冻保存适合青春期前恶性肿瘤患者，而具有患癌倾向或已患癌的生育年龄患者，行配子、胚胎冷冻是最有效的生育力保存方法。

（2）知情同意的原则。生育力保存作为一种特殊的医疗活动，须在获得患者同意并签署知情同意书后方可实施。实施生育力保存的医务人员应向患者详细说明生育力保存的必要性、实施的具体程序、可能发生的风险、技术的成功率和费用（包括续缴的冷冻费用）、废弃配子、胚胎等的处置问题。青春期前恶性肿瘤患儿接受生育力保存前，还应特别向患儿及其父母解释卵巢、睾丸组织冷冻是目前青春期前患儿唯一可行的生育力保存技术，但该技术属于实验性技术范畴，仍有许多关键问题有待解决（包括需要切取多少性腺组织、采用何种冷冻方法、移植技术以及有导致肿瘤复发的可能）。此外，这些生育力保存技术的效果仍不肯定，睾丸、卵巢移植后仍存在极高的生育力无法恢复的可能。未成年患儿签署知情同意书可采用"两步法"，即实施当时由患儿及监护人共同签署知情同意书；在患儿成年后，能充分理解生育力保存技术的意义和风险时，再次签订知情同意书。不推荐卵子冷冻作为预防年龄相关性生育力下降的生育力保存方法。这些患者进行生育力保存时，应向其强调合适的女性生育年龄。

（3）保护后代的原则。通过生育力保存技术出生的后代享有与自然受孕出生后代同样的权利；接受生育力保存的夫妇对出生的后代（包括对有出生缺陷的后代）负有伦理、道德和法律上的权利和义务。目前代孕、胚胎赠送助孕和克隆技术涉及许多伦理争端，实施生育力保存时应遵循国家卫健委制定的相关技术规范和管理办法，杜绝开展此类技术。在尚未解决人卵胞浆移植和人卵核移植技术安全性问题之前，不应实施人卵胞浆移植和人卵核移植。此外，生育力保存技术进入临床时限尚短，仍需更多、更长时间的随访观察，明确各项技术的安全性和有效性。在此过程中，如果有证据表明某项技术的实施将会对后代产生严重的生理、心理和社会损害，医务人员应及时停止。

（4）社会公益的原则。生育力保存作为一项助孕技术，还应严格贯彻国家人口和计划生育法律法规。生育力保存过程中不能实施非医学需要的性别选择、生殖性克隆技术，更不能将异种配子和胚胎用于人类生育力保存技术。生育力保存实施过程中，所有配子和胚胎实验研究及临床工作还应遵循相关伦理、道德准则。

（5）保密原则。生育力保存作为生殖医学中的一项新兴技术，与其他助孕技术一样，应严格遵循保密原则。医务人员应关心、爱护、尊重患者，保护患者的隐私，除非法律需要，未经患者允许不能泄露患者的隐私。

（6）严防商业化原则。开展生育力保存的生殖医学机构应严格遵循各项保存技术的适应证和禁忌证，不能因商业目的滥用、泛用生育力保存技术。

（7）伦理监督原则。生育力保存应在伦理委员会监督下实施。所有的实验性生育力保存技术应在获得伦理委员会批准后方可实施。伦理委员会的组成应包括医学（生殖、肿瘤、遗传）、伦理学、心理学、护理学、社会学等专家代表。

二、卵子和卵巢组织冻存的伦理问题

（一）卵子和卵巢组织冻存的伦理思辩

卵母细胞和卵巢组织关乎人类尊严及永续发展，其冻存自然面临诸多伦理质疑，但是相较于早期胚胎冻存，其道德阻力相对较小。胚胎冻存技术和精子冻存技术一样被证明是常规的生育力保存程序，只是存在诸多伦理困局，如胚胎是人还是其他物种？冷冻胚胎归谁所有？胚胎可否操控或废弃？夫妻离婚或一方死亡后其所存胚胎如何处置？单身女性使用匿名供精受精冷冻胚胎后的不安，实名捐赠可能产生的亲权纠葛，以及离婚后的冷冻胚胎处理等问题至今悬而未决。而卵母细胞和卵巢组织冻存则可以缓解胚胎冷冻面临的各种问题，在夫妻分居或离婚的情况下卵子冷冻也避免了胚胎冷冻带来的纠纷，同样，涉及配子毁弃问题时也避免了一些伦理尴尬。因此，在德国、意大利、克罗地亚等国家禁止胚胎冷冻但允许卵子冷冻。研究者还发现，卵子冷冻后的妊娠率比新鲜胚胎较低，但是每次移植的活产率较高，总之，卵子冷冻比胚胎冷冻有着更为广泛的应用前景，特别是对于那些因道德立场反对胚胎冷冻的夫妻，卵子冷冻已经成为女性生育力保存的理想选择。

（二）技术安全性和有效性的伦理思辨

安全性和有效性是生育力保存技术获得伦理支持的首要条件。研究表明，冻存对人类遗传物质传递的稳定性、对基因的转录翻译和表观遗传修饰等可能存在风险。卵子及卵巢组织慢速冷冻和玻璃化冷冻方法发展初期，虽然取得了良好的妊娠成功率和活产率，但是前瞻性对照试验显示，尚未收集到足以证明其安全和有效的结果性数据资料。

据 2006 年 Oktay 等公开的评估报告中，采用慢速冷冻方法提高了卵子保存的效率，每次移植的活产率从 1996—2004 年的 21.6% 提高到 2002—2004 年的 32.4%，玻璃化冷冻也有类似的观察结果，活产率和继续妊娠率从 2005 年前的 29.4% 增加到 2005 年后的 39%，但是临床结果也显示冻融卵子助孕妊娠后的自然流产率也很高。因此，生殖医学界仍将其定性为实验性临床技术，其安全性及对后代的长远影响有待大量临床实践的检验。在这种背景下，卵子冷冻的临床应用遇到了不可逾越的伦理障碍。

为了确保安全，有些国家干脆考虑禁止卵子冻存，如匈牙利卫生部所设人类生殖委员会曾打算暂时禁止卵子冷冻，而先行动物实验，其理由就是冷冻卵子潜藏着对下一代的威胁，卵子冷冻方法的安全性也未得到充分证明。一些允许女性生育力保存的国家也持审慎态度，只有在万不得已的情况下才可以对某些特殊患者开展此项服务，并且必须接受严格的伦理审查。当然，随着女性生育力保存技术的日臻完善，这些伦理障碍将被逐步打破。例如，美国生殖医学会实践委员会和辅助生殖技术学会实践委员会直到 2008 年联合发布的卵巢组织和卵子冻存指南仍然谨慎地宣称：①卵巢组织冷冻（和移植）以及卵子冻存潜在的临床效果需要长时间的临床观察才能最终确定；②只允许将卵子和卵巢组织保存谨慎地推荐给放化疗可能损伤女性生育力的患者，并且在伦理委员会的监督下和患者充分知情的情况下依照实验性程序进行；③鉴于风险‑效益比并不乐观，卵巢组织保存不能像常规临床服务那样进行广告宣传和在临床推广，也不应该作为推迟生育年龄手段推荐给健康女性。为此，委员会还专门就选择性卵子冻存的知情同意和治疗前咨询给出具体的伦理指导，要求生殖专家在充分告知患者卵子保存技术的试验性和非确定性条件下，明确卵子保存可能的益处、局限和可能的风险等各个方面的具体信息，帮助患者做出真实、理性的决定。

经过最近几年的攻关，美国卵子玻璃化冷冻技术的瓶颈得到解决，技术的安全性、有效性和稳定性也大大提高。因此，2012 年 9 月两个委员会提交了一份新的成熟卵子冻存指南，指出有充分的证据表明，采用玻璃化冻融卵子为年轻女患者实施 IVF/ICSI 治疗的受精率和妊娠率与新鲜卵子的治疗结果比较接近。尽管数据有限，但是较之常规 IVF/ICSI 受孕和自然出生的人口，未发现卵子冷冻后出生的子代存在染色体异常、出生缺陷以及发育障碍。因此，卵子玻璃化冻融不应再被认为是实验性的，而应成为女性生育力保存的常规方法。

三、胚胎冻存的伦理问题

（一）胚胎保存时间多久为宜

关于胚胎冷冻时间一直争论不休，从理论上讲，胚胎在 –196℃的环境下冻存，代谢完全停止，能够永久保存。英国政府允许配子和胚胎冻存最长时限为 55 年。初始储存期限为 10 年，如果在储存期内的任何时间仍符合"预期不孕"，则储存时间可再延长 10 年，最长不超过 55 年。2018 年英国生育协会（BFS）指南提出目前没有证据显示冻存时间长短会影响卵母细胞和胚胎解冻的成功率（D 级）。我国目前没有关于冻存胚胎和卵母细胞的时限，以后或许基于社会和伦理发展的需要会出台冻存时限。但从临床实践来看，长时间储藏的冷冻胚胎是否会因各种因素的影响对孩子健康带来危险目前尚不可知。

另外，从社会伦理角度看，不对其设限可能出现兄弟姐妹之间相隔几十年以后才出生的事实，从而造成代际关系混乱的人类梦魇，这种违反自然规律的现象自然不能任其发展。2010 年东弗吉尼亚医学院琼斯生殖医学研究院迎来一个健康男婴——这是一个由冷冻将近 20 年的胚胎孕育而来，由此引发强烈争议。鉴于此，很多国家对胚胎保存时间进行限制，一般为 3~10 年，如芬兰规定捐赠的配子组织和胚胎保存时间是 15 年；澳大利亚、奥地利、匈牙利、冰岛、爱尔兰，以及我国香港和台湾地区的保存期限为 10 年；爱沙尼亚是 7 年；阿尔及利亚、保加利亚、丹麦、法国、荷兰、挪威、瑞士、土耳其是 5 年；比利时、瑞典和希腊也是 5 年，但是可以适当续展；巴西和葡萄牙则为 3 年。不仅如此，尽管死后生殖的临床个案并不多见，但是大多数国家还是限制或禁止用已死者配子或胚胎继续妊娠，以保护所生子女的正当利益，使其不致一出生就成为"无父之子"或"无母之子"，也避免生殖中心耗费大量人力、物力、财力保存实际上可能被废弃不用的胚胎。例如阿布扎比和冰岛规定存储者一旦死亡，其配子需立刻销毁；阿根廷、比利时、拉脱维亚、荷兰、新西兰、西班牙、英国和美国的一些州则要求储存者签署书面的终止妊娠协议。

（二）冷冻胚胎归属于谁

如前所述，由于目前对冷冻胚胎伦理地位缺乏共识，因此对冷冻胚胎的权利归属亦有不同的认识和做法。如英国沃诺克委员会于 1984 年发布的调查报告建议，胚胎的保存期限为 10 年，期限届满未约定胚胎归属的，其使用权及处理权归储存机构。提供胚胎之夫妇中一方死亡时，胚胎的使用权及处理权应移转于生存的另一方，夫妇双方均死亡时，胚胎的使用权及处理权归属于储存机构。其后颁布的《人类受精与胚胎学法》对此进行了明确。美国《路易斯安那州民法典》中规定：体外受精卵是生物学意义上的人而不是充当受精代理人（agent）的医生及其所在医疗机构的财产（property），也不是精卵捐赠者的财产。如果接受体外受精（IVF）患者表明了其身份，则其可保有《路易斯安那州民法典》规定的父母身份；否则医生生将视为 IVF 受精卵的临时监护人（guardian），直到发生收养性植入（adoptive implantation）时为止。IVF 受精卵所在地法院经 IVF 患者及其继承人或实施 IVF 医生的要求，也可以为 IVF 受精卵指定一位管理者，以保护 IVF 受精卵的权利。《路易斯安那州民法典》中还规定：培育 IVF 胚胎的医生或医疗机构对 IVF 受精卵的安全负有直接责任。我国台湾地区《人工生殖法》中规定：人工生殖机构接受捐赠的生殖细胞，经捐赠人事前书面同意可以转赠其他人工生殖机构，实施人工生殖；依法捐赠的生殖细胞、受术夫妻的生殖细胞及受术夫妻为实施人工生殖形成的胚胎，人工生殖机构不得用于人工生殖以外的用途；但应予销毁的生殖细胞及胚胎，经捐赠人或受术夫妻书面同意，并报经主管机关核准者，可以提供研究使用。

（三）剩余胚胎如何处置

胚胎冷冻技术的飞速发展及其临床应用极大地提高了临床累积妊娠率，也出现了大量剩余冷冻胚胎，其中包括很多未继续缴纳冷冻费用、被患者弃置的胚胎，由此给生殖中心带来很大的负担，如何处置这些胚胎就成为生殖中心的难题。目前对剩余胚胎处置程序的伦理共识是在处置前与配子或胚胎提供者签署胚胎处置知情同意书或协议。有些国家还对胚胎处置权进行法律规范，但是这并不能完全避免实践中的伦理争议和法律纠纷。

临床实践中剩余冷冻胚胎大致有 3 种去向：用医学方法毁弃、捐赠给科学研究和捐赠给不孕者用于人类体外受精 – 胚胎移植（IVF-ET）周期移植，3 种剩余胚胎处置方法都曾引发一系列社会伦理争议。胚胎废弃的条件必须是冷冻胚胎保存期已经届满或者剩余胚胎监护人已经明确表示不愿将胚胎捐赠与他人或用于科学研究。关于剩余胚胎用于科学研究，剩余胚胎权利人的知情同意是使用该胚胎进行科学研究的首要条件，虽然有相当一部分调查者愿意捐赠其剩余冷冻胚胎用于科学研究，包括胚胎干细胞研究，但是，这并不意味征得胚胎所有者同意就使废弃胚胎干细胞研究完全获得伦理学辩护，因为胚胎干细胞研究必定会损毁胚胎，而"胚胎是不是人"本身就是一个伦理争议点。况且如果剩余胚胎用于科学研究是正当性的，但这是否会为生殖医学家用于研究刻意多创造胚胎提供借口？胚胎捐赠也称胚胎收养，是指胚胎合法监护人（送养人）将拥有的剩余胚胎送给其他不孕夫妻（收养人）收养，并将自己对胚胎及其所生子女的权利与义务一起过渡给收养人的制度。在美国胚胎收养已经实践多年并逐渐法律化，如《路易斯安那州民法典》规定：IVF 受精卵是不能为 IVF 患者所拥有的法人，IVF 患者对其应尽高度注意义务和谨慎监管义务；如果 IVF 患者以公证的方式放弃将其植入子宫的亲权，则受精卵应经所在医疗机构的书面程序用于收养性植入；上述患者也可将其亲权过渡给其他愿意并能接受受精卵的已婚夫妇，放弃亲权的夫妻不得收受任何报酬。

四、年轻乳腺癌患者生育力保存的治疗与伦理思考

（一）年轻乳腺癌患者的特征

与西方国家相比，中国乳腺癌的发病率和死亡率均呈上升趋势，且发病率更年轻化。统计数据表明，中国患者的发病年龄比欧美国家早近 10 年，平均发病年龄为 48.7 岁，年轻乳腺癌特指发病年龄在 35 岁及以下的乳腺癌患者。在西方发达国家，40 岁以下的乳腺癌患者在全部乳腺癌患者中所占比例低于 7%，而在中国这个比例已经超过了 10%，其中还有部分极年轻乳腺癌患者（≤ 25 岁）。

年轻女性乳腺癌通常具有侵袭性肿瘤生物特征和较高复发风险，肿瘤生物学行为随人体内分泌、微环境调控而变化，年龄作为预后因素仍需论证。与老年乳腺癌相比，年轻乳腺癌在诊断时往往临床分期较晚，雌激素受体（ER）、孕激素受体（PR）和人表皮生长因子受体（HER-2）阴性的三阴性乳腺癌和 HER-2 阳性乳腺癌比例更高。不仅如此，年轻乳腺癌更具有遗传倾向，涉及不同的信号通路及乳腺癌常见的易感基因，研究表明，年轻乳腺癌患者胚系突变频率达 24%，极年轻乳腺癌患者突变率高达 50%，因此，年轻乳腺癌在临床、病理和遗传方面具有特殊性。

（二）年轻乳腺癌患者的困境

由于患者年轻化，相当一部分患者在确诊时未婚未育或已婚未育，对于这部分患者，如果直接针对疾病本身进行标准抗肿瘤治疗，那么在日后会面临生育力受损及提前闭经等问题，这将对患者造成生理、心理、家庭和社会等多方面的影响。抗肿瘤治疗影响生育的因素主要有 3 个方面：抗肿瘤治疗对生殖系统的直接损害，因治疗错过生育年龄，以及怀孕对肿瘤复发率的影响。

化疗是降低乳腺癌复发率的基石，但是其对成熟卵泡的影响可导致可逆性停经，对原始卵泡的损伤可导致卵巢早衰及停经，从而导致不育。尤其是乳腺癌经典方案中的以环磷酰胺为代表的烷化剂对卵巢毒性最大。此外还有针对激素受体阳性的乳腺癌患者，高危患者需要通过摘除卵巢或注射戈舍瑞林达到人工绝经的目的。低危年轻乳腺癌患者通常选用他莫昔芬，该药不但会增加子宫内膜癌的发病率，动物实验也证实长期的他莫昔芬暴露可导致胎儿畸形风险。不仅如此，标准的内分泌治疗至少是 5 年，多项实验结果提示分期较晚的高危患者还需将内分泌治疗延长至 10 年。如果不中断抗肿瘤治疗，育龄女性势必面临高龄问题，高龄产妇所怀胎儿患 21 三体综合征等疾病较适龄产妇均明显增加，而且标准抗肿瘤治疗对卵子有致畸作用。

怀孕对肿瘤复发的影响一直是研究的热点。瑞典学者 Valachis 等发表的 meta 分析回顾了 49 470 例绝经前患者，分析表明，在早期乳腺癌确诊 10 个月后妊娠不会对预后造成不利。上述数据主要来自欧美人群，2019 年 11 月我国台湾"卫生研究院"的研究比较了我国台湾地区乳腺癌患者妊娠与否的总死亡率。结果显示，乳腺癌确诊后妊娠患者与未妊娠对照患者相比，总死亡比例降低 56%，雌激素受体阳性患者死亡比例低于 77%，确诊 3 年后妊娠患者死亡比例低于 81%。因此综合目前的国内外数据，从安全性来讲，乳腺癌治疗后再生育是可供选择的。

五、中国年轻乳腺癌患者再生育的方式选择及伦理问题

（一）夫妻生育权冲突

一般情况下，出现夫妻生育权冲突问题的多为已婚未育的年轻乳腺癌患者。女方依照《中华人民共和国妇女权益保障法》（2018 年修正）第五十一条规定作为法律依据，即"妇女有按照国家有关规定生育子女的权利，也有不生育的自由。"在罹患乳腺癌之后，女方及女方家人经常为了不中断标准抗癌治疗而拒绝生育；男方及男方家人依照《中华人民共和国人口与计划生育法》（2015 年修正）第十七条规定作为法律依据，即"公民有生育的权利，也有依法实行计划生育的义务。"男方认为拒绝生育剥夺了其生育的权利。拒绝生育和要求生育，都依照"生育权"，反过来说，生育权也包括生育自由和不生育自由。当双方都为了保存自身利益而做出相反的选择时，冲突必然会出现，甚至会破坏家庭和睦。由于生理构造的不同，女性角色本身在生育过程中必然承受更多身心上的负担，再加上罹患恶性疾病，法律会适当照顾女方。尽管如此，一旦家庭破裂，势必会对夫妻双方造成伤害。

（二）不婚不育的伦理问题

一般出现该类问题的为未婚未育的年轻乳腺癌患者。对于未婚的年轻乳腺癌患者，在诊疗过程中不但要重视"病"，更要重视"人"。尽管年轻患者保乳手术后局部复发率高于老年患者，但只要乳房条件允许，在手术方式的选择上仍然会更倾向于保乳手术。即使确实无保乳治疗条件，也多会建议假体植入，以保存部分形态，主要是为了帮助这些患者在治疗疾病的过程中能够尽早融入正常生活和回归社会。但是仍有相当一部分患者认为自己"不完整"，丧失自信心而抗拒婚恋。当前，不婚不育作为一种个人的生活方式，应得到社会的广泛接纳。尽管不婚不育不会对他人和社会构成危害，但是会带来家庭伦理方面的缺失，对于因病导致不婚不育的患者，不但要承受生理上的病痛，还需承受心理上的痛苦。这不是一个简单的医学问题，而是一个严重的社会问题。

（三）生育力保存可供选择的方案

生育力保存（FP）是指保存卵子或生殖组织的方法和手段，适用于有不孕不育风险的人群和治疗某些疾病可能会影响生育功能的患者。随着医疗技术的提高，年轻女性乳腺癌患者得到了很好的治疗，患者获得了长期生存的可能，甚至可以治愈，因此"获得后代"这个需求就越来越受到重视，生育能力的保存让乳腺癌的治疗不再是单纯的治病，而是对人的综合救治。根据 2019 年版"年轻乳腺癌诊疗与生育管理专家共识"，生育力保存技术涉及药物、手术或冷冻技术等不同的助孕方法。

对于乳腺癌患者，目前临床上最常用的方式是促性腺激素释放激素激动剂（GnRH-a）卵巢抑制，因其操作简单便捷，在临床上得到了广泛推广。GnRH-a的机制是通过药物性垂体 – 卵巢抑制，使处于静止期的细胞对化疗药物敏感性降低，理论上降低了化疗药的毒性。目前尽管临床最常使用，但是关于 GnRH-a 对生育力保存的效果存在较多争议。美国临床肿瘤学会的相关指南指出，只有当其他方法都不可行时再考虑使用 GnRH-a。

对于已婚且婚姻关系稳定的家庭，胚胎冷冻是最成熟的生育力保存方案。虽然此类患者获得的优质胚胎不多，但获取卵母细胞的数量、受精率、活产数及妊娠并发症的发生率与非肿瘤患者比较无明显差别。肿瘤患者往往需要尽早治疗，可以在自然月经周期中取出成熟卵子受精，并冻存胚胎。对于未结婚的女性恶性肿瘤患者，卵母细胞冷冻技术更加适用。卵母细胞冷冻技术分为成熟卵母细胞冻存和非成熟卵母细胞冻存。成熟卵母细胞冻存为促排卵后获取的卵母细胞，避免了胚胎冷冻的伦理和道德问题，但促排卵会使用激素类药物，有促进乳腺癌进展的风险，且妊娠率相对于胚胎冷冻技术较低。而非成熟卵母细胞冻存是在化疗或放疗前 10~14d 取出未成熟卵母细胞进行冷冻，在体外模拟体内成熟的微环境，将卵母细胞体外培养成为成熟卵母细胞。卵巢组织冻存和移植是目前保护儿童未来生育力唯一可选择的方法。卵巢组织冷冻要在放化疗前至少 3d 进行，主要是在癌症治疗前移取富含卵母细胞的卵巢皮质进行冻存，在治疗结束后再移植回体内。虽然人类卵巢组织移植至今已经有 100 多例活产数，但是移植部位血管再生缓慢导致大量卵泡丢失是其移植失败的重要原因。

（四）生育力保存的伦理困境

上述这些助孕方法已经改变或替代了人类自然生殖的一个或多个环节，让科技延伸至干预甚至创造生命，这是生殖医学领域的一场巨大的科技革命，同时，它带来的伦理问题也是不容忽视的。比如，谁可以处置冷冻胚胎？该如何处置未被采用的冷冻胚胎？谁有权力销毁胚胎？乳腺癌患者是有死亡概率的，那么更具伦理争议的问题也随之而来，当我们强调生育后代是其权利的同时，也不能否认养育后代是其义务。对于部分高危乳腺癌患者来说，高复发概率意味着长期生存概率有限，那么这部分患者自身条件是否适合再次安全生育，以及患者能否履行养育子女义务都是需要考虑的问题。对于乳腺癌这种有家族遗传风险性疾病，接受胚胎植入前是否需要行遗传学检测？胚胎植入前遗传学检测能否有效甄别遗传风险的高低？对于单性别遗传性疾病，能否依靠生殖科技来选择胎儿性别？患者死亡后冻存的胚胎其丈夫是否有权使用？冻存的胚胎是否可由患者以外的他人代孕？患者夫妇倘若离婚，该如何处理冻存的胚胎？甚至几十年后，患者夫妇均已死亡，其生前冷冻的胚胎该由谁监管和处置？这些都是当前的伦理困境。

六、中国年轻乳腺癌患者再生育伦理问题的解决方案

（一）充分协商沟通

协商沟通包括夫妻双方的协商沟通和医患之间的协商沟通。对于夫妻双方，罹患乳腺癌本身是小概率事件，对于没有家族史的患者及家庭来说，无疑是一个意外。因此在做出任何重大决定时，夫妻双方不仅要考虑自身利益，也要换位思考，站在配偶的角度，考虑是否生育、何时生育等问题。夫妻应当充分听取乳腺专科医生及生殖专科医生的建议，结合疾病发展规律，避开复发高危时段，同时充分考虑患者本人意愿和配偶态度，本着对家庭及社会负责的态度，由双方协商决定。充分沟通是解决夫妻间分歧的基本原则。

对于医患之间，传统的"医者主导"的临床决策主要是以临床指南、临床实践

及实验室指标为主要参考依据。这样的临床决策缺少了人文关怀。因为除了治疗疾病本身，医生也应该综合关注患者这个"人"，包括患者的心理需求、家庭因素和经济条件。良好的医患沟通可以针对患者所处的婚姻及经济状况，选择更为合适且个体化的综合治疗方案，尽可能照顾患者的生育要求，以避免不必要的纠纷。因此，患者需要和医生充分沟通和表达诉求。

在 2019 年美国圣安东尼奥乳腺癌年会上，我国广东省中医院的一项前瞻性横断面研究调查通过对中国 2 000 名乳腺专科医生关于"年轻早期乳腺癌患者术后生育问题的态度"进行调查，发现医生的性别、临床实践年限不同会导致医生态度的显著差异，医生态度的差异会导致治疗方案制定的不同，这就要求主诊医生要为患者提供其做决定所必需的足够信息，让患者及家属充分知情，待其权衡利弊后，对医生所拟订的诊疗方案做出选择。这也体现了医疗行为的人文性及对患者的尊重。不仅如此，年轻乳腺癌患者对于突如其来的变故可能并没有成熟的心理去应对，而我国的现状是患者父母或配偶会在决定过程中扮演重要角色，因此也需要一个机构审查委员会来审查和批准来自家人的知情同意。

此外，多学科诊疗模式（multidisciplinary team，MDT）是现代医疗领域备受推崇的合作诊疗模式。MDT 在打破学科之间壁垒的同时，可以综合制订出更周全、更个体化的方案，包括乳腺内科、外科、放疗科、妇产科、生殖科、肿瘤心理学科和乳腺专科护士等在内的各学科专家，也应充分协商沟通，为年轻患者制订一个安全、实用、人性化的诊疗方案。

（二）完善规章制度

"年轻乳腺癌诊疗与生育管理专家共识（2017 年版）"明确推荐年轻乳腺癌患者及家庭可考虑辅助生殖技术，但目前我国并没有一部针对辅助生殖技术管理和实施以及后续权利保障等具体层面的法律规定。人类辅助生殖技术规范作为管理规范，由于缺乏对诸多细节的规定，特别是在保障这些女性患者的生育权的同时，如果其隐私权、处置权、使用权受到侵犯，应该怎样追责，也缺乏明确的法律依据，并不能满足愈发复杂的社会需求。各种规章制度相对社会发展总有滞后性，法律的变更也非一朝一夕，但我们需要对由此带来的各种伦理问题以及此类问题的改善方法进行思考和理性反思，提高认知，及时规范化，才能降低风险。相关法律政策及管理规范应当由行政主管部门、行业协会和相关学科专家合作，结合临床研究实践结果和中国国情，充分考虑各种已暴露的现实问题，制订出细化且人性化的政策，并进一步规范和完善。只有法规达到一定层级，各个部门进行合作，才能使监管实施到位。

（三）开展多中心临床研究

尽管目前有一些研究和分析提示罹患乳腺癌后患者在与肿瘤医生充分讨论肿瘤复发风险后怀孕有可能是安全的，但是经治乳腺癌患者的妊娠率仅为3%，比一般人群妊娠率低40%，并且样本量并不大，亚洲人群的数据更是不足。也有专家提出，被允许怀孕的这部分患者本来也是专家筛选过的低危患者，其结论有偏倚，不宜推广。不仅如此，有限的研究仍然有很多数据盲点，例如年轻患者最佳的怀孕时机无法准确预测，患者的乳腺癌免疫组化分型是否影响怀孕，如何评估和预测肿瘤复发危险度，是否可进行患侧或对侧乳腺哺乳等。因此，开展国际多中心大样本临床试验或回顾性研究是为将来制订政策和指南提供参考的重要手段。

科技的发展为年轻乳腺癌患者在完成肿瘤治疗后成功妊娠提供了多种可能性，也带来了多方面的挑战。育龄期乳腺癌患者生育咨询仍然需要多学科合作，为有生育需求的年轻乳腺癌患者提供更为个体化和更有效的治疗策略。育龄期乳腺癌患者生育的安全性和有效性也需要大规模临床研究予以证实。必须强调的是，针对年轻女性保存生育潜能的方案相当复杂，成功率也较低，很多方面还不成熟，或因为技术本身，或因为面对的人群。这一新的生殖医学领域产生了诸多涉及卵子收集以及卵子使用方面的伦理问题，需要在未来实践中充分发挥伦理监督作用。抗癌治疗过程中应当以保护患者为基本原则，充分尊重患者的主观意愿，充分告知生育力保存的利弊，贯彻真实的知情同意，最大限度地保存患者的生育力。相关部门及社会也应当针对生育力保存带来的伦理问题给予足够关注并进一步完善规章制度及法律，为年轻乳腺癌患者提供更多的生育机会。

七、生育力保存的心理支持

肿瘤患者由于所患疾病几乎都会出现不同程度的心理问题，如焦虑、恐惧等，随着病情的日益恶化和癌症疼痛的折磨，以及放、化疗过程中出现的不良反应，继而表现为抑郁、悲观、消沉和绝望，甚至有轻生念头，严重影响治疗效果和生活质量。而且患病妇女必须在短时间内进行疾病的诊断，并决定针对癌症和生育力保存的治疗，这样会加重心理异常。2018年BFS指南指出对于肿瘤患者进行心理疏导和咨询的重要性超过了做出诊疗决策本身，因此做好肿瘤患者的心理支持和护理非常重要。我国医护人员对肿瘤患者的心理健康也越来越重视。肿瘤患者生育力保存有着极大的必要性和可行性，然而，对大多数恶性肿瘤患者而言，生育力保存仍未受到应有的重视和普遍应用。而且，癌症患者的生育力保存也极具挑战性，包括诊断肿瘤后实施生育力保存的时间紧迫，某些生育力保存技术缺少高质量的证据，生育力保存技术上的变化和所需的高昂费用，以及患者所承受的压力。因此，医疗机构应该为患者提供生育力保存的相关咨询，以免延误癌症治疗。需要特别强调的是，尽管一些治疗措施并不会完全损害其生育力，但有潜在的降低生育力和缩短生育期的风险。

参考文献

[1] Chen W, Zheng R, Baade PD, et al. Cancer statistics in China, 2015. CA Cancer J Clin, 2016, 66:115–132.

[2] DeSantis C, Ma J, Bryan L, et al. Breast cancer statistics, 2013. CA Cancer J Clin, 2014, 64:52–62.

[3] Li J, Zhang BN, Fan JH, et al. A Nation-Wide multicenter 10-year (1999-2008) retrospective clinical epidemiological study of female breast cancer in China. BMC Cancer, 2011, 11:364.

[4] Robinson DR, Wu YM, Lonigro RJ, et al. Integrative clinical geno mics of metastatic cancer. Nature, 2017, 548:297–303.

[5] Kummerow KL, Du L, Penson DF, et al. Nationwide trends in mastectomy for early-stage breast cancer. JAMA Surg, 2015, 150(1):9–16.

[6] Halakivi-Clarke L, Cho E, Onojafe I, et al. Maternal exposure to tamoxifen during pregnancy increases carcinogen-induced mammary tumorigenesis among female rat offspring. Clin Cancer Res, 2000, 6(1):305–308.

[7] Sanz A, Del VM. Extending Adjuvant Aromatase-Inhibitor Therapy to 10 Years. N Engl J Med, 2016, 375:1590.

[8] Valachis A, Tsali L, Pesce LL, et al. Safety of pregnancy after primary breast carcinoma in young women: a meta-analysis to overcome bias of healthy mother effect studies. Obstet Gynecol Surv, 2010, 65(12):786–793.

[9] Chuang SC, Lin CH, Lu YS, et al. Mortality of Pregnancy Following Breast Cancer Diagnoses in Taiwanese Women. Oncologist, 2020, 25(2):e252–e258.

[10] 杨思彦. 浅析我国男性生育权及其保护. 法制博览, 2018(19):213.

[11] 徐兵河, 马飞, 王佳玉. 三位权威教授解读《年轻乳腺癌诊疗与生育管理专家共识》. 抗癌之窗, 2019, 6:41–45.

[12] 中国年轻乳腺癌诊疗与生育管理专家共识专家委员会. 年轻乳腺癌诊疗与生育管理专家共识. 中华肿瘤杂志, 2019, 7:486–495.

[13] Lee S, Ozkavukcu S, Heytens E, et al. Value of early referral to fertility preservation in young women with breast cancer. J Clin Oncol, 2010, 28(31):4683–4686.

[14] Yasmin E, Balachandren N, Davies MC, et al. Fertility preservation for medical reasons in girls and women: British fertility society policy and practice guideline.Hum Fertil (Camb), 2018, 21(1):3–26.

[15] Meirow D, Ra'Anani H, Shapira M, et al. Transplantations of frozen-thawed ovarian tissue demonstrate high reproductive performance and the need to revise restrictive criteria. Fertil and Steril, 2016, 106(2):467–474.

[16] 倪文琼, 庄旭, 缪慧娴, 等. 重度肺动脉高压孕妇生育伦理问题的探讨. 中国医学伦理学, 2019, 32(9):1157–1159.

[17] Gerstl B, Sullivan E, Ives A, et al. Pregnancy Outcomes After a Breast Cancer Diagnosis: A Systematic Review and Meta-analysis. Clin Breast Cancer, 2018, 18(1): e79–e88.

[18] 中华人民共和国卫生部 . 人类辅助生殖技术和人类精子库伦理原则 . 中国生育健康杂志 ,2004,15(2):72–74.

[19] 张巧利 , 吴瑞芳 . 英国生育协会 " 医源性原因女性生育力保存策略与实践指南（2018 版）" 解读 . 中华生殖与避孕杂志 , 2020, 40 (4): 344–351.

[20] 高颖 , 李艳辉 . 生育力保存的风险及伦理 . 实用妇产科杂志 , 2016, 4:253–255.

[21] 王彬 , 李燕姿 . 年轻乳腺癌患者生育力保存的治疗与伦理思考 . 中国医学伦理学 , 2021, 1:88–92.

[22] Ahujal KK, Simons EG, et al. Egg-sharing in assisted conception: ethical and practical considerations. Human Reproduction, 1996, 11:1126–1131.

[23] Andrews LB, Elster N. Regulating reproductive technologies. Journal of Legal Medicine, 2000, 21:35–65.

[24] Beier HM, Beckman JO. Implications and consequences of the German Embryo Protection Act. Human Reproduction, 1991, 6: 605–608.

[25] Benshushan A, Schenker JG. Legitimizing surrogacy in Israel. Human Reproduction, 1997, 12: 1832–1834.

[26] Birenbaum-Carmeli D. Reproductive policy in context: implications on women's rights in Israel, 1945-2000. Policy Studies, 2003, 24:101–113.

[27] Blyth E, Golding B. Egg sharing: a practical and ethical option in IVF? Expert Review of Obstetrics and Gynecology, 2008, 3:465–473.

[28] Blyth E, Landau R. Third party assisted conception across cultures: social, legal and ethical perspectives. Jessica Kingsley Publishers, 2004.

[29] Braude P, Muhammed S. Assisted conception and the law in the United Kingdom. British Medical Joumal, 2003, 327(7421):978–981.

[30] Chambers G, Sullivan EA, Ishiharao, et al. The economic impact of assisted reproductive technology. a review of selected developed countries. Fertility and Sterility, 2009, 91:2281-2294.

[31] Cobo A, Remohí J, Chang CC, et al. Oocyte cryopreservation for donor egg banking. Reproductive Bio Medicine Online, 2011, 23:341–346.

[32] Debora L, Spar. The baby business : how money, seience, and politics drive the commerce of conception. Boston: Harvard Business School Press, 2006:215.

[33] ESHRE Task Force on Ethics and Law. Equity of access to assisted reproductive technology. Human Reproduction, 2008, 23:772–774.

[34] ESHRE Task Force on Ethics and Law. Oocyte cryopreservation for age-related fertility loss. Human Reproduction, 2012, 27: 1231–1237.

[35] ESHRE Task Foree on Ethics and Law. Task Force 7: ethical considerations for the cryopreservation of gametes and reproductive tissues for self use. Human Reproduction, 2004, 19:460–462.

[36] Cho MK. Informed consent and the use of gametes and embryos for research. The Ethics Committee of the American Society for Reproductive Medicine. Fertility and Sterility, 1997, 68(5):780.

[37] Ethics Committee of the American Society for Reproductive Medicine. Fertility preservation and reproduction in cancer patients. Fertility and sterility, 2005, 83:1622–1628.

[38] H.Tristram Engellaardt Jr. 生命伦理学基础 . 第 2 版 . 北京 : 北京大学出版社，2006:207.

[39] 李利君 , 卢光琇 . 我国人类辅助生殖技术伦理调控规范化建设的重大发展 . 医学与哲学，2004, 25:40–41.

[40] 潘荣华 , 杨芳 . 英国 " 代孕 " 合法化二十年历史回顾 . 医学与哲学 (人文社会医学版), 2006, 27: 49–51.